TRAITÉ
DES
ALIMENS,
OU L'ON TROUVE

La différence, & le choix, qu'on en doit faire ; les bons, & les mauvais effets, qu'ils peuvent produire; leurs principes ; les circonstances où ils conviennent,

Par M. LOUIS LEMERY, Docteur Regent en la Faculté de Médecine de Paris, de l'Académie Royale des Sciences.

TROISIÉME ÉDITION,

Revue, corrigée, & augmentée sur la seconde de l'Auteur, par M. JACQUES JEAN BRUHIER Docteur en Médecine, Censeur Royal, des Académies d'Angers, &c.

TOME I.

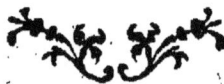

A PARIS,

Chez DURAND, rue du Foin, la premiere Porte Cochere, en entrant par la rue S. Jacques.

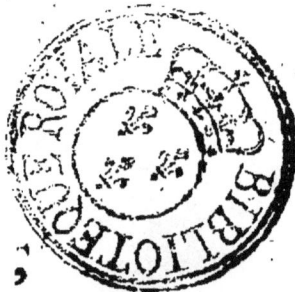

M. DCC. LV.
Avec Approbations, & Privilege du Roi.

AVERTISSEMENT
DE L'EDITEUR.

JE m'acquitte d'un engagement indirect que j'ai contracté avec le Public il y a déja longtemps. Lorsque M. de Mairan fit imprimer à part les éloges des Académiciens morts pendant qu'il étoit Secrétaire de l'Académie des Sciences, il eut l'attention d'y joindre la Catalogue de leurs Ouvrages. Avant de composer celui de M. Lémery, il me fit l'honneur de me demander s'il étoit vrai que je dusse donner une nouvelle Edition de son Traité des Alimens. Ma réponse fut affirmative, & il en fit usage. Des raisons fort peu intéressantes pour le Public, & fort malheureuses pour moi, m'obligerent d'interrompre mon travail ; & cette interruption m'a donné tout le temps de sentir le ridicule du projet que j'avois formé. C'étoit de fondre entierement le Traité de M. Lémery, de corriger ce qui me paroîtroit deffectueux, de retrancher ce que je jugerois inutile, d'ajouter ce que je trouverois y manquer. En suivant ce plan, e me

a ij

*ferois donné bien de la peine pour faire
un travail qui m'auroit fait peu d'honneur, parce que le fond auroit toujours
été de M. Lémery, & que mon travail
auroit été tellement confondu avec fien
qu'on n'auroit pu le reconnoître qu'en
prenant la peine de comparer mon Edition avec la fienne. Je me ferois d'ailleurs trouvé dans le cas d'être fouvent
en contradiction avec mon Auteur. Au-
rois-je préferé fa doctrine, ou la mien-
ne? On peut juger de mon plan par le
Difcours fur les Alimens, où je l'ai
exactement fuivi. Je laiffe au Public à
prononcer fur la préférence de l'ancien ou
du nouveau. Je me contenterai d'obferver que l'original ne fait que trente-fix
pag. d'impreffion caractere de Cicero. Je
viens au plan que j'ai actuellement fuivi.*

*Je me fuis déterminé à ne faire que
des Additions. Il y en a de Chapitres entiers; il y en a qui font placées à la fin
des Remarques de l'Auteur. Je crain-
drois qu'on ne me reprochât de m'être
écarté du fond du fujet en donnant trop
à l'hiftoire naturelle, ou à la Médecine
pratique, fi je n'avois fuivi fon exemple. Tout ce qu'il me convient de dire*

de mes Additions, c'est qu'elles font ti-
rées d'Auteurs célèbres, & de mémoires
que je ne puis regarder comme suspects.
J'aurois pu en donner un plus grand
nombre si les raisons qui m'ont fait
changer de plan ne subsistoient pas tou-
jours. Elle m'ont forcé à les reduire à
ce que j'avois préparé.

    Outre mes Additions il y en a de
curieuses qui ont été composées par un
Auteur qui étoit, où qui a demeuré
longtemps, dans nos isles de l'Amérique.
Il ne m'a pas été possible d'en décou-
vrir le nom ; sans cela je lui rendrois
l'honneur qui lui est dû. Il auroit pu
en augmenter considérablement le volu-
me, mais il s'est presque renfermé dans
les sujets traités par M. Lémery. Pour
distinguer son travail du mien, on trou-
vera à la fin de mes Additions la lettre
initiale de mon nom.

    Il ne me reste que deux observations
à faire ; la premiere que, pour faire
les deux volumes à peu près égaux, on
a été obligé de changer l'ordre que M. Lé-
mery avoit donné aux trois parties de
son Ouvrage. On a commencé dans la
présente Edition par le Traité des

Boiſſons , qui fait la troiſieme partie
des deux Editions que l'Auteur a données. Ce changement a paru aſſez indifférent pour s'y déterminer ſans difficulté. La ſeconde obſervation eſt qu'on
a réimprimé à la fin du ſecond volume une Diſſertation de l'Auteur ſur la
nourriture des Os , qui manquoit depuis longtemps. Elle eſt ſuivie , comme
dans la premiere édition, des trois lettres
de l'Auteur ſur le livre de la génération des Vers dans le corps humain.

PRÉFACE
DE L'AUTEUR.

LE corps humain doit être con-
sideré comme un assemblage merveilleux de plusieurs sortes de parties, qui, par le secours mutuel qu'elle se prêtent les unes aux autres,
concourent toutes ensemble à entretenir les fonctions, & la vie, de
cette admirable machine. Chacune
de ces parties étant dans un mouvement considérable, souffre une dif-
sipation continuelle de sa propre
substance, & elle a par consequent
un besoin indispensable d'alimens qui
l'entretiennent, ou qui la fortifient.
Cependant, si les alimens contribuent si necessairement à la conservation de notre santé, & de notre
vie, ils produisent aussi la plûpart
des maladies ausquelles nous som-
mes sujets, & causent souvent une
mort précipitée, par le mauvais usage
qu'on en fait.

On voit donc que le fondement
d'une bonne santé, & d'une longue

vie, confiste principalement à fçavoir approprier à chaque tempérament les alimens qui lui conviennent davantage ; & qu'ainsi une des
connoiffances qui nous doit toucher
le plus vivement est celle des qualités des alimens.

Plusieurs Auteurs ont parlé fur cette matiere ; mais les uns en ont fait
de si longs traités qu'il n'y a point
de lecteur qui ne se rebute en en-
visageant seulement la longueur de
l'ouvrage ; d'autres l'ont fait d'une
maniere si sterile, & si abregée,
qu'à peine y trouve-t-on le quart
des chofes qui y devroient être.
D'ailleurs comme la plûpart de ces
Auteurs ont écrit dans un temps où
l'on se contentoit de certains termes
usités chez les Péripatéticiens pour
expliquer les phénomenes de la nature, leurs livres ne paroiffent plus
aussi bons dans ce temps-ci, où l'on
demande des raifons plutôt que des
termes.

Voilà ce qui m'a déterminé à tra-
vailler fur un fujet si important. Je ne
prétens pas avoir parfaitement rem-

pli mon deſſein; mais j'aſpire à la
louange d'avoir mieux fait que ceux
qui m'ont precedé.

J'ai ſuivi un même ordre dans tout
les chapitres de ce traité. Je parle
d'abord des eſpeçes, & du choix, de
l'aliment dont il s'agit; enſuite des
bons, & des mauvais effets qu'il
produit ordinairement; des principes chimiques qu'il contient, & de
ceux en quoi il abonde; & enfin
du temps, de l'âge, & du tempérament, où il convient le plus. Piſa-
nelle dans ſon traité des alimens
a tenu à peu près le même ordre,
mais nous nous reſſemblons bien peu
dans la maniere dont nous expli-
quons l'un & l'autre la nature, &
les proprietés, des alimens.

A la ſuite de chaque chapitre on
trouvera des Remarques qui font la
principale, & la plus grande, partie
de mon ouvrage. J'y explique par
des raiſonnemens chimiques, &
méchaniques, les qualités, & les
vertus, que j'ai attribuées à chaque
aliment. A la fin des Remarques je
donne l'étymologie du nom de la plû-

part des alimens. Il y en a plufieurs
qui paroiffent très - raifonnables,
d'autres qui ne font peut-être pas
tout-à-fait fi vraiffemblables : mais,
comme je ne les y ai ramaffées que
pour faire quelque plaifir au lecteur, & pour l'informer de ce qui
a été écrit par plufieurs Auteurs qui
fe font appliqués à ce genre d'éru-
dition, je ne m'en rends en aucune
façon le garant.

Je dirai ici deux mots fur une
certaine uniformité qui regne dans
les chapitres de ce livre, à caufe de
l'ordre que je me fuis prefcrit, &
qui m'oblige quelquefois à tomber
dans des répétitions qui pourroient
paroître vicieufes à ceux qui n'en-
treroient pas dans l'idée que je me
fuis propofée; mais j'efpere que l'on
me paffera ces répétitions quand
on confiderera que chaque chapitre
de ce livre eft un morceau diftingué,
& feparé, de tous les autres, aufquels il n'a aucun raport ; au lieu
que dans la plûpart des autres livres
un chapitre a fouvent une liaifon
effentielle, & neceffaire, avec un au-

tre , & fuppofe même des chofes qui
y ont été dites ; de forte que , pour
bien entendre un chapitre de ces
fortes de livres , il faut neceffaire-
ment avoir recours à d'autres qui le
précedent. Mais j'ai prefque toujours fait enforte que dans ce livre-
ci on pût lire un chapitre fans avoir
befoin d'en lire un autre ; & je l'ai
fait de cette maniere pour la com-
modité de ceux qui , n'ayant pas le
temps de lire tout un livre d'alimens , veulent feulement dans l'occafion connoître la nature , & les
qualités de certains alimens qui les
intéreffent ; & , fi j'euffe voulu éviter
les répétitions dont on vient de parler , pour rendre la lecture de tout
le livre plus agréable , & en faveur
de ceux qui voudroient le lire de
fuite , j'aurois été obligé de ren-
voyer continuellement le lecteur
d'un chapitre à un autre , ce qui
auroit été fort incommode , & ennuyeux , pour ceux qui n'en veulent
qu'à un chapitre particulier. Je fouhaite donc qu'on regarde ce livre
comme une efpece de dictionaire

d'alimens. L'on fçait affez qué les articles de ces fortes d'ouvrages, ne dépendent point les uns des autres, & que l'on peut fouvent répéter certaines chofes dans plufieurs de ces articles fans que ces répétitions doivent paffer pour vicieufes.

Il m'eft quelquefois arrivé dans la fuite de ce livre de rapporter des chofes affez familieres ; mais, outre que la matiere que je traitois le demandoit, il fe trouve toujours des gens qui ignorent les chofes les plus communes, & les plus connues. C'eft pour ces gens là que j'ai écrit en cette occafion. Après tout, s'il y a matiere où le recit de chofes communes, & familieres, foit fupportable, c'eft celle des alimens.

J'ai divifé mon ouvrage en trois parties. Dans la premiere, je parle des alimens tirés des plantes ou végétaux ; dans la feconde, de ceux qui nous font fournis par les animaux ; & la troifiéme, eft un traité des Boiffons. Comme il n'y a gueres d'autre mineral que le fel commun qui foit en ufage parmi les alimens, je

n'en ai point fait une claſſe particuliere, & je le mets à la fin des végétaux.

J'ai fait au commencement de
mon ouvrage une eſpece de diſ-
cours préliminaire, dans lequel je
donne une idée generale des alimens. D'abord je dis quelque choſe
de l'air. Je marque qu'on le doit
regarder comme un veritable aliment, & je parle des grands avantages qu'il produit chez nous. Je
paſſe enſuite aux alimens ſolides,
& liquides, & j'explique pluſieurs
choſes dont la connoiſſance peut être
utile, non ſeulement pour la conſervation de la ſanté, mais encore
pour une intelligence plus parfaite
de pluſieurs autres choſes qui ſont
dans la ſuite du livre.

Je me ſuis particulierement attaché à parler des alimens qui ſont en
uſage parmi nous ; cependant je me
ſuis quelquefois arrêté par occaſion
à de certains alimens, & même à
de certaines drogues, qui ſont communement employées dans des pays
fort éloignés. J'ai crû que ce que
j'en dis feroit quelque plaiſir au lecteur.

APPROBATION.

J'ai lû par ordre de Monseigneur le Chancelier le Livre intitulé, *Traité des Alimens*, &c. par M. LÉMERY le fils, Docteur en Médecine de la Faculté de Paris, de l'Academie Royale des Sciences. Les corrections nouvelles, & quelques additions, que l'Auteur a faites à cet ouvrage le rendent digne d'être réimprimé. Fait à Paris, ce 6 Juillet 1705.

BURLET,
Docteur regent en la Faculté de Med. de Paris, de l'Acad. Royale des Scienc.

APPROBATION de Messieurs les Doyen, & Docteurs Regens, de la Faculté de Médecine en l'Université de Paris.

Je soussigné Docteur Regent, & Doyen en charge, de la Faculté de Médecine en l'Université de Paris, certifie avoir lu un Livre qui a pour titre, *Traité des Alimens, où l'on trouve par ordre, &c.* composé par MR. LÉMERY, Docteur Regent de ladite Faculté, de l'Academie Royale des Sciences, auquel je n'ay rien remarqué qui ne soit fort utile pour la conservation de la santé, par raport à l'usage des Alimens, dont l'Auteur explique les bons, & les mau-

vais effets, fuivant les principes qui font
aujourd'hui les mieux recus : Et, fuivant le
jugement des Meffieurs le Moine, le Rat,
de Beleftre, de la Carliere, Vernage, &
le Clerc, Docteurs Regens en ladite Faculté, par moi ci-devant nommés pour
prendre lecture dudit Livre, fous le bon
plaifir de la Compagnie, je confens qu'il
foit imprimé. Fait à Paris le 22 Janvier
1702. DE FARCY, Doyen.

EXTRAIT DU REGISTRE
de l'Académie Royale des Sciences.
Du 15 Juillet 1705.

MESSIEURS du Hamel, Homberg, &
Morin, qui avoient été nommés par la
Compagnie pour examiner le *Traité des Alimens* de M. Lémery le fils, & qui en ont
vu une feconde Edition qu'il veut donner;
ayant dit qu'ils l'ont trouvée auffi bien que
la premiere, écrite avec beaucoup d'ordre,
& de netteté; établie fur les meilleurs principes de la Phyfique, & de la Medecine;
& que les additions leur ont paru néceffaires pour un plus grand éclairciffement, &
pour l'inftruction de tous ceux qui font atten-
tifs à leur fanté, la Compagnie a jugé fur
leur rapport que la réimpreffion de ce livre feroit utile, & même agréable au public, en foi de quoi j'ai figné le préfent cer-
tificat. A Paris le 19 Juillet 1705. FON-
TENELLE, Secr. perp. de l'Academie Royale des Sciences.

APPROBATION de Monsieur Boudin Conseiller d'Etat, premier Médecin de Monseigneur, Docteur Regent, & ancien Doyen de la Faculté de Médecine de Paris.

J'AY lû avec beaucoup de plaisir la 2e édition du *Traité des alimens*, composé par M. LÉMERY de l'Academie Royale des Sciences, & Docteur Regent de la Faculté de Médecine de Paris. L'abondance de la matiere qu'il traite avoit besoin d'autant d'ordre, & de netteté, qu'on trouve dans son livre, pour n'y pas laisser de confusion. En faisant l'analyse de tout ce qui peut servir à la nourriture, il a crû ne devoir rien oublier, & il n'a pas même dédaigné d'y examiner les choses les plus communes, afin que tout le monde y puisse trouver ce qui lui sera propre. On verra aisément en le lisant que la Chimie est chez lui une science naturelle, & qu'on ne peut avoir mieux profité de l'avantage qu'il a d'estre fils d'un des plus habiles Chimistes de ce siécle. Comme le choix des alimens est de la derniere conséquence pour la conservation de la santé, le Public lui est très-obligé de son travail, qui ne peut estre que fort utile. A Meudon ce 15 Juillet 1705. BOUDIN.

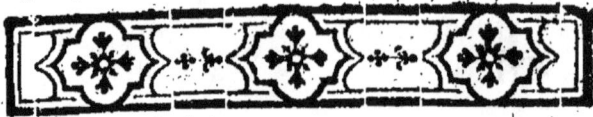

DES ALIMENS
EN GÉNÉRAL.

Il ne faut point de raisonnement pour prouver aux hommes qu'ils ont besoin d'alimens. La nature nous le fait sentir par la faim ; elle attache même du plaisir à la satisfaire, afin de nous porter plus volontiers à rechercher ce qui concourt si nécessairement à la conservation de la vie. Cette bonne mere a eu la même attention pour nous toutes les fois que quelque chose nous est nécessaire ; elle a attaché du plaisir à l'exercice de toutes nos fonctions ; & l'on peut dire que, quand notre imagination n'en est point la dupe, ce plaisir est sinon un signe infaillible de la nécessité, du moins qu'il l'est de son innocence.

Les sentimens sont partagés sur la cause de la faim. Ceux qui tiennent pour la fermentation, qui étoit le sentiment de M. Lémery, supposent que la masse du sang, devenue plus âcre lorsqu'il y a longtemps qu'on n'a pris d'alimens, non-seulement parce qu'une partie de ses principes huileux, & balsamiques, a été employée à la réparation des parties solides, mais parce que l'autre, trop atténuée, & divisée, par la fermentation n'est plus capable de tempérer suffisamment l'action des sels âcres du sang, le suc salival se ressent pour lors de cette âcreté dominante de la masse dont il est extrait ; qu'en conséquence il

picote, plus fortement les membranes de l'eſtomac, & avertit l'ame de remédier au vice
qu'il a contracté.

En conſéquence de cette explication, on
voit ſans peine que l'appétit doit être proportionné à l'âcreté du ſuc ſalivaire, âcreté qui
augmente à meſure que les ſels continuent de
s'exalter, & qui devient même mortelle quand
elle eſt portée à l'excès, parce que les humeurs,
devenues de plus en plus âcres, ſe raréfient
extrêmement, & que leurs ſels, plus dégagés, rongent, & déchirent enfin, le tiſſu des
vaiſſeaux qui les renferment.

On voit, 2°. pourquoi les jeunes gens, &
les perſonnes d'un tempérament bilieux, dont
les liqueurs circulent avec plus de vélocité,
reſſentent plus fréquemment que d'autres le
beſoin de manger.

3°. Comment certains hommes ont paſſé,
& certains animaux paſſent, un temps conſidérable ſans prendre aucun aliment; ce qui
ne vient qu'ou du peu d'agitation de leurs liqueurs, ou du long ſommeil où ils reſtent
enſevelis; deux états où, la diſſipation étant
infiniment moindre, les liqueurs ont moins
beſoin de réparation.

4°. Pourquoi certaines drogues qui ne ſont
point nourriſſantes, comme le tabac en fumée, ou en maſticatoire, diminuent la faim.
Elles emportent par les crachats une partie
de la liqueur dont l'impreſſion devoit la
produire.

5°. Qu'un appétit bien réglé eſt un ſigne
de ſanté; puiſqu'il dépoſe de la bonne diſpoſition de l'eſtomac, & des liqueurs. D'où il

suit non-seulement qu'on se porte à recher-cher les alimens dont on a besoin, mais qu'ils se digerent bien ; parce que le suc salivaire, agissant sur les alimens au lieu d'agir sur les fibres de l'estomac, aide merveilleusement à leur dissolution.

Ce n'est pas sans raison qu'on s'est servi de ces termes, *un appétit bien réglé.* Car il peche quelquefois pour être trop affoibli, excessif, ou dépravé.

Suivant les mêmes principes, la diminu-tion de l'appétit vient de ce que les liqueurs ne sont pas susceptibles d'une exaltation suf-fisante pour acquérir l'âcreté nécessaire pour produire l'impression de la faim ; ce qui dé-note, ou l'aquosité excessive, ou la trop grande viscidité, de la masse des liqueurs ; sources d'epuisement, & de langueur, qui ne peuvent manquer à la fin de devenir funes-tes quand l'indifférence est égale pour tous les alimens. Car on ne peut en dire autant quand on n'a du degout, ou de la répugnance que pour certains alimens, comme on le voit tous les jours, soit que cette aversion soit na-turelle, comme il arrive quand, par une con-figuration de parties qu'on ne peut expliquer, certains alimens causent sur les nerfs une im-pression desagréable, désignée par le nom d'antipathie, nom aussi obscur que sa cause est inconnue ; soit que cette aversion soit acquise, comme il arrive quand un aliment mal apprêté, ou mal digéré, a imprimé dans le cerveau des traces desagréables, qui se ra-fraîchissent à la présence de l'objet, & ré-voltent l'imagination contre lui.

L'appétit exceffif eft produit par une caufe tout oppofée à celle que nous venons d'expofer. Des humeurs exceffivement âcres, ne produifent que des récrémens de même nature. Les fibres de l'eftomac font donc continuellement irritées par une liqueur corrofive, & font naître fans ceffe dans l'ame l'idée d'une faim proportionnée à l'ébranlement qu'elles reçoivent. Cet appétit, dans fon plus haut dégré, fe nomme faim canine, tant par rapport à la voracité de ceux qui en font attaqués, que parce que, comme les chiens, ils ont à peine vomi les alimens dont ils furchargent leur eftomac qu'ils recommencent à manger fur nouveaux frais.

La dépravation de l'appétit eft une fuite néceffaire de celle de la liqueur falivaire, qui, éloignée de fa difpofition naturelle, tire des mixtes qui n'ont fouvent aucune qualité nourriciere une teinture plus gracieufe an goût que des meilleurs alimens; & qui fait que le malade néglige l'ufage de ces derniers, pour donner la préférence à de la terre, de la cendre, de la fuie, du plâtre, du marbre, des têts de pots, &c. & une infinité d'autres chofes fouvent encore plus nuifibles.

Telle eft la maniere dont les fermentans expliquent la faim, & tous fes phénomenes. Les Triturans ne mettent point les liqueurs en jeu pour expliquer ce fentiment. L'eftomac eft tiffu de fibres qui fe coupent, & fe croifent; marque certaine, difent-ils, qu'il peut fe refferrer dans toutes fes dimenfions. Tant qu'il y a des alimens dans fa cavité,

es plis de fa membrane interne, ou veloutée,
e fe froiffent pas les uns contre les autres ;
mais eft-il entierement vuide, les plis commencent à fe froiffer, & l'on fent le commencement de l'appétit, qui augmente à
mefure que la fubftance vifqueufe, & muci-
lagineufe, dont ils font enduits, exprimée par
le broyement, laiffe plus à découvert fes fibres nerveufes.

Dans cette hypothéfe on donne à la force
élaftique des fibres, plus ou moins confidérable, & à leur relâchement, ce que les fermentans donnent ou plus ou moins d'âcreté,
& d'aquofité, du fuc falivaire ; & les phénomenes s'expliquent d'une maniere auffi fatif-
faifante. Peut-être cependant un troifieme
fentiment qui réuniroit les deux approche-
roit-il plus de la vérité. Mais ce n'eft pas ici le
lieu de difcuter cette queftion : il nous fuffit
de remarquer que de très grands hommes
fuivent ce fentiment mixte.

Ce que nous avons dit jufqu'à préfent ne
concerne que les alimens folides ; mais la
nature a deux moyens pour émouffer l'activité des fels des liqueurs, ou pour diminuer
la force de l'impreffion que le froiffement
caufe aux parties nerveufes. Nous avons
parlé du premier, l'ufage des alimens liquides, ou de la boiffon, eft le fecond; auffi
la nature a-t'elle inftitué un autre fentiment
que nous nommons *foif*.

Quand on en examine les phénomenes,
on eft extrêmement tenté à renoncer entierement à la fermentation, & à l'âcreté des
liqueurs. Il eft évident que la foif des hy-

dropiques, & de ceux qui font dans le friſ-
ſon de la fievre, ne vient en aucune maniere
de l'âcreté de la maſſe du ſang, mais d'une
irritation ou contraction purement ſpaſmodique, des membranes de la bouche, & du
goſier. Car elle ceſſe lorſque le chaud de la
fievre ſe fait ſentir; or ce ſeroit le temps
où la ſoif devroit être le plus à charge, puiſque c'eſt celui où la fermentation ſe fait
plus violemment. D'ailleurs plus les liqueurs ſont relâchantes, & plus aiſément
elles appaiſent la ſoif. Deux ou trois taſſes
de thé, ou autre liqueur, bien chaude, font
beaucoup plus d'effet que n'en fait ſouvent
une pinte, ou même une quarte, de bierre
bien fraîche. Quoiqu'il en ſoit, toutes les
fois que les membranes de la bouche ſont
dans un état ſpaſmodique, ſoit par la ſimple tenſion des nerfs, ou par l'irritation qu'y
cauſent les ſels âcres du ſang, il ſe fait dans
l'imagination un mouvement qui avertit
l'ame du beſoin que ſon corps a des liquides, c'eſt-à-dire qu'on ſent la ſoif. Il eſt aſſez ſingulier que M. Lémery, qui s'eſt ſi
fort étendu ſur les phénomenes de la faim,
ne diſe pas un mot de ce dernier ſentiment,
qui eſt également néceſſaire à la conſervation de la vie, & de la ſanté.

    Après avoir établi, pour nous conformer
au plan de M. Lémery, la néceſſité de la
faim, & de la ſoif, il eſt naturel de faire
connoître les raiſons de la néceſſité des alimens. Ecoutons M. Frédéric Hoffmann,
dont l'autorité ne peut manquer de faire
beaucoup d'impreſſion ſur l'eſprit des per-

fonnes judicieuſes. Voici comme il parle
à la page 76 du troiſieme volume de l'excellent ouvrage connu en France ſous le nom
de *Médecine raiſonnée.*

" Les mouvemens vitaux du ſang, que
" nous avons appellés progreſſif, & inteſtin,
" ſont de telle nature qu'ils détruiſent à la
" fin le melange exact du ſang le meilleur,
" & le mieux proportionné, & le rendent in-
" tempéré, & inutile à la conſervation de la
" vie. De-là vient qu'il eſt néceſſaire que les
" parties inutiles, & excrémenteuſes, ſe ſépa-
" rent, & ſoient pouſſées hors du corps, & rem-
" placées par d'autres d'une nature tempérée.

" Ce théoreme, dit-il dans le ſcholie,
" fait toucher au doigt la raiſon pourquoi
" l'on ne peut vivre longtemps, être fort,
" & jouir d'une bonne ſanté, ſans alimens,
" & ſans excrétions. Car la chaleur, qui n'eſt
" autre choſe que le mouvement inteſtin du
" ſang en conſéquence du mouvement pro-
" greſſif, attaque ſans ceſſe la température
" de cette liqueur, qu'elle change en excré-
" mens ſalins-ſulphureux, mucilagineux,
" diſpoſés à la corruption ; de ſorte qu'elle
" a continuellement beſoin d'être rafraîchie
" par l'aſſociation de nouveaux ſucs bien
" conditionnés. C'eſt donc au moyen de l'al-
" ternative continuelle de ſucs introduits dans
" le corps, & d'expulſion d'autres, qu'il ſe
" conſerve, & ſe préſerve de la corruption ;
" c'eſt donc avec ſa ſageſſe ordinaire qu'Hip-
" pocrate (*a*) demande pour la ſanté de
" l'homme, & la bonne diſpoſition de tout

(*a*) Hipp. *lib. de Inſomniis.*

» le corps, l'intégrité de toutes les circula-
» tions, de l'ufage des alimens, & des fecré-
» tions. Mais il explique ailleurs plus pofi-
» tivement, & plus particulierement, la na-
» ture de la fanté, qu'il fait confifter dans
» l'alternative reglée de fucs introduits dans
» la maffe du fang, & féparés de ce liquide.
» Voici comme il s'explique. *C'eft par le*
» *moyen des alimens que les liqueurs viennent*
» *dans le corps, & y demeurent. Mais, s'il en*
» *furvient de nouvelles le lendemain, les premie-*
» *res répandues partout, & atténuées par la cha-*
» *leur, font chaffées par les fecondes; &, prenant*
» *avec le temps une mauvaife odeur, fortent*
» *avec les excrémens groffiers, & l'urine, en*
» *égale quantité, & en même poids, que les ali-*
» *mens qui ont été pris; ou, s'il en demeure quel-*
» *que partie dans le corps, elle eft chaffée le troi-*
» *fieme jour par l'arrivée de nouvelles liqueurs;*
» *& c'eft ainfi que la fanté fe conferve.* «

Il avoit dit à la p. 153 du tome précédent,
pour établir la même vérité, que » l'expé-
» rience la confirme, & prouve que le fang
» des perfonnes qui ont fait une longue abf-
» tinence fe change en excrémens falés, &
» bilieux, qui fortent par le ventre, la veffie,
» & la peau, & même qu'il perd fon fuc gé-
» latineux, & fa difpofition bénigne; ce qui
» fait que la maffe des liqueurs trop diffoute
» devient impropre à la nutrition. C'eft ce
» qui paroît clairement, furtout dans les fie-
» vres continues, & hectiques, dont le carac-
» tere eft de diffiper promptement les fucs
» contenus dans le corps, & de changer les
» mieux mêlangés en excrémens falés, bi-
» lieux,

» lieux , & fans force. Outre cela le travail
» & l'exercice du corps augmentent le mou-
» vement inteftin,& progreffif du fang, & di-
» minuent notablement la quantité furabon-
» dante des liqueurs ; ce que les plétho-
» riques éprouvent à leur grand avanta-
» ge. «

Ces principes , & obfervations , prouvent
la néceffité des alimens en général ; écoutons
le même Auteur parler de celle des fluides,
ou liquides. C'eft à la page 184 du fecond
volume.

» Les alimens liquides ne font pas moins
» néceffaires à l'entretien de la vie des
» hommes que les folides, parce que le foli-
» de & le liquide font les deux principaux
» élémens des liqueurs deftinées à conferver
» la vie.

» Le fang qui manque par la fluidité ne peut
» paffer par les plus petits vaiffeaux ; la cir-
» culation ne peut donc fe faire, & par con-
» féquent la vie ne peut fe conferver fans
» liquide.

» Sans humide, point de nutrition , de
» mouvement progreffif des liquides , de gé-
» nération , de fecretion , d'excrétion , de
» fluidité, d'union des folides , ou de mê-
» lange dans le regne végétal , comme dans
» l'animal. L'eau eft donc la principale par-
» tie des liqueurs , & du fang.

» La proportion des fluides aux folides du
» fang exactement analyfé au fortir de la
» la veine eft environ comme 3 à 1. D'où
» il fuit naturellement que le liquide con-
» tribue plus à l'entretien de la vie que le

» folide , & que la boiſſon eſt préférable aux
» alimens folides.

» Il eſt difficile , continue l'Auteur dans
» le Scholie , que la trop grande quantité
» de boiſſon nuiſe , pourvû qu'elle ſoit ſaine,
» & qu'elle ne ſoit pas contraire au mêlan-
» ge des liqueurs qui entrent la compoſition
» des corps animaux. C'eſt ce qu'on ne peut
» dire également des ſolides. De-là vient
» le proverbe que le boire fait mourir plus de
» monde que le manger. «

Il faut pourtant obſerver que les liqueurs
qui circulent dans le corps ne ſont point
uniquement le produit des alimens liquides :
car les ſolides qui paroiſſent les plus ſecs contiennent une quantité conſidérable de fluides
qui ſe ſéparent au moyen de la digeſtion des
parties réellement ſolides ; mais il s'en faut
de beaucoup que ce ſoit en aſſez grande
quantité pour entretenir la circulation.

Cette théorie ſeroit en pure perte dans
un traité tel que celui-ci , ſi nous n'en tirions
quelques conſéquences pratiques , c'eſt qu'il
eſt dangereux de pouſſer trop loin l'abſtinence des alimens liquides , ou ſolides , &
ſurtout des premiers. Auſſi l'Egliſe a-t'elle
exempté de la loi qui y aſſujettit tous ſes
enfans ceux à qui elle ſeroit évidemment
nuiſible , comme les enfans , les femmes
groſſes , les vieillards , les infirmes &c. d'où
il ſuit que c'eſt attenter à ſa vie que d'outrer le jeune. Au reſte ce n'eſt pas là le deffaut dominant du ſiecle où nous vivons.

On auroit pû , je le répete , ſe diſpenſer
de prouver aux hommes la néceſſité de pren-

dre des alimens ; mais on ne peut fentir l'utilité d'un traité tel que celui-ci que quand on eſt bien perſuadé que le choix n'en eſt pas indifférent. On peut appliquer ici ce qu'Hippocrate dit de la Médecine en général pour en prouver l'exiſtence. *Les choſes qui ont été nuiſibles ne prouvent pas pas moins l'exiſtence de la Médecine que celles qui ont fait du bien. Car l'avantage qu'on a retiré d'une choſe vient du bon uſage qui en a été fait, comme le dommage vient du mauvais. Or dès qu'il y a un bon & un mauvais uſage, l'exiſtence d'un art eſt-elle douteuſe ?* Hipp. lib. de Arte, § vj. Mais d'autres réflexions mettront cette vérité dans un plus grand jour. Ecoutons encore le même Auteur dans ſon *traité des vents* § 20. *Je crois,* dit-il, *que de tout ce qui eſt dans le corps rien ne contribue plus à la ſageſſe que le ſang. Tant qu'il eſt bien tempéré la ſageſſe domine, & dès que ſa température change la ſageſſe a le deſſous.*

C'eſt une vérité qui n'étoit point ignorée de M. Hoffmann ; car il s'explique de la maniere ſuivante dans la préface du premier volume de l'ouvrage déja cité, page lxxxiv. » L'expérience nous apprend que les alimens, » les élémens, les poiſons, les médicamens, » & toutes les choſes nuiſibles, peuvent aug- » menter, diminuer, détruire, faire rentrer » dans l'ordre les mouvemens des animaux ; » de ſorte que, ſuivant la différence du poi- » ſon, il ſe fait différens mauvais effets dans » le corps, auſquels il faut remédier par » certains médicamens. De plus, ces choſes- » corporelles, & méchaniques, affectent l'ame

» de différentes manieres, de forte qu'il en
» réfulte une difpofition, & différentes affec-
» tions, & que de-là vient la diverfité des
» mœurs, des inclinations, & même de la
» force que je remarque entre différens ef-
» prits. « On ne doit donc point être furpris
que le Centaure Chiron, qui étoit très-verfé
dans la connoiffance de la Médecine, voulant faire d'Achille un héros guerrier, l'ait
nourri de moëlle de lion, comme c'eft le
fentiment le plus commun des Mythologues.

Je me doute bien que le fentiment du Centaure Chiron ne fera pas fur tout le monde
une égale impreffion. On regardera peut-
être comme fabuleufe une idée que les Mythologues nous ont tranfmife. Mais j'en appelle à l'expérience de tous ceux qui ont ré-
fléchi: ne fe font-ils pas trouvé affectés de
de diverfes manieres à l'occafion de l'ufage
de divers alimens? Quel eft celui que le vin
n'ait point échauffé, que le melon n'ait point
rafraîchi, que les alimens vifqueux n'ayent
point appefanti? Or toutes ces attentions ne
font point indifférentes, puifqu'ellos influent
fur l'ame en influant fur le corps. C'eft donc
avec beaucoup de raifon que M. Hoffmann
dit que les mœurs, & les inclinations, &
même la force des efprits, dépendent des
alimens.

Il eft vrai que l'ufage indifcret de quelque
aliment mal fain en lui même, ou relative-
ment à la difpofition de celui qui en ufe, ne
produit qu'une altération paffagere, mais
on doit conclure de-là qu'elle feroit perma-
nante fi on en faifoit un ufage habituel. H

'y a qu'à jetter les yeux fur les différens euples répandus fur la furface de la terre, l'on touchera au doigt cette vérité. Voitn dans un Lappon, ou un Groenlandois, la ïvacité Françoife, ou Italienne? Leurs organes appefantis, & engourdis, ne fe reffenent-ils pas des neiges, & des frimats, qui les obligent de s'enterrer pendant une partie de l'année, & de l'épaiffeur des fucs nourriciers qu'ils tirent des viandes, & des poiffons fumés, ou boucanés, qui leur fervent de nourriture dans les cavernes où ils font obligés de fe retirer? Que dis-je? ces alimens ne portent-ils pas par la pefanteur même de leurs propres principes, indépendemment de la maniere de les apprêter, des marques évidentes que la nature ne répand qu'à regret fes vertus bienfefantes fur ces triftes productions?

Mais revenons dans nos climats, & nous y verrons des preuves prefque auffi frappantes des effets des alimens mal conditionnés. Combien d'accidens n'ont pas caufé à notre Royaume ces productions imparfaites qui ont cru tant de fois contre la volonté, fi j'ofe ainfi parler, de la nature, devenue avare de fes faveurs? Combien les années pluvieufes n'ont-elles point fait de tort aux citoyens en ne leur fourniffant que des alimens indigeftes qui font acheter au prix de la fanté une vie qu'ils foutiennent à peine? Combien la mauvaife difpofition des alimens, ou leur mauvaife préparation, n'eft-elle point nuifible aux armées? N'eft-ce pas ce qui leur rend fouvent les automnes plus meurtriers

que les fureurs de la guerre? Et quelles louan-
ges ne mérite pas le Roi qui nous gouverne,
dont la tendreſſe paternelle n'a point cru in-
compatible avec la Majeſté du Trône des attentions ſur les alimens, qui ne ſont ſouvent
que trop négligées, bien qu'elles ne ſoient
que trop dues à ceux qui ſacrifient leur ſanté,
& leur vie, à ſon ſervice?

Concluons donc que c'eſt un ſervice qu'on
rend au Public en lui donnant un traité du
choix des alimens.

Mais, avant que d'entrer dans l'examen de
quelques queſtions intéreſſantes ſur leur uſage, il eſt néceſſaire de donner une idée claire
de ce terme. J'appelle donc un aliment ce
qui eſt tellement diſpoſé qu'il puiſſe prendre
dans les vaiſſeaux du corps qu'il doit nourrir un caractere qui le rende propre à remplacer la perte des parties que le mouvement des liqueurs a fait exhaler, & que celui
des fibres en a détachées, & par conſéquent
à recevoir un changement tel qu'il puiſſe
devenir une partie d'un corps auquel il n'ap-
partenoit pas auparavant.

Cette définition, ou deſcription, des alimens, nous écarte beaucoup de l'idée de
M. Lémery, qui veut que l'air ſoit regardé
comme un véritable aliment, & même comme le plus néceſſaire de tous. Je conviens
avec lui du beſoin indiſpenſable que nous
en avons à chaque inſtant pour la conſervation de notre vie, & de notre ſanté; que
ſon entrée dans les poumons entretient la circulation du ſang, & que ſa ſortie emporte
beaucoup de matieres vaporeuſes qui ſortent

de sa masse ; que le nitre dont il est chargé, pénétrant dans les liqueurs, divise, & atténue, leurs molécules grossieres, & par conséquent facilite leur circulation ; que c'est
de lui que vient le ressort qui fait que les
liqueurs, étant fortement comprimées par
les visceres, ou les corps extérieurs, se re-
tablissent aussi-tôt dans leur premier état,
& ont plus de force pour concourir avec les
esprits animaux à la contraction des muscles;
je veux enfin que l'air contribue en très-grande partie à la génération des esprits animaux,
& que ce soit une des raisons principales du
besoin que nous en avons à chaque instant ;
puisque la dissipation des esprits se fesant
beaucoup plus abondamment que celle des
parties solides, la réparation en doit être aussi
plus fréquente, & plus abondante ; mais il
ne s'ensuit rien autre chose de toutes ces
vérités, si ce n'est que l'air est nécessaire à
la conservation de la vie, & même à la
confection du suc nourricier, mais non qu'il
soit propre à en réparer la déperdition. J'en
dis autant de l'eau, dont les parties rondes,
ou ovales, sont, par cette disposition, im-
propres à la nutrition, bien qu'elle soit un
véhicule nécessaire aux liqueurs, & par
conséquent au suc nourricier. Mais je mets
dans une classe différente les autres boissons, qui sont alimenteuses à raison des
parties étrangeres qui entrent dans leur
composition en plus ou moins grande quantité, & qui ne different des alimens solides que parce que les parties nourricieres
sont dissoutes, ou écartées les unes des au-

tres, par la liqueur dans laquelle elles nagent.

Les qualités salutaires ou nuisibles des alimens dépendent des principes dont ils sont
composés. Ils peuvent se réduire à quatre,
les parties terrestres, les aqueuses, les huileuses, & les salines : ainsi la différence d'un
certain aliment par rapport à un autre consiste dans la liaison, & la proportion, différentes de ces principes, comme on le verra
plus clairement en expliquant quelques effets
des alimens.

1°. Un aliment est simple, ou médicamenteux. Le simple nourrit, & retablit les parties, & il les entretient dans un même état,
comme, par exemple, le pain. Le médicamenteux nourrit à la vérité, mais il change
en même temps la disposition présente, &
actuelle, de notre corps, comme la laitue.
Ainsi il y a des alimens qui, outre la vertu
de nourrir, sont encore astringens, apéritifs, incrassans, atténuans, propres à exciter
les urines, à provoquer le flux menstruel,
& ainsi du reste ; de sorte qu'un Médecin
doit faire une grande attention à leurs vertus médicinales, afin de les approprier aux
indispositions particulieres de chaque personnes. Quant à la différence entre les alimens simples & médicamenteux, elle ne
vient que de la différente proportion de leurs
principes ; ceux des premiers se trouvant
combinés de maniere à entretenir seulement
la bonne disposition du corps; & les autres
ayant des principes dominans qui aident à
retablir cette bonne disposition.

2°. Un aliment produit une faveur plus ou moins agréable fuivant que fes parties, plus ou moins déliées, heurtent plus ou moins fort les houppes nerveufes de la langue, qui font l'organe immédiat du goût.

3°. Un aliment eſt facile ou difficile à digérer, fuivant l'union plus ou moins étroite de fes parties. Par exemple, les alimens mols, & humides, qui ne font point vifqueux, & qui contiennent une fuffifante quantité de parties volatiles, & exaltées, fe digerent aifément; ceux au contraire qui font durs, & compaſts, & qui abondent en parties vifqueufes, groffieres, & terreſtres, ne fe digerent qu'avec beaucoup de peine.

4°. On appelle aliment de bon fuc celui qui produit des humeurs louables, & qui font dans une juſte température; il eſt de mauvais fuc quand il produit des humeurs trop âcres, trop agitées, ou enfin qui s'éloignent trop fenfiblement de la médiocrité qui eſt la bafe de la fanté.

5°. Un aliment fe diftribue plus ou moins aifément fuivant qu'il eſt plus ou moins chargé de particules ou phlegmatiques, ou volatiles, & exaltées, qui lui fervent de véhicule. Par exemple, l'afperge paffe aifément parce qu'elle contient beaucoup de fel effentiel; au contraire, les pois, & les feves, caufent quelquefois des vents, & des pefanteurs, à caufe de quelques parties gluantes, vifqueufes, & groffieres, qui entrent dans leur compofition.

6°. Un aliment eſt plus ou moins nourriffant, fuivant qu'il contient plus ou moins de

parties huileuſes, balſamiques, gélatineuſes,
& propres à s'attacher aux parties ſolides,
& ſuivant que la tiſſure de ſes parties a plus
de rapport avec celle de notre corps ; & c'eſt
à raiſon de cet arrangement de parties que
le pain eſt l'aliment le plus nourriſſant que
les hommes puiſſent mettre en uſage.

Chaque aliment a ſa ſaveur particuliere
qui ſert à le diſtinguer, à le faire aimer ou
haïr. Cette ſaveur peut auſſi ſervir à faire
conjecturer les principes qu'il contient, leur
liaiſon, & les effets qu'il peut produire. Car
on peut dire de toutes les ſaveurs en général
qu'elles ne tirent leur origine que des ſels,
& qu'elles ne different entre elles qu'en ce
que les ſels ſont différemment unis à d'autres principes, & qu'ils ſont eux - mêmes
différens. En effet les corps qui ſont parfaitement privés de ſels ſont abſolument inſi-
pides.

On peut réduire toutes les ſaveurs à huit
principales, l'amer, l'acide, l'âcre, le ſalé,
l'acerbe, l'auſtere, le doux, & l'onctueux.

La ſaveur amere eſt produite par des ſels
âcres qui ſe trouvent à demi embarraſſés, &
retenus, par des parties huileuſes, de ſorte
qu'il ne leur reſte que la moitié de leur
force ; car, s'ils l'avoient toute entiere, ils
n'exciteroient que celui d'âcreté. Il y a
pluſieurs matieres douces, comme, par
exemple, le miel, qui étant trop cuites deviennent ameres. La raiſon en eſt que pendant la coction leurs ſels deviennent plus
âcres qu'ils n'étoient. Les amers raréfient
les humeurs, échauffent, & produiſent à

peu près les mêmes effets que les acres , mais avec moins de force ; & en même temps donnent du ressort aux parties solides du corps. Ces vérités paroissent clairement dans l'usage du quinquina, de l'absynthe, de la petite centaurée, & de plusieurs autres amers employés en Médecine.

La saveur acide est causée par un sel de même nature qui domine dans la composition du corps doué de cette saveur. Ce sel est un composé de parties roides, solides, oblongues, & pointues des deux extrémités, qui, dissout dans son véhicule, ou par la liqueur salivaire, pénetre profondément dans les nerfs gustatifs. Il se trouve dans le vinaigre , le verjus, le citron , & plusieurs fruits , & liqueurs, où il se manifeste au goût ; & par l'analyse chimique.

Le sel acide agit ordinairement sur nos liqueurs en les congulant , & en les épaississant un peu, parce que, les acides épaississant les soufres , ils émoussent aussi l'activité des sels acres qui causent la chaleur , & par conséquent ils sont rafraîchissans. Mais il faut observer que, loin de coaguler lorsqu'on les prend en trop grande quantité, il produisent une véritable dissolution; comme on le voit de l'usage excessif des fruits d'été, qui causent des maladies colliquatives telles que des diarrhées, des dysenteries, &c.

Le goût acre est causé par des sels acides dont une partie est enfoncée dans quelque substance qui, n'en laissant paroître que l'extrémité , ne leur permet pas de pénétrer profondément dans les houppes de la langue.

b vj

Ils ne font donc que rouler fur leur furface, qu'ils raclent comme feroit une lime, fentiment qui eft accompagné de chaleur, & qui fait juger que l'élément du feu entre pour beaucoup dans la compofition du fel âcre. C'eft ainfi que le mercure fublimé corrofif, qui n'eft autre chofe qu'un amas de petites boules métalliques hériffées de de pointes de toutes parts, produit la faveur âcre ; & que les acides engainés par la calcination dans la terre qui donne la folidité aux parties des mixtes, fe changent en fels âcres, qu'on tire des cendres par la leffive.

De cette ftructure des fels âcres il s'enfuit qu'ils font propres à atténuer, divifer, & raréfier, les parties groffieres des liqueurs, comme l'expérience le prouve dans l'ufage médicinal des fels lixiviels, qui font tous devenus âcres par l'action du feu. Le fel âcre fe nomme auffi fel alkali.

Le fel falé eft produit par la pénétration intime d'une liqueur acide dans une matrice terreufe, ou alkaline. En effet, verfez de l'efprit de fel, qui eft un acide, fur quelque fubftance terreufe qui foit de nature alkaline, ou fur un fel de même caractere, il fe formera par l'union des deux un fel moyen qui n'aura les caracteres diftinctifs ni de l'un ni de l'autre, & qui produira une faveur femblable à celle du fel marin. Le fel falé produit des effets qui tiennent le milieu entre ceux de l'acide, & de l'alkali. On les expliquera plus au long en parlant de ce fel dans le corps de l'Ouvrage.

Pour donner une notion claire de l'acerbe, & de l'auſtere, autant qu'on peut y parvenir, il faut prendre un fruit à peine noué,
& le ſuivre juſqu'à ſa maturité.

Peu de temps après que le raiſin eſt noué il
n'a qu'un goût inſipide, un goût d'herbe ;
mais à meſure que les grains groſſiſſent il
ſe developpe quelque acidité. Dans cet état
la ſaveur qu'il produit eſt acerbe. D'où il
paroît qu'on peut conclure qu'elle eſt produite par une petite quantité d'acides dont
les pointes ſortent à peine des parties terreſtres dans leſquelles elles ſont engaînées.
Quelque temps après ce même raiſin prend
un goût auſtere, & fait ce qu'on nomme le
verjus, qui donne par la diſtillation beaucoup
d'eau inſipide, une petite quantité de liqueur acide, & d'huile, & laiſſe dans le
vaiſſeau beaucoup de terre. Dans ces cir-
conſtances les pointes acides plus develop-
pées, mais non encore entierement dégagées de leurs enveloppes, irritent plus puiſſamment les nerfs de la langue.

Le raiſin a-t'il acquis une parfaite maturité, ſon goût auſtere ſe change en douceur.
L'élément du feu, qui le pénetre plus abondamment, raréfie ſon ſuc, & le diviſe ; ſes
partjes acquerent plus de mouvement ; les
ſels acides ſe dégagent entierement de leurs
enveloppes, & la nouvelle combinaiſon qui
ſe fait de l'eau, de la terre, & du ſel, produit les ſoufres. Les ſels acides qui n'entrent pas dans leur compoſition, légerement
embarraſſés dans leurs branches, n'ont de
liberté qu'autant qu'il en faut pour cauſer

à la langue un doux chatouillement. Cette liqueur prend alors le nom de mouſt, qui donne par la diſtillation une grande quantité de phlegme, beaucoup de liqueur acide, une petite partie de ſel âcre volatil ou urineux, & une bien plus grande quantité d'huile épaiſſe que dans la précédente diſtillation. Calcinant enfin la terre qui reſte au fond du vaiſſeau, on en tire par la leſſive un ſel âcre fixe.

Il paroît par cette opération que dans ce ſuc de raiſins murs les ſels, & les ſoufres, n'ont point encore acquis le dernier degré d'exaltation, & qu'ils ſont encore enveloppés dans des parties terreſtres groſſieres qui émouſſent conſidérablement leur action, & que cette diſpoſition eſt ce qui produit leur douceur.

Mais faites fermenter une grande quantité de mouſt, la matiere du feu dont il eſt pénétré produit une fermentation beaucoup plus vive, & plus violente, qui ne ceſſe qu'après que les parties les plus groſſieres ont été diviſées, ou rejettées du centre de la liqueur, & que les ſels, & les ſoufres, totalement debarraſſés des parties terreſtres, ſont exactement mêlangés, & diviſés. Cette liqueur prend alors le nom de vin. Quant aux parties groſſieres pouſſées du centre à la circonférence, elles ſe précipitent au fond où elles compoſent la lie. La qualité vive, & pénétrante, du vin paroît venir de la grande quantité du principe igné que recellent ſes parties ſulfureuſes, & cette liqueur diſtillée donne d'abord une quantité aſſez confidérable d'efprit ardent, puis beaucoup de phlegme, en troifieme lieu une liqueur acide mêlé avec un peu d'huile, & enfin un peu d'huile épaiffe : Il ne refte au fond du vaiffeau qu'un peu de tête morte, d'où l'on tire par la leffive une petite quantité de fel alkali fixe. On voit que dans la diftillation du vin il fort beaucoup moins de liqueur acide que dans celle du mouft, mais qu'on en tire beaucoup d'huile inflammable qui ne fe trouve pas en diftillant ce dernier. On voit auffi par là en quoi confiftent la qualité & la faveur vineufes.

Cette doctrine des progrès de maturation des fruits que nous avons emprunté de la matiere médicinale de M. Geoffroy jette affez de jour fur les effets qu'ils doivent produire dans les différens dégrés.

L'auftere, raclant plutôt la langue qu'il ne la picque, ne peut produire qu'une fenfation très-defagréable; &, obligeant fes mémbranes à des contractions forcées, produit un fentiment de ftipticité. A mefure que les fels fe developpent, le goût devient moins fâcheux, & la ftipticité diminue; & enfin l'union intime des foufres & des acides produit la faveur douce, & agréable, que caufe le raifin meur. Quant au vin, la quantité d'efprit ardent qu'on en tire eft une preuve non équivoque de la chaleur qu'il doit communiquer aux liqueurs animales aufquelles il fe mêle.

Si l'on avoit quelque fcrupule fur la doctrine de M. Geoffroy au fujet de ce qui conftitue la faveur douce, il ne faudroit qu'é-

couter M. Lémery dont j'emprunte les propres paroles. L'abondance , dit-il , des parties acides que je suppose entrer dans la composition des corps doux , & l'union étroite
de ces parties acides avec des parties sul-
fureuses , paroissent clairement dans l'analyse du sucre, qui par la distillation donne
une grande quantité de liqueur acide , & fort
pénétrante. Cette liqueur ne paroît avoir
acquis tant de force , depuis qu'elle ne fait
plus partie du sucre , que par son degage-
ment des parties huileuses ausquelles elle
étoit jointe auparavant , & qui se manifes-
tent particulierement dans le sucre , en mettant ce corps dans le feu ; car ce sont elles
qui le rendent inflammable. La même chose
paroît encore dans le lait , qui , quoique fort
doux , & fort chargé de parties huileuses , ne
laisse pas de contenir une grande quantité
d'acides qui , à la vérité , ne font pas bien
sensibles dans l'état naturel du lait , mais,
pour peu que la fermetation survienne dans
cette liqueur, elle donne occasion aux parties acides de se degager des gaînes qui les
retenoient , & ces acides, prenant le dessus
dans toute la liqueur , se font alors assez
sentir pour faire juger qu'ils y font effectivement en grande quantité. Enfin l'arrangement de parties que j'ai supposé dans les
corps doux ne paroît pas seulement par leur
analyse, ou leur décomposition , mais encore par leur composition. En effet, en mêlant du vinaigre , qui est un acide , avec le
plomb , que l'on peut regarder comme un
corps mollasse , rameux , & sulphureux , on

fait un corps doux, & fucré; preuve incontestable que l'acide entre en grande quantité dans la compofition des corps doux; mais que, pour produire cette faveur, il doit être tellement enchaîné par des parties rameufes qu'il ne lui refte plus qu'une petite partie de fa force, & de fon acidité.

Les corps doux, ajoute notre Auteur, font propres à adoûcir les âcretés de la poitrine, & des autres parties, à incifer un peu les phlegmes épais, & vifqueux, & à produire plufieurs autres effets femblables.

L'onctueux contient peu de fel, & beaucoup de parties huileufes, qui, gliffant fur toute l'étendue de la langue, n'y font qu'une impreffion très-legere. L'onctueux, auffi-bien que le doux, eft propre à tempérer l'action trop violente des humeurs âcres, & picottantes.

En fe bornant à ce qu'on dit ici des faveurs, le Lecteur s'appercevra fans peine qu'on n'a pas eu deffein d'épuifer cette matiere. De la combinaifon de ces faveurs principales il refulte une infinité de fou-divifions qui produifent des effets particuliers. Chacun fçait que la douceur du miel eft différente de celle du lait; celle du lait de celle du fucre, & du miel; celle de la regliffe, de celle du fucre, du miel, & du lait; & ainfi du refte.

Un des plus furs moyens de vivre fans incommodité eft de fe tenir toujours dans les bornes de la modération, & de ne fe fervir d'alimens qu'autant que nous en avons befoin pour notre fubfiftance.

M. Hoffmann ajoute avec raifon à ce principe de M. Lémery que les alimens dont
on ufe doivent être convenables au corps.
(Med. Raif. tom. II, p. 202. Cette reflexion
eft très-judicieufe ; car, bien que ce grand
homme eftime que les alimens mal fains
font nuifibles, pris même en petite quantité, il eft évident que l'excès des bons eft
encore plus dangereux. En effet, pour em-
prunter fes termes. » Un mouvement égal,
» & moderé, du cœur, & des arteres, entre-
» tient la fanté, qui demande une quantité
» convenable, & moderée, du fang, & des
» liqueurs, quantité qui ne péche par ex-
» cès ni par deffaut. Ce qui fait dire fi fage-
» ment à Hippocrate, *l'homme qui boit & qui*
» *mange peu, n'eft jamais malade* (*a*), &
» ailleurs, *le vrai moyen de conferver fa fanté*
» *eft de pas fe charger d'alimens, & de tra-*
» *vailler beaucoup.* (*b*) De-là vient auffi cet
» excellent proverbe, *peu d'alimens, peu de*
» *Médecins.* » Le Docteur Pruffien établit
enfuite les avantages de la fobriété par les
exemples de Platon, de Socrate, de Pythagore, de Seneque, & de Cornaro. On remarque du premier qui voulant prouver l'intempérance d'une ville, il dit qu'elle occupe, & nourrit beaucoup Médecins.

» Celfe, pourfuit M. Hoffmann, remar-
» que fort judicieufement *qu'il n'eft jamais*
» *fûr de fe raffafier.* (*c*) C'eft auffi la déci-
» fion d'Hippocrate, qui deffend *l'excès en*

(*a*) Hipp. lib. de morb. §. 20.
(*b*) Hipp. lib. VI. Epid.
(*c*) Celf. lib. I. c. 11.

» *toutes chofes comme pernicieux au corps.* (*a*)
» En effet une trop grande quantité d'ali-
» mens ne fe digere pas bien dans l'eſtomac,
» & ne peut fe changer en chyle louable. Ce
» chyle d'ailleurs ne peut recevoir dans le
» fang le degré de perfection qui lui eſt né-
» ceſſaire, & devient par-là peu propre à la
» tranfpiration. Or, puifqu'il doit y avoir
» fans ceſſe une juſte proportion entre la
» force motrice & le corps à mouvoir,
» pour qu'il en réfulte un mouvement con-
» venable, cette proportion étant derangée,
» il faut que le mouvement s'en reſſente ; &
» cette proportion eſt derangée dans le corps
» toutes les fois que le fucs ont plus de ré-
» fiſtance que le cœur, & les fibres, n'ont
» de force motrice. »

Or comment ne pas tomber dans ce dangereux inconvénient, puifque, c'eſt toujours M. Hoffmann qui parle, » la fur-
» abondance de fucs non-feulement étend
» outre mefure les parois, & les membra-
» nes des inteſtins, & de l'eſtomac ; mais
» auſſi les fibres motries des arteres, & du
» cœur ; ce qui diminue leur reſſort, & leur
» force de contraction, & néceſſairement
» eſt fuivi du rallentiſſement de la circula-
» tion. Or, ce rallentiſſement eſt cauſe que
» la matiere des excrétions reſte dans le
» fang, que les fucs s'amaſſent en trop
» grande quantité, qu'il s'engendre des cru-
» dités, & qu'il fe fait des ſtagnations, four-
» ce féconde d'une infinité de maladies...
» C'eſt auſſi ce qui a donné lieu au prover-

(*a*) Hipp. *aph. IV. fert.* **2.**

>> be que *la bouche fait périr plus d'hommes*
>> *que l'épée.* On ne peut en conséquence ne
>> pas rendre justice à la sagesse de ces con-
>> seils de l'Ecclésiastique (*a*), *N'ayez point*
>> *un goût insatiable pour toutes sortes de plai-*
>> *sirs, & ne vous livrez pas sans mesure à ce-*
>> *lui de la table. La trop grande quantité d'a-*
>> *limens cause des maladies, & cette voracité*
>> *qui ne peut se rassasier conduit fort près de la*
>> *colique bilieuse. Cette voracité a causé la mort*
>> *a plusieurs.* On avertit dans un autre en-
>> droit du même ouvrage, que *des veilles*
>> *fatiguantes, des coliques, & des tranchées,*
>> *sont le partage des hommes insatiables.* >>

On feroit un volume entier si l'on vouloit épuiser cette matiere. Nous en avons
assez dit pour les personnes raisonnables : il
faut abandonner les autres aux tourmens au-
devant desquels ils courent.

A la bonne heure, me dira-t'on : aban-
donnez à leur mauvais sort ces vils & sen-
suels esclaves de l'intempérance ; mais donnez des regles à ceux qui veulent se con-
duire avec prudence. M. Lémery dit *qu'il*
n'est pas possible de déterminer la quantité d'ali-
mens que chaque personne doit prendre ; ce qui
seroit modéré pour les uns étant excessif pour
les autres.

Je conviens que la proposition de M. Lémery est vraie dans un sens, mais il l'est
également qu'on peut donner des points de
vue qui seront équivalens à des regles.

Hippocrate dit, *qu'il faut tâcher de se faire*

(*a*) Eccli. *cap.* XXXVII. *v.* 32.
(*b*) Eccli. *cap.* XXXI. *v.* 22.

n point de vûe certain fur l'adminiftration des
limens ; que ce n'eft ni le poids ni la mefure
ui peut fervir de regle, & que la feule ma-
iere d'acquérir toute la certitude poffible eft le
entiment intérieur du corps. (*a*)

M. Hoffmann ajoute (*b*) que ›› plus les
›› corps font affoiblis plus ils font expofés
›› aux incommodités qui naiffent de la trop
›› grande abondance d'alimens...d'autant plus
›› qu'il arrive prefque toujours qu'une gran-
›› de quantité d'alimens fe prend avec beau-
›› coup d'avidité , de forte qu'on s'en asca-
›› ble en très-peu de temps...Or l'avidité avec
›› laquelle on mange expofe néceffairement
›› au deffaut de ne pas mâcher fuffifamment,
›› & de laiffer entrer dans l'eftomac des ali-
›› mens extrêmement retifs à l'action de fon
›› diffolvant.

›› La diverfité des mets , continue-t'il ,
›› favorife beaucoup la trop grande avidité
›› de manger, & invite à la fatisfaire. C'eft
›› pourquoi on ne peut l'éviter avec trop de
›› foin. Sanctorius a donc raifon de dire ,
›› que *la diverfité des alimens caufe trois maux ;*
›› *car on mange trop, on digere moins, & on*
›› *tranfpire moins.* (*c*) Il faut prendre autant
›› d'alimens qu'on a perdu de fubftance , &
›› perdre par les excrétions autant de fucs
›› qu'il y en a de digerés dans les fecondes
›› voies. Il fort autant de fucs , dit M. Hoff-
›› mann dans le fcholie , d'un homme fain ,
›› & adulte , que les alimens lui en fournif-

(a) Hipp. *lib. de Prife. Med. c.* 15.
(b) *Medecin Raif.* tom. II. p. 202.
(c) Sanctor. *lib. de cibo, & potu Aph. LI.*

» fent. Il ne faut dont point charger le corps
» de nouveaux alimens, à moins qu'il n'y
» foit préparé par des évacuations fuffifan-
» tes; or on connoît la quantité de matière
» qui a été évacuée, en partie par le poids
» du corps, en partie par la legereté avec
» laquelle il exécute fes mouvemens ... On
» connoît que la nourriture qu'on a prife
» eft entierement digerée, & fortie par les
» excretoires, à la tranquillité du fommeil,
» à l'agilité, & à la légereté de l'efprit &
» du corps, à la légereté de l'eftomae qui
» ne fe fent de rien, & lorfque le bas-ven-
» tre a fait fes fonctions. » Ces points de
vue ne font pas difficiles à faifir à ceux
qui fe conduifent avec réflexion; &, pour
animer leur courage, terminons par cet
aphorime de Sanctorius, *Ceux qui fçavent
combien il leur faut prendre d'alimens par jour
fçavent auffi fe conferver très-longtemps la vie.*
[Lib. II. aph. 33.]

Il faut pourtant faire encore une remarque intéreffante. Souvent les perfonnes délicates, & furtout les convalefcens, ont
beaucoup d'appétit, quelle qu'en foit la
caufe; & cet appétit fubfifte pendant quelques heures après avoir mangé au-delà du
néceffaire; mais, ce temps paffé, les alimens fe gonflent dans l'eftomac, le diften-
dent, & occafionnent un fentiment de pefanteur, fouvent une indigeftion, ou pour
le moins une mauvaife digeftion : auffi n'eft-
elle pas faite quelquefois fept ou huit heures après le repas. Il faut donc dans ces circonftances fe deffier extrêmenent de fon ap-

pétit, loin de se contenter de ne pas le sa-
risfaire entierement.

S'il est très-avantageux, c'est M. Lémery qui parle, & même d'une nécessité indispensable à toute sorte de tempérament pour
la conservation de la vie, & de la santé, de
n'user que d'une quantité modérée d'alimens, il est aussi dangereux de tomber dans
l'excès du trop peu. En effet une diete trop
exacte ne convient nullement aux personnes
nes qui se portent bien, en ce qu'elle enflamme les humeurs, qu'elle donne occasion aux parties spiritueuses de s'exhaler,
& qu'elle affoiblit beaucoup. C'est ce qui
fait dire à Hippocrate dans l'Aphorisme V
de la premiere section qu'il y a communément plus de danger à observer de grandes
& exactes dietes, qu'à prendre un peu plus
de nourriture qu'il ne faut. Ce qu'Hippocrate dit ici de l'état de maladie convient
également à celui de santé par les raisons
qu'on a vues plus haut; & il est aisé de faire sentir la justesse de cet aphorisme dans
l'état de maladie, où la diete est très-utile,
& même nécessaire, parce qu'on doit éviter autant que l'on peut de distraire par la
coction des alimens la nature qui est toute
entiere occupée à digérer, & chasser au-dehors l'humeur morbifique. Cependant on ne
doit point observer une diete si réguliere dans
les maladies longues, & chroniques, dans
lesquelles les forces sont plus abbattues que
dans les maladies aigues, tant parce qu'elles durent plus longtemps, que parce qu'elles supposent un vice beaucoup plus ancien

dans les parties folides, & fluides du corps.
Les forces ont-donc befoin d'une plus ample réparation.

Parmi les alimens il y en a qui ont befoin de préparation, comme la chair des
quadrupedes, des volatils, & de plufieurs
poiffons; il y en a d'autres que l'on mange
tels que la nature nous les préfente, comme les fruits qui ont acquis toute leur maturité, les huîtres, &c. La préparation des
alimens confifte dans la coction, & dans les
différens affaifonnemens qu'on mêle avec
eux. On les fait cuire de trois manieres,
qui font frire, bouillir, & rôtir. Ces trois
manieres font très-falutaires, puifque fans
elles nos ne pourrions digérer qu'avec beaucoup de peine la plupart des alimens dont
nous nous fervons. Chacune de ces préparations peut convenir plus particulierement
à de certains tempéramens qu'à d'autres,
comme on l'expliquera dans un autre endroit. La nature des alimens demande auffi
la préférence pour une préparation plutôt
que pour une autre. Cheyné préfére pour la
fanté le poiffon rôti, ou cuit au court bouillon, à celui qui eft frit, parce que dans les
deux premieres préparations on lui enleve
un fuc vifqueux que le beurre ou l'huile y
concentre quand on les fait frire. L'anguille
rôtie eft certainement plus faine que de toute autre maniere, parce qu'elle perd une
partie de fa fubftance huileufe, à moins que
ce ne foit au court-bouillon avec des fines
herbes, ce qui lui enleve ce qu'elle a de
trop gras, & lui donne en même temps un
très-

très-bon goût. On fait auffi cuire le poiffon
de toute efpece *à la Hollandoife*, c'eft-à-dire,
dans l'eau avec le fel, & un paquet de racines de perfil. Cette pratique eft fort eftimée
actuellement à Montpellier, & on l'y récom-
mande toutes les fois que l'on confeille la
diete poiffonneufe. Le poiffon cuit de cette
maniere devient ferme, & de très-bon goût.
On le mange au fec, ou à la fauce blanche,
ou à l'huile & au vinaigre; mais les Médecins de Montpellier le confeillent de la premiere maniere à leurs malades.

Il faut remarquer que, fi les alimens ont
befoin de coction, il ne faut point tomber
dans l'excès de ce côté-là. Je fuis intimement perfuadé que non feulement par rapport à la fanté, mais par rapport au goût,
il eft plus avantageux de pécher par deffaut
que par excès. Il eft certain que le fuc fe
perd par une trop longue coction, & par conféquent que les fibres fe deffeichent. Les alimens en conféquence en deviennent moins
nourriffans, & plus difficiles à digérer. Car les
fibres deffeichées fe racorniffent, & réfiftent
davantage à l'action de l'eftomac. Il faut
donc faifir un jufte milieu. Auffi rien ne me
paroît-il plus ridicule qu'un proverbe, ou
rébus, qui a paffé de la bouche des Cuifiniers dans celle de bien d'honnêtes gens,
*bœuf faignant, mouton belant, veau rôti, co-
chon pourri, & le tout bien cuit.* Voilà une
belle chute! Autant valoit-il dire tout d'un
coup qu'il falloit faire cuire la viande à
propos. Mais nos peres aimoient les rimes,
fouvent aux dépens de la raifon. Le veau &

le porc perdent aussi bien leur goût, & se racorniffent aussi bien que les autres viandes, quand ils sont trop cuits.

Il est certain que ceux qui mangent la viande trop cuite le font plutôt pour contenter l'imagination que par rapport au goût, ou à la santé. Qu'on serve un alloiau *saignant*, l'imagination se révolte ; on s'imagine, surtout les femmes, qu'il n'est pas cuit ; on le fait *derougir* dans la sauce, où il ne fait que perdre son rouge éclatant, sans acquérir un nouveau dégré de cuisson ; l'imagination est satisfaite, & on mange avec plaisir.

Chacun sçait que les assaisonnemens sont ce qu'on mêle avec les alimens, soit pour leur donner plus d'agrément, ou pour aider à leur digestion. En effet on ne peut se proposer que trois objets raisonnables dans l'usage des assaisonnemens, 1º. la foiblesse des viscères, & la difficulté de digérer, qui demandent qu'on ranime la force de l'estomac, pour que le corps puisse être nourri ; 2º. la dureté des alimens, qui résistent trop fortement à l'action de l'estomac pour recevoir aisément les altérations nécessaires pour devenir propres à la nourriture ; 3º. de donner de l'agrément aux alimens qui en sont depourvus.

Il est aisé de voir qu'on ne peut remplir uniformement le troisieme objet, puisque tous les goûts sont différens, l'un aimant le doux, l'autre l'amer, l'autre acide, &c. soit que cette diversité vienne d'une disposition naturelle, de l'habitude, ou de maladie. Il n'en est pas de même des deux autres ; car, ſi c'eſt la foibleſſe des viſceres qui demande des aſſaiſonnemens, il faut remonter à ſa cauſe, & remedier à leur relâchement par les aromatiques irritans, & tout ce qui eſt fortifiant ; ſi elle vient de la molleſſe, & d'une vie trop ſédentaire, l'exercice & le travail de corps feront les meilleurs remedes ; ſi elle eſt produite par trop de plénitude, les évacuans, & l'abſtinence, feront des merveilles. C'eſt ſurtout dans ce cas qu'on peut dire que la faim eſt le meilleur des aſſaiſonnemens, *optimum condimentum fames.* En un mot il faut combattre tous les vices des liqueurs par les remedes qui leur ſont oppoſés ; employer les acides, & les délayans aqueux dans l'intempérie alkaline ; les aigrelets, & les aqueux, contre l'intempérie huileuſe, & putride, &c. Cependant il ne faut point condamner l'uſage des aſſaiſonnemens, il n'en faut condamner que l'abus. Ils ſont faits pour exciter l'appétit, & non pour l'irriter ; & pour donner aux alimens une ſaveur plus agréable, ce qui n'eſt point indifférent pour la digeſtion. Car on digere mieux ce qu'on mange avec plus de plaiſir.

Quand les alimens ſont trop durs, trop ſecs, trop ténaces, il faut avoir recours à ce qui peut amollir, humecter, inciſer ; c'eſt-à-dire, au ſel, au vinaigre, aux aromates, aux huileux. Diocles recommandoit pour aſſaiſonnemens la rue, le cumin, la coriandre, l'oignon, le ſariette, le thim, le ſel, le vinaigre, & l'huile, le fromage, le laſer, & le ſéſame. Cette heureuſe ſimplicité ne fut pas de longue durée dans la Grece, & la commerce y introduifit bientôt la molleffe, & la volupté.

Malheureufement les affaifonnemens ne font plus faits que pour flatter le goût, irriter l'appétit, ou, pour mieux dire, en produire un fictif, dans le temps que la nature a déja fa fuffifance, *irritamenta gulæ.* Or qu'y a-t'il de plus pernicieux que cet ufage ? puifque, fuivant le célebre Boerhaave, les affaifonnemens tirés des acides, du fel, des aromates, nuifent même aux perfonnes les plus faines par leur âcrimonie dominante, bleffent les petits vaiffeaux, qui forment le tiffu des parties les plus néceffaires à la vie, & appéfantiffent le corps plutôt qu'ils ne le nourriffent, en l'excitant à fe charger d'une quantité d'alimens qui excedé fon befoin ? Quant aux matieres graffes & huileufes, prifes en trop grandes quantité, elles font contraires à la fanté, en relâchant, & affoibliffant, les parties folides. Ajoutons, fi l'on veut, avec M. Lémery, que la meilleure partie des alimens excite dans nos liqueurs des fermentations violentes qui leur donnent une trop grande âcreté, laquelle ne tarde pas à produire leur corruption. Auffi ne voyons nous pas que les perfonnes qui ont les meilleures tables, & les plus délicates, fe portent mieux que les autres, ou vivent plus longtemps. C'eft tout le contraire ; ces avantages appartiennent aux gens fobres, qui fe contentent d'alimens fimples, & qui ne les affaifonnent qu'autant que leur infipidité peut le demander. Diogene le Cynique taxoit les hommes de folie de faire d'ardentes prieres aux Dieux pour leur demander une santé qui eſt en leur pouvoir, pendant qu'au ſortir de leurs Temples ils s'alloient plonger dans toutes ſortes d'excès.

Ce ſeroit outrer la matiere que de vouloir reduire les hommes de nos jours au genre de vie que ſuivoient ceux des prémiers ſiecles. L'Ecriture nous apprend que l'on ne fait uſage de la chair des animaux que depuis le déluge, par conſéquent les alimens des hommes des premiers âges étoient uniquement tirés du regne végétal. Les fruits de l'arbouſier, les fraiſes, les cornouilles, les mures de ronces, les glands, les racines des végétaux, furent, ſuivant Ovide, & Lucrece, les mets dont ils ſervirent juſqu'au temps où Cerès & Triptoleme ſon éleve apprirent aux hommes à cultiver le blé. On ſe perſuadera ſans peine que ces énumerations que les Poëtes ont faites des alimens ne ſont point excluſives d'une infinité d'autres fruits que tous les pays du monde produiſent d'eux-mêmes en abondance.

Cette ſimplicité, ſi nous en croyons M. Hoffmann (a), n'eſt pas même tellement propre aux premiers âges du monde qu'on n'en trouve plus de veſtige depuis ce temps. *Nos peres, dit-il, étoient extrêmement ſobres; &, ſe contentant de lait, de miel, de fruits, & de légumes, ils ne connoiſſoient pas le luxe, & la ſenſualité de nos jours.* Auſſi jouiſſoient-ils d'une meilleure ſanté, & d'une plus longue vie. Il y a même encore des peuples qui vivent avec cette ſimplicité. Mais les

(a) Diſſ. *de inedia morbor. remed.*

c iij

nations qui s'honorent du nom de policées
ont abandonné ce régime aux habitans des
campagnes, qui eux-mêmes ne s'y affer-
viffent qu'autant que la néceffité les y con-
traint. *Ne vous étonnez pas qu'il y ait tant de
maladies*, difoit Sénéque (*b*); *comptez le nombre des Cuifiniers.* Il ajouteroit fans doute aujourd'hui, & le nombre des ragoûts.

Mais, puifqu'il feroit ridicule dans le temps
préfent de vouloir rappeller les ufages anciens, tachons du moins d'éclaircir les modernes fur les articles les plus importans du
régime. Nous avons deja examiné la queftion
de la quantité des alimens, voyons maintenant en quel temps il convient de les prendre.

Plufieurs nations autrefois ne fe prfcri-
voient aucun temps reglé pour manger, &
ne prenoient d'alimens que quand la faim
les y portoit. Il feroit difficile de concilier
cette coutume avec l'arrangement des affaires qui fe traitent dans les pays civilifés. Il
eft fort naturel qu'on laiffe à une perfonne
qui confacre au Public la meilleure partie
de fa vie la liberté jouir du refte en repos,
& de ne point interrompre fes repas, ou fon
repos, par des vifites importunes. Or, fi l'on
mangeoit feulement quand l'appétit s'éveil-
le, on feroit fans ceffe expofé à cet inconvenient. Il a donc été prudent dans l'état
des chofes d'accoutumer l'appétit à ne venir qu'à de certaines heures ; a quoi l'on a
réuffi en reglant des heures pour les repas, & la quantité d'alimens qu'il convient de prendre à chacun d'eux.

(*a*) *Epift.* LXXXXV.

Les Grecs faifoient quatre repas. Leur dejeuner confiftoit en quelques bouchées de pain, & un verre de vin. Ce repas étoit furtout accordé aux enfans, & aux gens de travail. Au diner l'on mangeoit des nourritures plus folides, & en plus grande quantité. La collation étoit faite pour ceux qui s'ennuioient de la diftance qui fe trouvoit entre le diner & le fouper, qui étoit le repas le plus ample. On peut même dire que c'étoit le feul pour les gens fobres, lefquels ne fefoient ordinairement qu'un diner fort leger, pour fe mettre en état d'attendre le fouper. Cet établiffement, fi l'on en croit Mercurialis, étoit plutôt politique que dietétique. Car, fi l'on fait attention aux affaires, aux exercices, aux bains, qui étoient en ufage dans ces temps-là, on verra que, s'ils euffent voulu faire deux repas, ils auroient été dans la néceffité ou d'abandonner leurs affaires, ou d'entrer dans le bain le ventre plein, & de faire une infinité de fautes contre le régime. L'heure du fouper étoit donc la plus commode pour faire un bon repas. Auffi Platon s'étonnoit-il que les Italiens, & les Siciliens, en fiffent deux ; & les Grecs avoient ils attaché une efpece d'infamie à la conduite de ceux qui mangeoient à diner, ou au dejeuner, jufqu'à fatiété. Il eft pourtant certain par le temoignage d'Ariftote, & de Galien, qu'il y avoit même dans ces temps des perfonnes qui fefoient deux repas raifonnables, & même trois, par raifon de fanté. Tels étoient les vieillards, à qui l'on n'en faifoit pas de reproche.

Actuellement en France l'usage le plus
universel est de faire deux repas par jour,
le diner & le souper. Les enfans, & quelquefois les vieillards, dit M. Lémery, ajoutent
encore le dejeuner, & le goûter. Les enfans, qui grandissent toujours jusqu'au terme prescrit par la nature, & qui dissipent
beaucoup par le grand feu de l'âge, ont plus
souvent besoin que d'autres d'alimens, & de
réparation ; & certains vieillards, mangeant
peu à chaque repas, en doivent faire de
plus fréquens. Mais c'est un abus manifeste
de donner à manger aux enfans toute la journée ; car rien n'est plus vrai que cette remarque de M. Hoffmann (Med. Raison. tom. II.
p. 216.) *Plus on prend d'alimens avant que les*
précédens soient digerés, plus on amasse de cru-
dités, & plus on oppose d'obstacles à la sortie
de la transpiration. A quoi il ajoute dans le
scholie ; » les alimens qui ne sont point assez
» digerés, & qui séjournent dans l'estomac,
» non-seulement causent des vents, & des
» gonflemens de cette partie, & de grandes
» inquiétudes, mais deviennent la semence,
» & la matiere, des maladies, & surtout
» des fievres. Aussi nos Anciens ont ils re-
» marqué avec raison que le deffaut de la
» prémiere digestion ne se répare ni dans
» la seconde, ni dans la troisieme ; &, com-
» me la transpiration insensible est le fruit
» de la troisieme digestion, elle souffre
» lorsque la prémiere est deffectueuse, &
» que l'estomac est rempli. Or, selon Sanc-
» torius, *il n'y rien de plus funeste à la san-*
» *té que de prendre des nourritures, avant*

» *que les prémieres prifes foient digerées.*

Nous avons remarqué que c'étoit plutôt la politique que des raifons de fanté qui avoient engagé les Grecs a ne faire qu'un grand repas, & qui en avoit fixé le temps au foir. Il y a aujourd'hui en France beaucoup de ce qu'on appelle de bonnes maifons, où le même principe fait établir l'ufage d'un feul repas, avec cette différence que les voluptueux préférent la nuit, parce qu'elle infpire un air de liberté dont il femble que le jour ne s'accommode pas. Mais cet ufage en foi eft il bien falutaire? Je ne prétens prendre rien fur moi. Je vais encore citer M. Hoffmann, qui pofe ce principe à la p. 214 du tom. II. de la Med. Raifonnée; *il vaut beaucoup mieux prendre à plufieurs fois la quantité d'alimens convenables à fon tempérament, que de prendre le tout en une feule*; & voici la raifon qu'il en donne dans le fcholie.

» Puifqu'il doit y avoir une jufte propor-
» tion entre le diffolvant, & le mixte à dif-
» foudre, il eft évident qu'une quantité dé-
» terminée d'alimens, prife tout à la fois,
» ne fe diffoudra pas auffi aifément que fi on
» la prenoit à différentes reprifes; car il n'y
» a point affez de fuc falivaire, de diffolvant,
» & de chaleur dans l'eftomac, pour diffou-
» dre une fi grande quantité d'alimens; ce
» qui fait dire à Sanctorius avec beaucoup
» de raifon, *on eft plus chargé de huit livres*
» *d'alimens pris en une feule fois que de dix*
» *prifes en trois fois en un feul jour.* Il n'eft
» donc pas avantageux de ne faire qu'un re-

» pas, & il vaut beaucoup mieux en faire
» deux, un à midi, & l'autre au soir. Quant
» aux enfans, & aux personnes foibles, il
» faut qu'elles mangent souvent, & peu à
» la fois, afin que leur estomac ne soit pas
» surchargé, & pour menager leurs forces.
» Il s'établit actuellement un usage plus
» avantageux pour donner le temps de vac-
» quer aux affaires que pour la conserva-
» tion de la santé, c'est de ne faire qu'un
» repas, & de le faire assez complet pour
» suffire pendant vingt-quatre heures; mais
» cet usage n'est point de mon goût par les
» raisons que je viens de dire. J'observerai
» en passant que le souper doit être leger,
» & composé d'alimens aisés à digérer, &
» qui fournissent une bonne nourriture. Car
» le deffaut de mouvement du corps, & le
» rallentissement de la circulation, rendent la
» chaleur moindre pendant la nuit. La tran-
» spiration est égale, mais elle est plus len-
» te, au lieu que la nutrition se fait parfai-
» tement bien pendant ce temps. C'est par
» cette raison qu'une moindre quantité d'a-
» limens de digestion aisée est plus propre
» pour le souper. Or les alimens qui se di-
» gerent le plus aisément sont les petits
» poissons, les poulets, les petits oiseaux,
» les bouillous, les végétaux cuits, le pain
» mollet; mais les chairs endurcies, les an-
» guilles, le poisson de mer, les extrêmi-
» tés des animaux, toutes les choses grasses,
» le fromage, le beurre, les chataignes, &
» surtout les fruits confits au vinaigre, &
» les alimens venteux, conviennent moins

» au souper, & doivent en être entierement
» exclus. »

Hippocrate, au rapport de Ramazzini *de
princip. valet. tuend.* dit qu'un seul repas par
jour fait vieillir plus promptement. Le Médecin Italien confirme cette doctrine par
l'histoire d'un homme trop gras lequel, s'é-
tant reduit a ne manger qu'une fois par jour,
& peu, tomba en peu de temps dans une
grande foiblesse avec embarras de la respiration; état qui fut promptement suivi de la
mort.

Les opinions sont partagées parmi les Médecins, sçavoir s'il est plus sain en général
de manger davantage au souper qu'au diner.
Hippocrate, Celse, & Galien, prétendent
qu'il est plus salutaire de diner peu, & de
souper davantage. La raison qu'en apporte
Galien est que la coction des alimens se fait
plus vîte, & plus parfaitement, pendant le
sommeil que pendant la veille, & que l'intervalle du souper au diner est double de
celui du diner au souper. Actuarius & Avicenne prétendent le contraire, & veulent
que l'on mange davantage au diner qu'au
souper. L'Ecole de Salerne paroit adopter le
sentiment de ces derniers, suivant ces deux
vers,

> *Ex magna cœna stomacho fit maxima pœna;*
> *Ut sis nocte levis, sit tibi cœna brevis.* (a)

Pour moi, c'est toujours M. Lémery qui

(a) *Un ample souper fait beaucoup de peine à
l'estomac; si vous voulez être leger pendant la nuit,
mangés peu le soir.* Schol. Salernit.

parle, je crois que les gens qui jouissent d'une santé parfaite peuvent sans en être incommodés prendre dans les deux repas qu'ils font par jour une égale quantité d'alimens, & même manger un peu davantage au souper qu'au diner, pourvu qu'ils ne passent point les bornes de la médiocrité. Mais au surplus je crois qu'il est en général plus salutaire de souper peu, & de manger davantage à diner, principalement pour les personnes délicates. Ce n'est pourtant pas que je ne convienne avec Galien que la digestion des alimens dans l'estomac se fait du moins aussi bien en dormant qu'en veillant. En effet pendant le sommeil les alimens flottant moins dans l'estomac, & de plus les fonctions aminales étant, pour ainsi dire, dans une espece de repos, les esprits animaux coulent plus abondamment dans les canaux destinés pour les fonctions naturelles, & vitales ; d'où il s'ensuit qu'elles se doivent faire beaucoup mieux. Mais cette raison n'est pas suffisante pour nous déterminer absolument à manger davantage au souper qu'au diner ; car nous ne devons prendre des alimens que dans la vue de réparer la perte des parties de notre corps, & ainsi nous devons proportionner autant qu'il nous est possible la quantité des alimens avec la dissipation de nos parties. Or nous dissipons moins depuis le souper jusqu'au diner, que depuis le diner jusqu'au souper. Car, quoique l'intervalle du souper au diner soit au moins double de celui du diner au souper, cependant nous employons la plus grande partie de cet intervalle dans le repos, & dans le fommeil, où nous diffipons incomparablement moins que fi nous veillions, ou que nous fuffions en mouvement. Il eft aifé d'apporter plufieurs preuves de cette vérité.

Il fuit de l'explication que nous avons donnée de la faim qu'elle doit s'augmenter à proportion de la diffipation que nous fefons, & qu'elle en eft un figne très-évident. Ceci pofé, il n'y a prefque point de perfonne qui ne remarque que pendant prefque toute la nuit où elle dort, & même quelque temps après être éveillée le matin, elle ne reffent prefque point de faim, quoique néanmoins il fe foit quelquefois paffé plus de dix ou onze heures depuis le temps du fouper. De plus on obferve que ceux qui dorment contre leur ordinaire après diner ont moins d'appétit à l'heure du fouper que s'ils ne s'étoient point endormir. On voit encore que ceux qui paffent toute la nuit fans dormir, ou qui ne dorment pas autant qu'à leur ordinaire, ou qui dorment d'un fommeil interrompu, reffentent plutôt, & plus vivement, la faim que les autres.

Enfin l'expérience nous fait affez connoître qu'il eft plus falutaire de fouper legerement qu'abondamment, & Cardan dit à cette occafion qu'il a vu & interrogé plufieurs perfonnes qui avoient vécu jufqu'à cent ans, & qui lui avoient avoué qu'elles s'étoient fait une loi de manger peu le foir. En effet combien voyons nous de mauvais effets des trop grands repas que l'on fait le foir ? La raifon en eft que les parties folides ayant

peu de befoin de réparation pendant le fommeil, la maffe du fang demeure longtemps
accablée fous le poids des parties vifqueufes
& groffieres des alimens qui l'empêchent de
circuler auffi facilement qu'à fon ordinaire;
qui fourniffent au cerveau une grande quantité de vapeurs, qui forment des obftructions
dans les petits tuyaux, & qui caufent des pefanteurs, & de difficultés de refpirer.

Ajoutons d'après Hippocrate dans fon traité de *l'ancienne Médecine* qu'il faut confulter fon tempérament, & avoir beaucoup
d'égard à l'habitude qu'on a contractée. *Il y
a*, dit ce divin vieillard, *des perfonnes qui fe
trouvent bien de ne prendre des alimens qu'une
fois par jour; c'eft-à-dire de fouper; d'autres
à qui il eft avantageux d'en prendre deux fois,
ou de diner, & de fouper; Mais il y en a qui
dinent & foupent, non par tapport à l'avantage
qu'ils en retirent, mais par volupté, comme on
en trouve qui font l'un ou l'autre fuivant les occafions. Car beaucoup de perfonnes n'y regardent pas de fi prés, foit qu'il s'agiffe de fouper,
ou d'y joindre le diner. Mais il y en a à qui ce
derangement dans le régime n'eft pas du tout
indifférent; car le diner, qui ne leur eft point
avantageux, les rend fur le champ pefans, &
pareffeux, leur rend l'efprit lourd; ils bâillent,
font affoupis, alterés. S'ils font affez peu raifonnables pour fouper le même jour, bien qu'ils
n'ufent que des alimens aufquels ils font accoutumés, ils font tourmentés de vents, de tranchées, & de diarrhées; & ce derangement eft
fouvent le principe de maladies très-graves.
Lors au contraire que d'autres font accoutumés*

à dîner avec utilité, & qu'ils s'en abstiennent,
le temps de ce repas est à peine passé qu'ils tom-
bent dans un grand épuisement, le tremblement,
la défaillance; leurs yeux s'éteignent, leur uri-
ne devient épaisse & âcre, la bouche se remplit
d'amertume, leur ventre s'appesantit. Le verti-
ge, la mauvaise humeur, la tristesse se mettent
de la partie. Tout cela leur arrive lorsqu'ils se
mettent en devoir de souper. Quand ils veulent
ensuite dîner, ils ne peuvent consommer ce qu'ils
avoient pris précédemment au souper. Et ces ali-
mens, descendant dans les intestins avec tran-
chées, & grouillemens, leur resserrent le ventre;
ils dorment mal; ils ont des songes inquiets, &
tumultueux; & souvent ce derangement est pour
eux le commencement d'une grande maladie.
p. 11.

Si l'on consulte Avicenne sur la même
question, il dira que ceux qui ont besoin de
faire deux repas par jour, doivent diviser
leurs alimens en trois parties, dont ils prendront les deux tiers au dîner, & la troisieme au souper.

On prouve par les raisonnemens suivans
que la digestion des alimens ne se fait pas si
bien pendant la nuit, & pendant le sommeil,
que pendant le jour, & pendant le temps de
la veille. Il est vrai, dit-on, que les actions
vitales, comme la circulation du sang, toutes les especes de sécrétions, & la transpiration insensible, se font plus réglement,
plus également, & plus continument, pendant le repos de la nuit, & du sommeil,
que pendant les travaux, & les exercices de
la veille; mais les fonctions naturelles, com-

me l'usage des alimens, la formation du
chyle, sa distribution, & la nutrition, se
font plus promptement, & plus entierement pendant le jour, & dans le temps de
la veille. Car pendant le jour le suc nerveux, plus délié, & plus subtil, coule avec
plus de vitesse, & de liberté, dans les nerfs,
& donne aux parties une tension plus forte,
& plus de ressort. D'ailleurs pendant le jour
l'air est plus flexible, & plus élastique, ce
qui rend la respiration plus grande, & plus
forte; & par conséquent le mouvement al-
ternatif des muscles intercostaux, & du diaphragme, est plus considérable, & plus fort;
ce qui est nécessairement suivi d'une contraction plus vive des muscles du bas-ventre
qui sont les antagonistes du diaphragme. Or
en conséquence de ces mouvemens le ventricule est alternativement pressé, agité,
secoué; & les alimens qu'il contient sont
foulés, retournés, & comme paîtris; ainsi
la chyle se travaille plus parfaitement.

C'est le contraire pendant la nuit, & pendant le sommeil. Le mouvement tonique
des parties se relâche, comme il est aisé
d'en juger par le gonflement de l'habitude
du corps dans les personnes qui dorment;
presque tout le genre musculaire est en repos; les esprits s'épaississent, & coulent plus
lentement dans les nerfs, ou s'y précipitent
en desordre. D'ailleurs pendant la nuit l'air
est plus humide, & moins élastique; en conséquence la respiration est plus douce, &
plus foible; ce qui fait que le diaphragme
ne s'abbaisse qu'à peine, & que le mouve-

ment des muscles du bas-ventre se rallentit;
& par conséquent les alimens ne font gueres
secoués dans l'estomac : d'où l'on conclud
que pendant le sommeil, & pendant la nuit,
le broiement des alimens ne se fait que foiblement, que le chyle n'entre qu'avec peine
dans les veines lactées, & qu'il ne monte que
très-lentement dans la veine fousclaviere
par le canal thorachique.

C'est sans doute sur des raisons à peu près
pareilles que l'Ecole de Salerne dit qu'il ne
faut point dormir après le diner.

——— *Somnum fuge meridianum ;*

ce qui est pourtant contraire à l'ufage de
l'Italie, & des pays chauds, où tout le monde fait la méridienne; ufage que S. Benoît,
qui a établi fa regle en Italie, a fuivi, &
que fuivent encore ceux même de fes enfans
qui vivent dans les climats temperés, tels
que les nôtre. C'est auffi fans doute ce qui
a donné occafion à faire ce vers,

Poft cœnam ftabis, aut paffus mille meabis ;

qui fait dire à M. Lemery qu'il n'est pas
fain de dormir immédiatement après avoir
mangé. Car, ajoute-t'il [on devroit, ce me
femble, tirer de fa preuve une conféquence
toute oppofée à fon principe] quoique dans
la plupart des gens la coction des alimens
fe faffe mieux pendant le fommeil qu'en
veillant, il est cependant convenable de s'entretenir quelque temps après le repas fur
des matieres agréables; & quelques-uns même confeillent de faire quelques tours de

promenade , afin de rappeller par ce moyen
la chaleur naturelle , & de la mettre en action. J'ai pourtant lieu de douter que M. Lémery ait pris le vrai fens du vers qu'il cite;
il veut dire , fi je m'en rapporte a un autre
proverbe Latin *poft prandium fta.*, *poft cænam
ambula*, que le moins que l'on puiffe faire
après fouper eft de fe promener , au lieu
qu'il fuffit après le diner de fe tenir quelque
temps de bout. Sur quoi je remarquerai
qu'au cas que ces attentions fuffent néceffaires, comme elles peuvent l'être à certains fujets, je ferois d'avis non qu'on fe tînt
debout , mais qu'on marchât ; parce qu'il
n'y a point de fituation où le corps fatigue
plus que quand il eft debout dans l'inaction.
Or cette fatigue peut être nuifible à la digeftion.

Les raifons des partifans de la veille après
les repas font fufceptibles de difficultés. Il
eft faux d'abord que la nutrition fe faffe
mieux dans le temps de la veille. Cette opération de la nature fe fait bien mieux pendant le repos du fommeil, parce que le fang
coule plus lentement, & plus également, &
que les fibres relâchées ne s'oppofent pas
comme dans la veille à l'application des
parties nourricieres du fang. Une obferva-
tion finguliere prouve clairement cette vérité. On eft plus grand le matin quand on
fe leve qu'à la fin de la journée. Ce qui ne
vient que des fucs qui fe font gliffés , & attachés, pendant la nuit dans les cartilages qui
fe trouvent dans les articulations. J'ajoute
qu'il eft au moins douteux que la forma-

tion du chyle, & sa distribution, se faissent moins aisément pendant le sommeil. Car, suivant les loix de l'œconomie animale, les esprits qui se seroient repandus uniformément, & proportionnellement, dans tous les nerfs, n'étant point employés à l'exercice des fonctions animales, doivent se distribuer en plus grande quantité vers les nerfs destinés aux autres fonctions, surtout si quelque cause les détermine ; or il est certain, comme M. Chirac l'a fort bien observé, & prouvé, dans sa these sur la passion iliaque, que le mouvement peristaltique des intestins est plus fort quand ils contiennent des alimens que quand ils sont vuides, parce que les poids des alimens y cause une espece d'irritation qui y fait aborder les esprits en plus grande quantité ; & il est également certain que c'est principalement du mouvement peristaltique que depend la formation, & la distribution, du chyle. A quoi j'ajoute que pendant le sommeil en est ordinairement couché ; or dans cette situation les intestins se pressent moins les uns les autres que dans toutes autres situations ; ce qui doit faciliter ces deux fonctions. Or, si la formation, & la secretion, du chyle dependent principalement du mouvement peristaltique, toutes les raisons tirées de l'épaisseur de l'air, de la lenteur de la respiration, du petit influx des esprits dans les nerfs, ne feront point d'une grande considération. Ainsi la question ne peut être décidée en faveur de la veille que par ceux qui regardent la trituration comme l'unique, ou au moins la

principale cause de la digeftion ; mais tant
d'obfervations prouvent qu'il y a dans l'eftomac un véritable diffolvant, qu'il faut être
volontairement aveugle pour ne pas le voir.

L'ufage des alimens demande encore quelques attentions qui méritent d'être remar-
quées. Il ne faut point, prémierement donner
dans une trop grande variété de mets dans
un même repas ; car, outre qu'elle nous fait
toujours manger au-delà du néceffaire, il
arrive fouvent que ces différens alimens in-
terrompent réciproquement leur coction. Il
faut 2°. être fobre fur les affaifonnemens,
parce que, quand il y en a trop, ils excitent
un faux appétit qui engage à manger au-
dela de la fuffifance. 3°. Il faut éviter tout
ce qui peut interrompre la digeftion des alimens ; comme, par exemple, une chaleur
immoderée, & un exercice trop violent,
qui font diffiper beaucoup d'efprits. 4°. Il
ne faut point prendre fon repas immédiatement après un exercice violent. Le fang
eft dans un trop grand mouvement, & les
fibres trop tendues, pour que la digeftion,
qui eft un mouvement infenfible, fe faffe
heureufement. 5°. Il faut éviter de fe mettre à table à la fortie d'un travail d'efprit
qui aura demandé de la contention ; rien
n'eft plus propre à caufer des indigeftions.
Il femble qu'alors tous les efprits foient con-
centrés dans la tête, & ne fe diftribuent
point dans les parties. Il faut dont leur donner le temps de reprendre leur cours ordinaire. 6°. Il faut auffi éviter pendant la digeftion toutes applications d'efprit trop fe-

rieufes ; en un mot tout ce qui eft capable
de caufer chez nous des diftractions trop
violentes des efprits animaux, & d'empêcher la chaleur naturelle de continuer l'ouvrage qu'elle a commencé. Le deffaut d'attention fur les deux derniers articles eft extrêmement préjudiciable aux gens de cabinet. 7°. Il ne faut point prendre une trop
grande quantité de boiffon, parce qu'elle
fait flotter les alimens dans l'eftomac, &
peut être la caufe du vomiffement. 8°. Il
faut bien mâcher les alimens. Cette prémiere opération eft utile fous deux points de
vue. Il eft plus aifé d'extraire exactement
le fuc d'une pulpe bien fine que de morceaux plus groffiers ; & par conféquent l'ex-
traction du chyle fe fait plus parfaitement ;
& d'ailleurs les alimens fe trouvent plus parfaitement pénétrés du fuc falivaire, qui eft un
des principaux agens de la digeftion.

Avant que d'être propres à retablir les parties folides, & fluides, de notre corps, les alimens ont befoin de différentes préparations,
& de fubir différens changemens. Il faut
d'abord qu'ils foient coupés, divifés, &
broyés, par les dents. Pendant cette opération les glandes falivaires, qui font en très-
grand nombre, & dont les canaux excré-
toires vont fe defcharger dans la bouche,
fourniffent une liqueur qui fert à humecter les alimens, & à les reduire en une efpece de pâte. Quand ils font dans cet état
ils defcendent par l'œfophage dans l'eftomac, où, par une fermentation qui s'excite
dans la pâte, ils prennent une nouvelle for-

me, & se changent en une liqueur cendrée qu'on nomme chyle. Cette fermentation est la cause du gonflement qui arrive aux alimens quelques temps après les repas ; gonflement qui est assez considérable pour devenir incommode lorsqu'on n'a pas mis les bornes convenables à l'usage des alimens.

Plusieurs causes concourent à changer les alimens en chyle.

Premierement la liqueur salivaire qui suinte continuellement des glandes de l'estomac. La nature particuliere de cette liqueur a donné lieu à de grandes disputes parmi les Médecins. Les uns prétendent qu'elle est acide, & même que son acide est assez puissant, puisqu'il doit être tel pour pouvoir dissoudre la plupart des alimens que nous prenons. D'autres croient que ce suc ne contient pas seulement des parties acides, mais encore des parties salées, des parties alkalines, des parties sulphureuses, &c. par le secours desquelles il est propre à atténuer les différentes parties des alimens, & à leur servir de menstrue, de sorte qu'ils n'ont pas fait difficulté de l'appeller le dissolvant universel, ou l'alkaest tant vanté par Van-Helmont.

Il n'est pas nécessaire, suivant M. Lémery, d'attribuer une si grande acidité au suc salivaire de l'estomac pour expliquer la digestion. En effet ce suc agiroit également sur les parois de l'estomac comme sur les alimens, & causeroit à cette partie des picottemens, & des inflammations, considérables. Il ne faut pas croire non plus que la diffolution des alimens dans le ventricule fe faffe de la même maniere que celle des métaux par les eaux fortes. La nature agit par des voies plus douces, & plus convenables à notre conftitution, comme nous le ferons voir dans la fuite. A la vérité il fe peut bien faire que dans la faim exceffive, & dans un état de maladie, le fuc falivaire de l'eftomac foit exceffivement acide, & tel qu'on nous le repréfente; mais cela n'arrive point dans l'état naturel, qui eft celui dont il s'agit.

Ces raifonnemens ne paroîtront point démonftratifs, fi l'on fait attention qu'il y a fur la membrane interne de l'eftomac un enduit capable de réfifter à l'action des diffolvans les plus forts. En effet celui qui eft dans l'eftomac de l'autruche tache le fer comme l'eau forte, fuivant l'expérience de Valliffnieri. De plus on a vu des hommes digérer des tefts de pots. Qu'importe que leur état ait été maladif, il n'en eft pas moins vrai que, quoique le diffolvant ait eu befoin d'une grande énergie, il n'en a pas plus agi fur les parois de l'eftomac.

M. Lémery pourfuit; pour ce qui eft de la feconde opinion, je crois qu'il eft affez inutile de recourir à cette multiplicité de particules acides, falées, alkalines, & fulphureufes, pour concevoir comment fe fait la digeftion. La liqueur falivaire agit principalement par fes parties aqueufes, qui délayent les alimens contenus dans l'eftomac, & qui par ce moyen mettent leurs propres fels en action. Quelques fels acides que cette

liqueur contient peuvent auſſi contribuer à
la fermentation des alimens, de même qu'un
peu de levain mêlé avec la pâte contribue
à la faire fermenter. C'eſt encore par la même raiſon que les reſtes du dernier repas qui
ſe ſont arrêtés dans les rides de la membrane
intérieure de l'eſtomac, & qui s'y ſont ai-
gris, ſe mêlant avec les nouveaux alimens,
peuvent ſervir à leur digeſtion.

La ſeconde cauſe qui concourt à la coction des alimens dans l'eſtomac eſt la chaleur qui vient non-ſeulement des viſceres
du bas-ventre, mais encore des excremens
contenus dans les inteſtins. Cette chaleur
douce, & tempérée, exalte, & degage, in-
ſenſiblement les parties les plus volatiles des
alimens, & produit ſur eux à peu près les
mêmes effets que celle du fumier ſur pluſieurs ſortes de matieres que les Chimiſtes
ont coutume d'y mettre en digeſtion.

Enfin les muſcles du diaphragme, & de
l'abdomen, par leur compreſſions réitérées
font ſuinter des glandes de l'eſtomac une
plus grande quantité de liqueur, & diviſent,
& atténuent, de plus en plus les parties des
alimens. On a vu ci-deſſus que ce n'eſt pas
là le ſeul ſervice que ces muſcles rendent à
la digeſtion.

Il y a de nouveaux Médecins, continue
l'Auteur, qui font auſſi entrer l'air dans les
cauſes de la digeſtion. Ils prétendent que ce
fluide renfermé dans les pores des alimens
ſe dilate par la chaleur de l'eſtomac, rompt
les petites priſons qui le retiennent, & en
ſépare les parties les unes des autres. Si ce

ſentiment

fentiment n'eſt vrai, il eſt très vraiſemblable, & il ne l'eſt pas moins que c'eſt la cauſe du gonflement qui arrive aux alimens pendant que la digeſtion ſe fait.

Quand le chyle a été ſuffiſamment cuit, & perfectionné, dans l'eſtomac, il deſcend dans l'inteſtin duodenum, où il acquèrt un nouveau degré de perfection par la rencontre qu'il fait du ſuc pancréatique, & de la bile. Il faut pourtant remarquer que le melange de ces liqueurs n'eſt pas abſolument néceſſaire à la formation, & à la ſecretion, du chyle, puiſqu'il en paſſe beaucoup par les veines lactées qui ſont entre le pylore, & la partie du duodenum où le ſuc pancréatique, & la bile, ſe déchargent ; ce qui pourroit faire préſumer que le melange de ces deux ſucs n'eſt néceſſaire que pour la ſecretion de la partie la moins déliée du chyle. Ces liqueurs continue M. Lemery, ſe mêlant avec lui ſervent à le rendre plus coulant, à l'atténuer de nouveau, & à précipiter ſes parties groſſieres ; après quoi il s'inſinue facilement dans les veines lactées, qui le portent juſques dans le réſervoir de Pecquet. Là il eſt encore délayé par la lymphe qui y abonde en aſſez grande quantité. Enfin il entre dans le canal thorachique, & ſe rend dans la veine ſouſclaviere, d'où il eſt conduit dans le ventricule droit du cœur par la veine cave aſcendante.

Le chyle, après avoir été confondu avec le ſang, reçoit encore une nouvelle atténuation par les parties volatiles, & exaltées, de cette liqueur ; par les particules ſalines

Tome I.   *d*

& nitreufes de l'air, qui s'y mêlent continuellement; enfin par les battemens réité-
rés du cœur, & des arteres. Cependant il ne
faut pas croire que le chyle fe convertiffe
fi vite en fang. Il eft même néceffaire qu'il
retienne encore quelque temps fa confiftence
chyleufe, par laquelle il eft propre à nourrir, & retablir, les parties folides. Car je crois
qu'auffi-tôt qu'il eft devenu fang, il n'eft
plus deftiné pour cet office. C'eft ce que je
vais tacher de faire voir.

On peut diftinguer par l'analyfe méchanique deux fortes de parties dans la liqueur
qui coule dans les arteres, & les veines. Les
unes font très-rouges, & très-fubtiles, confiftent particulierement en des fels volatils,
& des fouffres très-déliés. Elles teignent en
rouge le refte de la liqueur, & on peut les
regarder comme un chyle qui par une longue fuite de fermentation à enfin acquis le
degré d'atténuation néceffaire pour être un
véritable fang. En effet la couleur rouge
des parties du fang nous fait connoître en
quelque forte leur degré d'atténuation, car
on remarque en Chimie que la plupart des
matieres fulphureufes fort exaltées ont cette
couleur; &, pour me fervir ici d'une expérience qui vient affez bien au fujet, quand
on mêle, & qu'on fait bouillir enfemble,
une partie de chyle, ou de lait, & deux
parties d'huile de tartre faite par deffail-
lance, la liqueur de blanche qu'elle étoit
devient rouge, parce que fes parties huileufes ont été fortement atténuées par le
fel de tartre, qui eft un fel alkali, & dont

le propre eſt de raréfier la ſouffres.

L'autre portion de la liqueur qu'on trouve dans les arteres, & les veines, n'eſt rouge que ſuperficiellement ; car elle perd cette
couleur à meſure qu'on la lave. Cette portion ſe condenſe aiſément à cauſe de ſes
parties viſqueuſes, & groſſieres. Elle a une
conſiſtence de gelée, & elle ne differe du
chyle qu'en ce qu'ayant circulé quelque
temps avec la liqueur ſanguine, elle eſt un
peu plus élaborée que lui. Cependant il y
a plus de raiſon de l'appeller chyle que ſang,
puiſqu'elle conſerve encore ſa conſiſtence
chyleuſe, & ſa couleur blanchâtre ; & qu'elle n'a pas encore acquis le véritable caractere du ſang, qui conſiſte dans une très-forte
atténuation de parties, qui produit ordinairement la couleur rouge, comme il a déja
été remarqué.

M. Lémery ne parle qu'en tatonnant de
cette portion de la liqueur ſanguine. Il n'eſt
pas étonnant qu'elle ait la conſiſtence de
gelée : ce n'eſt rien autre choſe, c'eſt la partie nourriciere que fourniſſent les chairs des
animaux, qui ſont d'autant plus nourriſſantes qu'elles en contiennent davantage, comme le prouvent les obſervations de M. Geoffroy rapportées dans les Mémoires de l'Académie Royale des Sciences ; & qui ſe trouve
en plus grande quantité dans les jeunes animaux que dans ceux qui ſont plus avancés
en âge. C'eſt cette gelée qui, quand elle
ſurabonde, forme la coeſne qui couvre le
ſang, comme on la voit dans celui qu'on
tire aux pleurétiques. C'eſt cette gelée qui

forme la partie fibreuse du sang qui nage
dans les saignées du pied ; & dont la trop
grande quantité ne peut manquer de rallen-
tir sa circulation. Il n'est donc point étonnant qu'elle ne soit point rouge. Quand elle
le paroît plus ou moins, c'est qu'elle a fixé
entre les mailles du réseau qu'elle forme en se
coagulant une plus ou moins grande quantité de partie rouge du sang, qui n'a pas
eu le temps de se précipiter au fond de la
palette. Il est fort incertain que cette gê-
lée devienne jamais la partie rouge du sang,
qui paroît tenir entierement de la nature
sulphureuse. Je ne doute pas même que la
sérosité onctueuse dont va parler M. Lémery, ne soit cette même gelée dissoute dans
un vehicule suffisant. Reprenons son discours.

Outre les parties que nous venons de rapporter, on peut encore considérer dans la
liqueur arterielle, & veineuse, deux sortes
de sérosités ; l'une qui est purement aqueu-
se, & qui entretient la fluidité dans toute
la masse ; l'autre qui est onctueuse, & bal-
samique, & qui, étant mise sur le feu, se
congele aisément. On pourroit appeller cette derniere sérosité la portion du chyle la plus
subtile, & la plus élaborée.

On voit par cette analyse méchanique
que le sang proprement dit, étant composé
de parties ténues, & fort agitées, n'est gueres propre à se condenser dans les vesicules
des fibres des parties pour les nourrir. Les
parties du chyle au contraire, étant visqueuses, & gluantes, peuvent aisément s'accro-

cher à ces mêmes veſicules, & y perdre
leur mouvement. De plus on remarque que
toutes les parties ſolides de nôtre corps ont
naturellement une couleur blanchâtre ; que
les ſucs qu'on en exprime ont beaucoup de
reſſemblance par leur conſiſtence, & leur
couleur, avec le chyle, & qu'aucune de
ces parties n'eſt rouge que ſuperficiellement.
Car, par exemple, en lavant bien le foie
dans de l'eau chaude, il quitte ſa couleur
rouge, & devient blanchâtre ; ce qui donne
encore quelque prévention pour croire que
le ſang proprement dit ne nourrit aucune
partie. Enfin on obſerve que la plupart des
perſonnes maigres ſont fort ſanguines, &
que les perſonnes graſſes abondent moins en
ſang. La raiſon en peut être que dans les
premieres, où la chaleur eſt beaucoup plus
vive, la chyle ſe tourne très-vîte en ſang, à
cauſe de la fermentation conſidérable qu'il
y ſubit, & qui le rend bien-tôt incapable
de nourrir les parties ſolides. Dans les dernieres au contraire, où la chaleur eſt beaucoup moindre, le chyle ne fermente que
modérément, & conſervant davantage, &
plus longtemps, ſa conſiſtence chyleuſe, &
propre à nourrir, il ſe ſépare plus abondamment du reſte de la liqueur avec laquelle il circuloit, pour s'attacher dans tous les
eſpaces vuides des parties ſolides. Il n'eſt
donc pas étonnant que dans les perſonnes
maigres, où la plus grande partie du chyle
ſe convertit en ſang, le volume du ſang
ſoit plus grand que dans les perſonnes graſſes, où preſque tout le chyle paſſe dans la

substance des parties, & ne semble traver-
ser la masse sanguine que pour s'aller lo-
ger au plutôt dans les vuides des parties solides.

Au reste, pour comprendre parfaitement
de quelle maniere se fait la nourriture par
les parties chyleuses, il faut sçavoir que
le chyle, suivant ses degrés différens d'atténuation, passe plus ou moins facilement
par les pores des différentes parties du corps;
de sorte qu'en un certain état il est propre à nourrir des chairs, dans un autre des
tendons, dans un autre des cartilages, dans
un autre des os, & ainsi du reste.

On m'objectera peut-être que je ne donne
aucun usage au sang, puisque le chyle contribue tout seul à la nourriture des parties
solides.

Je répons que les parties du sang ont
plusieurs usages. Premierement elles digérent, & elles perfectionnent d'abord, les
parties chyleuses, comme il a déja été remarqué; en second lieu elles leur servent
de vehicule; elles les poussent, & les in-
troduisent dans tous les petits vuides des
parties solides; en troisiéme lieu par la rapidité de leur mouvement elles entretiennent
la chaleur naturelle; enfin elles concourent
avec les particules aëriennes à la génération
des esprits animaux.

Si l'on appliquoit au sang proprement
dit, c'est-à-dire à sa partie rouge ce que
M. Lémery dit ici du sang en général, il
seroit plus que sujet à contestation. Il faut
même observer que cette application ne se-

roit pas tout-à-fait injufte, puifque l'Auteur y parle de la rapidité de fon mouvement, ce qui ne peut convenir exactement
qu'à la partie rouge, qui, compofée de glo-
bules, a réellement un mouvement fort rapide, qu'elle communique à toute la maffe.
C'eft d'elle qu'on peut dire qu'elle perfec-
tionne les parties du chyle par la communication de fon mouvement qui leur donne le degré de divifion néceffaire pour devenir nourricieres. Elle leur fert de vehicule en ce fens qu'elle leur communique
ce même mouvement dans le degré néceffaire pour opérer leur divifion; car c'eft la
férofité du fang qui leur donne un vehicule
proprement dit. C'eft auffi le choc de la
partie rouge qui pouffe, & introduit, la
partie gelatineufe du chyle dans les intef-
ftices de parties folides. C'eft encore elle qui
entretient la chaleur naturelle par la rapidité de fon mouvement, s'il eft vrai que
ce foit de cette rapidité que depend cette
chaleur, queftion trop étendue pour pouvoir être difcutée ici, & qui l'eft fort au
long dans les Effais de Médecine de la So-
ciété d'Edimbourg. Enfin c'eft elle qui concourt avec les particules aëriennes, ou plutôt étherées, à la formation des efprits animaux, par la divifion qu'elle donne à la liqueur dont ils font formés. Car il eft certain que la partie rouge du fang n'entre
point dans leur compofition, puifque la fubftance medullaire du cerveau eft parfaitement blanche, & que la liqueur qui fort des
nerfs coupés eft abfolument tranfparente.

J'ai cru devoir faire cette remarque sur la doctrine de M. Lemery, afin d'empêcher les Lecteurs de tomber dans une erreur de fait, & d'adopter une théorie fausse, qui cependant, à le dire de bonne foi, n'est pas d'une grande conséquence dans l'application qu'on en pourroit faire.

TRAITÉ

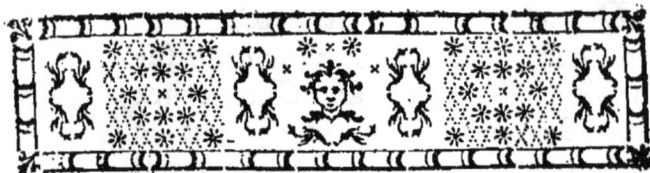

TRAITÉ
DES
ALIMENS,
PREMIERE PARTIE.

DES BOISSONS.

Comme le fang & les liqueurs de notre corps font dans une agitation continuelle, il s'en diffipe auffi continuellement des parties aqueufes, & phlegmatiques, foit par la voie de la refpiration, foit par celle des urines, ou par quelqu'autre que ce puiffe être. Il eft donc néceffaire de réparer cette perte par la boiffon ; car, fans ce fecours, les principes les plus volatils, & les plus exaltés, des humeurs n'étant plus fuffifamment étendus, & feparés les uns des autres par des particules aqueufes, & ayant par

Tome I.   A

conféquent trop de force , & d'activité , cauferoient dans les humeurs
une raréfaction exceffive , & com-
muniqueroient aux parties folides
une chaleur infupportable.

Pour prévenir ces inconvéniens fâcheux , qui détruiroient en peu de
temps l'économie, & l'arrangement,
des parties folides & fluides de notre
corps, la Nature, fage & prévoyante
en tout ce qu'elle fait , nous avertit
de temps à autre du befoin indifpen-
fable que nous avons de boire par
un fentiment vif qu'elle excite chez
nous , & qui fait naître la foif, ou
le defir de la boiffon. Voici de quelle maniere je conçois que fe produit
ce fentiment.

Tout le monde fçait que la membrane interieure de l'œfophage,& de
l'eftomac,eft d'un fentiment très-dé-
licat , & qu'elle eft parfemée d'une
infinité de petites glandes qui reçoivent immédiatement du fang une liqueur falivaire qu'elles laiffent paffer par leurs pores. Cette liqueur a
beaucoup d'ufages , mais un des principaux , à mon avis , eft d'humecter

*Ce qui cau-
fe la foif.*

la tunique dont nous venons de parler. Ceci poſé, quand il y a bien du temps que l'on n'a bu, la maſſe du ſang eſt non ſeulement fort dénuée de parties aqueuſes, mais elle eſt encore devenue plus âcre par rapport à cette perte; ainſi elle n'eſt plus en état de fournir aux glandes de la membrane interieure de l'œſophage, & de l'eſtomac, une auſſi grande quantité de liqueur ſalivale qu'auparavant; & le peu qu'elle leur en fournit n'étant pas autant chargé qu'il le devoit être de particules phlegmatiques, a auſſi plus d'âcreté qu'à l'ordinaire; d'où il s'enſuit que cette membrane doit ſe deſſécher, & être picotée rudement; ce qui cauſe dans cette partie une chaleur conſidérable qui ne s'éteint que par la boiſſon.

La ſoif s'augmente beaucoup dans les grandes évacuations, dans la fiévre, & dans les exercices violens, parce que le corps fait pour lors une perte exceſſive de parties aqueuſes. Les alimens ſalés, & épicés, & ceux qui ſont trop ſecs, produiſent encore le même effet , parce qu'ils picotent fortement la membrane intérieure de l'œsophage , & de l'eſtomac , & qu'en abſorbant ſes humidités , ils la deſſéchent.

Quelles font les perſonnes plus ou moins ſujettes à être alterées. La ſoif eſt plus ou moins fréquente dans chaque perſonne , ſuivant les différens temperamens : par exemple, les bilieux, dont les liqueurs ſont fort âcres , & fort agitées , ont plus ſouvent beſoin que d'autres d'une boiſſon humeſtante , & rafraîchiſſante, qui calme le mouvement rapide de leurs humeurs. Les perſonnes au contraire d'un tempérament phlegmatique ſe paſſent plus long-temps de boiſſon , parce que leurs humeurs ſont naturellement aſſez délayées. C'eſt auſſi pour cette raiſon que les hommes , qui ſont d'un tempérament plus chaud que les femmes , reſſentent plus ſouvent qu'elles les ardeurs de la ſoif.

Le mot de Boiſſon, pris dans un certain ſens , pourroit convenir à toute ſorte d'alimens liquides , tels que ſont les bouillons , les œufs à la coque, le lait , les bouillies , & plus

sieurs autres alimens dont nous parlerons ci-après. C'est en ce sens qu'Hippocrate dans l'aphorisme onziéme de
la seconde section dit _facilius esse_
refici potu quam cibo ; c'est-à-dire
qu'on se rétablit plus aisément par
des alimens liquides que par des solides. Cet Auteur par cet aphorisme
prescrit aux convalescens les alimens
dont ils doivent se servir ; & il a en
cela beaucoup de raison ; car, outre
que les alimens liquides sont les plus
faciles à digérer, & les plus convena-
nables pour leur estomac qui a été
affoibli par la maladie, ils se distri-
buent encore le plus aisément dans
toutes les parties qui ont besoin de
réparation.

L'Ecole de Salerne prend le mot de
boisson dans la même signification
qu'Hippocrate, quand elle dit :

Ut vites pœnam de potibus incipe cœnam.

Par ce vers elle veut faire entendre
qu'on doit toujours commencer le
repas par les alimens liquides, comme étant ceux qui se digerent le plus
facilement, & qui, restant le moins

dans l'eftomac, donnent un libre paffage aux alimens plus folides qui
viennent enfuite. C'eft apparemment
d'où eft venu la coutume de commencer le repas par la foupe. Pour nous,
nous ne prenons point ici le mot de
boiffon dans la fignification qui vient
d'être marquée ; mais nous la regardons feulement comme un corps fluide, & liquide, dont nous nous fervons
principalement pour nous défalterer,
pour aider à la digeftion, & à la diftri-
bution, des alimens folides ; & enfin
pour réparer la perte qui fe fait à chaque inftant des parties humides &
aqueufes de nos humeurs.

Différences des Boiffons. Il y a deux fortes de Boiffons qui
font en ufage parmi nous : l'une qui
eft fimple, purement aqueufe, & que
la Nature nous fournit liberalement :
l'autre qui eft factice, & compofée.
La premiere eft affurément la plus
faine, & la plus convenable à notre
conftitution, puifqu'elle remplit plei-
nement en qualité de boiffon tous nos
befoins. On peut même dire que c'eft
la véritable boiffon. En effet toutes
les autres ne font falutaires qu'au-

tant que l'eau ſe trouve mêlée avec elles en une quantité ſuffiſante. A la vérité cette eau ne nourrit point ; mais elle concourt néceſſairement à la nourriture, & elle produit pluſieurs avantages conſidérables, comme nous le dirons dans ſon lieu.

La ſeconde eſpece de boiſſon, qui eſt la factice, eſt compoſée de différentes ſortes de parties propres à nourrir, & à produire pluſieurs autres effets. Il y en a de beaucoup d'eſpeces, comme le Vin, la Bierre, le Cidre, &c. Ce n'a certainement point été en vue de la ſanté que toutes ces boiſſons ont été inventées en premier lieu, mais pour ſatisfaire à la délicateſſe du goût, qui commençoit à ſe laſſer d'une liqueur qui lui paroiſſoit inſipide ; & l'on s'eſt par conſéquent bien moins attaché à rendre ces boiſſons ſalutaires qu'à faire en ſorte qu'elles fuſſent agréables. Ce n'eſt pourtant pas que je veuille en condamner abſolument l'uſage ; elles ne laiſſent pas d'avoir leurs utilités, pourvu qu'on n'en abuſe point. Par exemple, les liqueurs qui ont

fermenté, raniment le fang, & les efprits, & produifent plufieurs autres
avantages que nous expliquerons
dans la fuite en parlant de chacune
de ces boiffons. Mais on pourroit dire ici que toutes les boiffons facti-
ces n'ont pas toujours le véritable
caractere d'une bonne boiffon, qui
eft de défalterer, de rafraîchir, &
d'humeçter; puifque bien fouvent elles excitent elles-mêmes la foif, &
qu'elles échauffent beaucoup. Telles
font les liqueurs ardentes, & fpiritueufes, dont on voit tous les jours
des effets fi pernicieux par l'ufage immoderé qu'on en fait.

Pline, en faifant réflexion fur le
nombre prefqu'infini des différentes
boiffons qui ont été inventées, ne
peut s'empêcher de fe récrier fur le
ridicule des hommes qui fe donnent
bien de la peine à préparer toutes ces
boiffons, tandis que la Nature leur
en fournit une qui eft de toutes la plus
falutaire, & qui fuffit pour les animaux du monde les plus forts, & les
plus vigoureux.

Nous ne nous embarafferons point

dans un détail exact de toutes ces boiffons ; mais nous parlerons principalement dans la fuite de ce Traité de celles qui font le plus en ufage parmi nous.

CHAPITRE I.

De l'Eau.

L'EAU différe beaucoup, fuivant les lieux différens où elle a paffé, & où elle a été différemment alterée. On peut dire en général que l'Eau la plus convenable pour la fanté eft celle qui eft legere, claire, pure, qui n'a ni couleur, ni odeur, ni faveur ; qui s'échauffe, & fe rafraîchit très-vite, & dans laquelle les herbes, & les légumes, fe cuifent facilement, & promptement. Quelques - uns ajoutent encore que la marque d'une bonne Eau eft de diffoudre parfaitement le favon. L'Eau qui a toutes ces bonnes qualités fe diftribue, & circule, fans charger les vifceres.

Différences.

Choix.

L'Eau rafraîchit, & humecte beaucoup. Elle aide à la digeftion, étant

Bons effets.

A v

prife en une quantité médiocre ; elle emporte, & lave, les matieres impures, & groffieres, qui étoient attachées aux parties folides ; elle fert de véhicule aux alimens folides; elle fe charge des fels groffiers, & tartareux, qu'elle trouve à fon paffage; & elle fort avec eux ou par les urines , ou par les fueurs , ou par d'autres voies. Enfin l'Eau produit chez nous des effets fi falutaires qu'il nous eft abfolument impoffible de nous en paffer.

Mauvais effets.

L'Eau peut produire de mauvais effets, ou par fa quantité exceffive , ou par fa qualité. En effet l'eau prife en trop grande quantité accable , & debilite, les vifceres, principalement fi c'eft à jeun ; parce qu'elle agit pour lors immédiatement fur les parties folides. De plus elle peut caufer par le même moyen l'hydropifie , & beaucoup d'autres incommodités. La qualité de l'Eau eft auffi bien fouvent pernicieufe : car, fi elle eft trop froide , elle pourra congeler les liqueurs du corps, & arrêter leur cours. Enfin fuivant les différentes altérations qu'elle aura fubies dans les terres où elle aura paffé, & fuivant les principes différens dont elle fe fera chargée dans ces mêmes terres, elle pourra altérer différemment les humeurs, & caufer plufieurs fortes de maladies, comme nous le voyons arriver affez fouvent. Nous en parlerons plus amplement dans la fuite.

L'Eau eft un principe paffif parmi la plupart des Chimiftes. Celle que nous buvons, n'eft pas fi pure, qu'elle ne contienne encore quelqu'autre principe mêlé avec elle ; cependant moins elle en contient, & plus elle convient aux perfonnes qui jouiffent d'une bonne fanté, & qui ne prennent point l'Eau comme un remede : car pour ceux qui font indifpofés, il y a différentes fortes d'Eaux minérales, qui produifent de merveilleux effets dans plufieurs maladies, par rapport aux minéraux qu'elles ont diffouts dans les terres où elles ont été filtrées.

L'Eau convient en tout temps, à toute forte d'âge & de tempérament : cependant en plus grande quantité aux bilieux, & aux mélancholiques,

L'Eau eft un principe paf-fif.

Le tems, l'âg. , & le tem-pérament.

A vj

qu'aux phlegmatiques, & aux sanguins.

REMARQUES.

L'E a u eſt une liqueur dont nous faiſons
peu de cas, parce qu'elle eſt très-commune:
mais, ſi nous conſidérions les grands avantages qu'elle produit, nous l'eſtimerions beaucoup plus qu'une infinité d'autres choſes qui,
quoique plus rares, & plus précieuſes, ne lui
ſont point comparables pour l'utilité. En effet ſans l'Eau rien ne pourroit être élaboré
dans la nature; ſans elle il ne ſe feroit point
de fermentation, ou de combat entre les
principes d'un mixte; car tout le monde ſçait
que les ſels, qui ſont les principaux agens de
la fermentation, n'agiſſent contre les autres
principes que quand ils ont été délayés par
une ſuffiſante quantité de liqueur phlegmatique. Sans elle les parties volatiles d'un
mixte n'étant point aſſez temperées, ni retenues, s'échaperoient preſque toutes; d'où
s'enſuivroit la deſtruction totale de ce même mixte en peu de temps: ſans elle enfin
les animaux mourroient de ſoif, les ſoufres
prendroient feu, & toute la Nature ſeroit
conſumée par l'ardeur du ſoleil. C'eſt pourquoi l'Auteur de la nature, prévoyant le beſoin continuel, & indiſpenſable, que nous
avons de cette précieuſe liqueur, n'en a
laiſſé manquer aucun lieu habitable de la
terre.

L'Eau, étant raréfiée par la chaleur du ſoleil, s'éleve juſqu'à la moyenne region de

l'air, où elle eft foutenue quelque temps en
nuées par les vents ; enfuite elle diftille en
pluie fur la terre, d'où elle coule dans les
rivieres, dans les lacs, & dans quantité d'autres lieux ; & elle fournit toujours de cette
maniere aux fontaines, & aux rivieres, une
certaine quantité d'eau.

Quoique nous difions que la pluie fournit
de l'eau aux rivieres, & à plufieurs autres
lieux, ce n'eft pas à dire pour cela que par
tout où il ne pleut gueres il ne fe rencontre point d'eau : car dans l'Egypte, où il ne
pleut que fort rarement, on n'en manque
point. Le Nil par fa vafte étendue, & par
fon débordement, arrofe tout le pays, & l'entretient de cette liqueur. A la vérité le Nil
reçoit fes eaux de plufieurs autres rivieres
qui n'ont, fuivant les apparences, reçu en
premier lieu une bonne partie de leurs eaux
que de la pluie.

La Nature eft admirable par les différens
moyens dont elle fe fert pour fournir de
l'eau en beaucoup d'endroits. Des Hifto-
riens très-dignes de foi, rapportent qu'en
plufieurs lieux il fe trouve des arbres d'une
grande & vafte étendue, qui donnent de
l'eau claire, & limpide. Cette eau diftille
continuellement de ces arbres, & arrofe
tout le voifinage du lieu. On prétend même
que ces arbres en font inépuifables, parce
que, fi l'on en tire vingt ou trente cruches
d'eau, il y en revient aufli-tôt une aufli
grande quantité que celle qui en étoit fortie auparavant. On rapporte encore que l'eau
d'un feul arbre avoit été capable de défalterer quatre cent cavaliers.

On dit qu'au milieu d'une Isle de la mer Atlantique il se trouve un arbre qui fournit de l'Eau libéralement à tous les Insulaires ; & l'arbre, ajoute-t-on, la reçoit en premier lieu d'une nue qui est continuellement dessus, & qui en humecte tellement les branches qu'il en distille assez de liqueur pour désaltérer tous les habitans du lieu.

L'Eau de pluie, & principalement celle que l'on amasse dans le printemps, & dans l'été vers le midi, est préferée par beaucoup de gens, parce que, disent-ils avec Hippocrate, & Galien, elle est plus pure, plus cuite, & plus perfectionnée par la chaleur du soleil, que d'autre Eau. A la vérité l'Eau de pluie peut avoir des parties un peu plus ténues que les autres. Elle est aussi chargée de quelques sels acides de l'air, qui la rendent plus pénétrante, & plus active, que l'Eau commune : c'est pourquoi les Chimistes la préferent à l'Eau commune en qualité de dissolvant. Mais comme très-souvent l'Eau de pluie participe beaucoup des impuretés qui se rencontrent dans l'air, je ne crois pas que son usage soit par-tout salutaire ; au contraire, je suis persuadé que l'on ne s'en doit servir que dans les lieux où le ciel est ordinairement pur, & serein ; & même avant que d'en boire, on feroit toujours mieux de la distiller, pour la rendre encore plus legere, & plus débarrassée de quelques matieres impures, & grossieres, qui y pourroient être.

La Neige &
la Glace.　　La neige, qui, comme tout le monde sçait, n'est autre chose qu'une pluie conge-

lée, est cependant différente de la pluie. En
effet la pluie contient des parties molles,
pliantes, lubriques, & flexibles ; au lieu que
la neige, quoique fondue, conserve encore
des parties roides, & dures. Hippocrate en
condamne fort l'usage dans son Livre de
l'Air, des Eaux, & des Lieux, où il dit que
toutes les Eaux qui se font avec la neige
& la glace, sont pernicieuses, & qu'elles
ne reviennent point dans leur premier état.
Plusieurs Médecins les condamnent aussi, &
croyent que ces Eaux étant composées de
quelques parties roides, dures, & grossieres,
comme il a déja été marqué, choquent rudement les fibres des parties solides, empêchent la coction, blessent l'estomac, excitent des vents, & des crudités, provoquent la
toux, incommodent la poitrine, congelent
les liqueurs, accablent les esprits, & produisent plusieurs autres mauvais effets.

Pour moi je crois que l'usage de la glace
peut être quelquefois convenable dans de
certains pays, & à de certains tempéramens,
pourvu qu'on en use avec prudence, & modération : mais en général je condamnerai
en notre climat temperé cet usage comme pernicieux. En effet il y produit ordinairement beaucoup plus de mauvais effets
que de bons. D'ailleurs, s'il est vrai, comme dit Hippocrate dans l'Aphorisme 51 de la
seconde Section, qu'il est dangereux d'é-
chauffer, de refroidir, ou d'émouvoir, tout
d'un coup le corps, de quelque maniere que
ce puisse être, parce que tout ce qui est excessif est ennemi de la Nature ; comment

se hasarde-t-on, comme l'on fait, à boire à profusion dans les grandes chaleurs d'été de ces Eaux qui sont excessivement froides, & qui jettent tout d'un coup le corps dans un état si opposé à celui où il étoit auparavant ? Aussi en voyons-nous tous les jours naître des maladies qui sont souvent mortelles par leur extrême malignité. Cependant on ne s'en rebute point ; & la plupart des gens aiment mieux risquer leur vie, ou leur santé, que de se priver du plaisir de boire à la glace. Encore, si l'on se contentoit de boire modérement frais, les accidens fâcheux dont nous venons de parler ne seroient pas si fréquens. Mais, outre que l'on rend les liqueurs les plus froides que l'on peut en les faisant tremper longtemps dans la glace, on en jette encore dans ces mêmes liqueurs, afin qu'elles acquierent, s'il est possible, un degré plus considérable de froideur, & l'on avale ensemble la glace & la liqueur. Les Italiens, & les Espagnols, font aussi la même chose ; &, quoique la chaleur de leur pays, qui est beaucoup plus considérable que celle du nôtre, les autorise davantage à se servir de ces sortes de boissons ; cependant ils ne laissent pas de payer assez souvent ce plaisir par la perte de leur vie. Nous en avons un exemple dans Gonzague, Prince de Mantoue, qui suivant le rapport de Bruyerinus, *lib.* 16. *de re cib. c. 9.* mourut pour avoir bu à la glace.

Quelques Auteurs prétendent que l'usage de la glace est fort salutaire ; & Pisanelle, entr'autres, tâche d'en prouver la nécessité ;

arce qu'on rapporte qu'avant que l'usage
e la glace fût introduit chez les Siciliens,
omme ils vivent dans un air fort chaud, &
ue leurs eaux sont aussi fort chaudes, ils
étoient tous les ans exposés à des fiévres malignes très cruelles qui enlevoient beaucoup de monde ; & l'on assure que ces fiévres discontinuerent à un point, depuis l'u-
sage de la glace que l'on reconnut par
une observation exacte que dans la ville de
Messine il mouroit tous les ans mille personnes de moins qu'auparavant ; ce qui fut
cause dans la suite que ceux même de la
lie du peuple ne se mirent pas moins en
peine de faire chaque année leur provision
de glace, pour se préserver des maladies
ausquelles ils étoient auparavant sujets, que
de la faire de pain, & de vin.

On convient avec Pisanelle que l'usage
de la glace peut être salutaire dans les pays
chauds, d'autant que le sang, & en général
toutes les humeurs, y étant excessivement
agitées, & échauffées par l'ardeur du soleil,
elles ont besoin d'une liqueur qui puisse arrêter leur mouvement impétueux, & les
rendre d'une consistence un peu plus épaisse ; mais il ne s'ensuit pas de-là que l'usage
de la glace soi t également convénable partout ; au contraire, je suis persuadé qu'il
pourra causer dans notre climat les fiévres
malignes dont il préserve les Siciliens : la
raison en est que nos humeurs n'étant pas
dans un mouvement aussi rapide, & aussi
tumultueux, qu'elles le sont chez les Siciliens, elles donnent plus de prise à l'action

de la glace qui les peut congeler beaucoup plus aisément. De plus, comme nous vivons dans un air plus tempéré, nous n'avons besoin que d'alimens tempérés, qui entretiennent nos liqueurs dans une juste fluidité. Car, si elles devenoient ou trop grossieres, ou trop ténues, elles pourroient causer différentes maladies.

Eau de fontaine, & de puits. L'Eau de fontaine, & celle de puits, sont ordinairement claires, pures, & nettes : la raison en est qu'ayant été filtrées au travers des terres, elles se sont épurées, & débarrassées, des matieres grossieres qu'elles pouvoient contenir, & qui empêchoient leur limpidité. Ces Eaux ont différentes vertus, suivant les différentes altérations qu'elles ont subi dans les terres où elles ont passé. En effet les unes, qui sont celles dont nous nous servons ordinairement, ont toutes les qualités d'un Eau salutaire ; les autres passant entre des pierres, ou des matieres propres à en former, se chargent de certaines parties qui en rendent condensantes, capables d'exciter des coagulations, & des obstructions, de causer la pierre, le scorbut, des catarrhes, & plusieurs autres maladies pareilles.

Eau de fontaine qui petrifie les corps que l'on y jette. Personne n'ignore qu'il y a en plusieurs lieux des Eaux de fontaine qui, quoique fort claires, ne laissent pas de pétrifier les matieres que l'on a fait séjourner dedans, comme du bois, des fruits, & des parties d'animaux. Je crois que cela vient de ce que ces Eaux contiennent quelques sels qui se sont unis à des parties terrestres, & pier-

reufes qu'ils ont diffoutes en leur chemin ;
& ces deux corps bouchent, & rempliffent
exactement les pores de celui qu'on a fait
tremper dans l'eau , & le rendent dur , &
compact, comme une pierre, & quelquefois même comme un caillou. Ovide dans
le Livre quinziéme des Métamorphofes fait
parler ainfi Pithagore fur ce phénomene ,

Flumen habent Cicones quod potum faxea reddit vifcera.

Outre les Eaux de fontaine qui pétrifient
les corps avec lefquels elles ont été mêlées,
il y en a encore en plufieurs endroits, comme dans la Grotte d'Arfi en Bourgogne,
qui pendant qu'elles coulent font très-clai-
res ; mais dès qu'elles font en repos , elles
dépofent un fédiment pierreux fort folide,&
compacte , & fi abondant qu'il femble que
les parties mêmes de l'eau ayent été chan-
gées en pierre. Plufieurs Auteurs n'ont pas
même fait difficulté d'avancer que ces Eaux
fe pétrifioient. Un entr'autres rapporte que
proche de Clermont en Auvergne , il fort
un petit ruiffeau d'un rocher, dont l'Eau
en l'efpace d'un jour & d'une nuit fe convertit en pierre. Cette Eau , dit-il , donne
la mort à ceux qui en boivent , & étant
reçue dans un vaiffeau, elle en prend toute
la forme en fe pétrifiant. On dit encore
qu'en quelques endroits du Pérou on bâtit
des maifons avec une efpece d'Eau de même nature , petrifiée en de certains moules. Pour moi je ne puis m'imaginer que les
parties propres de l'Eau puiffent fe pétrifier , & je fuis d'autant plus éloigné de ce

Eau de fon-
taine qui fem-
ble fe pétri-
fier elle mê-
me.

fentiment qu'il me femble qu'on peut expliquer la pétrification dont il s'agit, d'une
maniere plus vrai-femblable. Je fuppofe donc
que ces fortes d'Eaux fe font chargées dans
leur chemin d'une grande quantité de petites parcelles de pierre, ou de matiere terreufe, qu'elles charrient, & entraînent avec elles, tant qu'elles font en mouvement ; mais,
dès qu'elles font en repos, ces parcelles fe
précipitent en maniere de fédiment, qui eft
toujours fort folide ; parce que les parties
qui le forment font très-ténues, & ont même dû être telles, pour avoir été charriées,
& confondues, avec l'Eau, fans lui avoir
ôté fa limpidité naturelle.

La vérité de ce raifonnement paroît clairement dans l'examen du fédiment que forme l'Eau d'Arcueil dans les canaux où elle
coule. Car ce fédiment eft une véritable
pierre, formée par des particules pierreufes
qui fe font féparées de l'eau qui les entraînoit,
& unies étroitement enfemble ; & perfonne
ne s'eft encore avifé de dire que l'Eau d'Arcueil fe change en cette occafion en pierre : pourquoi donc le dira-t-on des autres
Eaux dont il a été parlé ? Eft-ce parce qu'elles font un effet plus confidérable, & plus
fenfible de pétrification ? Mais le plus, ou le
moins, ne change point la nature de la chofe ; & il fuffit pour expliquer la différence
des effets de l'Eau d'Arcueil, & de ces autres Eaux, de fuppofer dans ces dernieres
une quantité beaucoup plus grande de particules pierreufes.

Eaux qui   On rapporte que les Eaux d'un certain
enyvrent,

fleuve de Thrace enyvrent de la même maniere que le vin : ce qui eſt prouvé par ce
vers, lequel marque l'effet de ces Eaux par
rapport à ceux qui en boivent :

Haud aliter titubat quàm ſi mera vina bibiſſet.

Cet effet peut être produit par quelques
particules ſulphureuſes, bitumineuſes, & volatiles, que ces Eaux contiennent, & qui, ſe
portant à la tête, empêchent le mouvement
reglé des eſprits animaux, & les font aller
avec impétuoſité, & ſans ordre, qui de-çà,
qui de-là.

Je ne finirois jamais ſi je voulois faire ici
mention d'un nombre conſidérable de phénomenes qu'on attribue aux Eaux de pluſieurs endroits. Pline aſſure qu'il n'y a rien
dans la Nature de plus ſurprenant que ce
qu'il a remarqué ſur ce ſujet ; & même parmi beaucoup de faits que lui & quelques
autres Auteurs nous rapportent ſur cette
matiere, il y en a de ſi extraordinaires,
qu'il n'eſt pas permis d'y ajouter foi. Ainſi
je n'en parlerai point, de peur qu'on ne
m'accuſe de m'être trop étendu ſur des choſes qui n'ont peut être jamais été.

Dans la premiere édition de ce Traité
je rapportois ce qui ſe diſoit de certaines
Eaux qui ſe trouvent en Normandie, & qui
paſſent pour guérir les fous, quand on les
plonge dedans. Je marquois même qu'on
devroit vérifier avec ſoin un fait auſſi important ; mais des perſonnes de foi m'ont
aſſuré qu'il étoit tout vérifié, & que rien n'é-
toit plus faux.

Nous ne parlerons point ici des Eaux minérales , 1°. parce qu'elles n'entrent pas dans les alimens , mais dans les remédes , 2°. parce que cette matiere est trop ample , & demande un Traité particulier.

Eau de riviere.

L'Eau de riviere est, à ce qui me paroît, la meilleure ,& la plus saine, de toutes les Eaux , parce qu'elle est dans un mouvement continuel , & qu'elle est échauffée, & corrigée , par le soleil , qui agit dessus avec plus de force, & de liberté, que sur aucune autre eau. A la vérité elle n'est pas toujours si claire que l'Eau de fontaine ; mais, en la laissant reposer, elle se purifie. De plus, on doit choisir l'Eau de riviere qui soit éloignée des grandes villes : car celle qui passe par ces endroits est ordinairement chargée de toutes les immondices du lieu. L'eau de la Seine contient un peu de sel , qui la rend laxative,& émolliente. Les Provinciaux nouvellement arrivés à Paris s'apperçoivent assez de cet effet; car ils payent ordinairement le tribut à cette Eau par un flux de ventre qui leur dure quelquefois assez longtemps.

J'ai pesé l'eau de la Seine dans un aréometre très-exact inventé par Monsieur Homberg , premier Médecin de Monsieur le Duc d'Orléans, de l'Academie Royale des Sciences ; elle m'y a paru aussi legere qu'aucune Eau de fontaine, quelque claire, & limpide qu'elle fût.

Etymologie. L'Eau en Latin, *Aqua, quasi a qua vivimus* ; parce que sans elle nous ne sçaurions vivre; ou bien, *quasi a qua sunt omnia* ; par ce qu'elle entre dans sa composition de tous les corps. Il y a même eu des Philosophes, comme Thalès, & Van-Helmont, qui ont prétendu que tous les mixtes ne prenoient leur nourriture, & leur accroissement, que de l'Eau ; mais ce sentiment n'est pas tout-à-fait vrai-semblable. Scaliger rejette les étymologies qui viennent d'être rapportées, & Isidorus Liv. 29. orig. c. 3. veut que le mot, *Aqua*, vienne, *ex eo quod superficiem habeat æqualem ;* de ce qu'elle a une superficie égale, & polie.

CHAPITRE II.

Du Vin.

Il y a beaucoup de Vins différens Différences suivant leur couleur, leur odeur, leur goût, leur consistence ; suivant les raisins différens qui ont servi à les faire ; suivant les différens climats où les raisins ont crû, & où ils ont été plus ou moins cuits par le Soleil ; & enfin suivant les différentes fermentations du moust. Les Vins qui sont le plus en usage dans le repas sont le blanc, le paillet, & le rouge. Ils doivent être choisis clairs, Choix. transparens, d'une belle couleur, point trop nouveaux, d'un goût doux, & piquant, & d'une odeur agréable. L'Ecole de Salerne fait connoître en plusieurs endroits les marques d'un vin bon, & salutaire, comme par ce vers :

Vina probantur odore, sapore, nitore, colore,

Et par ceux-ci :

Si bona vina cupis, quinque hæc laudantur in illis ;
Fortia, formosa, & fragrantia, frigida, frisca.

Et enfin par ceux-ci :

Vinum sit clarum, antiquum, subtile, maturum,
Ac bene dilutum, saliens, moderamine sumptum.

Bons effets. Le Vin modérement pris fortifie l'estomac, & les autres parties, aide à la digestion, augmente la quantité des esprits, échauffe l'imagination, excite la mémoire, donne de la vigueur au sang, & pousse par les urines.

Mauvais effets. Le Vin pris avec excès, échauffe beaucoup, corrompt les liqueurs, produit l'yvresse, & cause beaucoup de maladies fâcheuses, comme les fiévres, l'apoplexie, la paralysie, la léthargie, & d'autres semblables.

S

S'il'on veut faire une analyse exacte du vin, on en retirera d'abord beaucoup d'esprit, qui n'est autre chose qu'une huile exaltée, jointe à quelques sels volatils; ensuite, en poussant la distillation, on aura beaucoup de phlegme; puis des esprits acides, qui sont des sels essentiels, ou volatils, du vin résouts dans du phlegme; enfin il viendra un peu d'huile noire & puante, que l'on pourra séparer des esprits acides par le papier gris : car les esprits passeront, & l'huile, étant trop épaisse, demeurera dessus. Il restera au fond du vaisseau une masse composée de beaucoup de sel alkali, & de terre. On pourra retirer le sel alkali par la lessive : il est tout-à-fait semblable au sel de tartre.

Le Vin modérement pris convient en tout temps, à toute sorte d'âge, & de tempérament. Cependant son usage est en général moins salutaire aux jeunes gens d'un tempérament chaud, & bilieux, qu'aux vieillards, aux phlegmatiques, aux mélancholiques, & aux sanguins.

Le tems, l'âge, & le tempérament.

Tome I. B

REMARQUES.

Quand les raifins ont acquis une parfaite maturité, on les cueille, & enfuite l'on en tire par expreffion un fuc doux, & agréable au goût, qui n'a rien de fpiritueux. Ce fuc eft appellé en François Mouft, & en Latin, *Muftum, quafi miftum, quoniam in illo omnia funt confufa ;* parce que toutes fes parties font encore dans une grande confufion : mais, quand il a fermenté, & qu'il eft devenu vin, fes parties groffieres ayant été précipitées au fond, & aux côtés du vaiffeau ; & fes efprits étant dans une affez grande liberté, la liqueur eft piquante, claire, & fpiritueufe.

Il faut encore ici remarquer que, quand ce fuc n'a point fermenté, il ne donne par la diftillation aucune goutte d'efprit, mais feulement une huile groffiere ; au lieu que, quand il a fermenté, on en retire un efprit inflammable, qui n'eft autre chofe que l'huile du mouft, qui a été brifée, attenuée, & volatilifée par la fermentation.

On voit par ce qui vient d'être dit que les principes du raifin reçoivent une altération confidérable par la fermentation, & que les vins peuvent être fort différens, fuivant que ces principes auront été plus ou moins brifés, & attenués. En voici un exemple fort fenfible. Les vins de liqueur fe font ordinairement en mettant le fuc des raifins fur le feu dès qu'il a été exprimé, pour en faire évaporer une partie de l'humidité. On met enfuite ce fuc dans des tonneaux, & on l'y

Vin de liqueur.

laiſſe fermenter. Mais la fermentation qui
lui arrive pour lors ne peut être qu'imparfaite ; parce qu'une partie de ſon phlegme
ayant été enlevée, ſes ſels ne ſont plus autant étendus qu'ils le devroient être pour
agir avec aſſez de force ſur les parties huileuſes de ce ſuc. Ces mêmes parties huileuſes n'étant donc qu'à demi briſées, rarefiées,
& embarraſſant encore aſſez conſidérablement les pointes des ſels, le vin n'eſt qu'à
demi ſpiritueux, & il conſerve encore une
partie de la ſaveur douce du mouſt.

Nous préparons nos vins François d'une
maniere toute oppoſée. Nous laiſſons fermenter le mouſt avec tout ſon phlegme ; &,
les ſels étant alors ſuffiſamment étendus par
des parties aqueuſes, ils diviſent, & ils atténuent, fortement par leurs pointes fines, &
tranchantes, les parties huileuſes, & ils les
réduiſent preſque toutes en eſprit. Cette
fermentation, qui peut être appellée complette, rend nos vins forts & piquans, &
leur fait perdre preſque toute la ſaveur douce du mouſt.

Il arrive auſſi bien ſouvent que la quantité du phlegme étant trop abondante dans le
mouſt, il ne fermente point aſſez, & le vin
eſt ſujet à s'engraiſſer:la raiſon en eſt que les
ſels ont été trop étendus,& trop affoiblis, par
des parties aqueuſes, & par conſéquent ils
n'ont pû agir aſſez puiſſamment ſur les parties huileuſes du mouſt, qui, demeurant
toujours groſſieres, rendent par la ſuite le
vin gras.

De toutes ces différences on peut con-

Vin François.

clure qu'il faut une quantité de phlegme proportionnée à celle des autres principes pour que la fermentation du mouſt ſoit complete, & que toutes les fois qu'il s'y en trouvera ou trop , ou trop peu , la fermentation ne ſe fera qu'imparfaitement.

Vin blanc.　Pour faire le Vin blanc on met fermenter dans la cuve le ſuc du raiſin blanc ſéparé du marc de la grappe. Pour faire le vin rouge au contraire, on laiſſe fermenter le ſuc du raiſin rouge ſur la grape. C'eſt pour cela que le Vin rouge contient plus de tartre que le blanc. Les Vins des pays chauds contiennent auſſi plus de tartre que ceux des pays tempérés : parce que la chaleur du ſoleil qui a plus de force , fait monter dans la plante une plus grande quantité de ſels.

Vin Muſcat.　Le Vin Muſcat ſe fait de la maniere ſuivante. On laiſſe mûrir les raiſins , puis on tord la grape ſur la vigne , afin que ces raiſins ne reçoivent plus de nourriture, & qu'ils ſe rôtiſſent un peu par l'ardeur du Soleil : enſuite on les cueille , on les preſſe , & l'on en fait fermenter le ſuc ; mais , comme il eſt peu chargé de phlegme , parce que les raiſins en ont beaucoup perdu par l'ardeur du ſoleil , la fermentation de ce ſuc n'eſt qu'imparfaite , & le vin n'eſt qu'à demi ſpiritueux , par les même sraiſons que nous avons apportées en parlant des vins de liqueur.

La différence des vins , ſuivant les lieux , & même par rapport à de certains cantons particuliers , eſt preſqu'infinie. C'eſt ce qui a fait dire à Pline, *tot vina , quot agri.* On

peut dire en général que les meilleurs, les
plus fpiritueux, & les plus agréables au goût,
font ceux qui viennent dans les pays chauds,
parce que les raifins y font plus cuits, que
leurs principes y font plus élaborés, & qu'enfin ces raifins reçoivent de la terre une plus
grande quantité de foufres. Au contraire,
les vins qui fe font dans les pays où la chaleur du foleil eft foible, font peu fpiritueux,
& s'aigriffent aifément.

Il y a des Vins qui fe confervent long-
temps, parce que leurs principes fe trouvent dans une jufte proportion les uns par
rapport aux autres, & même dans une efpece d'équilibre. Il y en a d'autres au contraire qui fe paffent très-vîte, & qui fe corrompent aifément. Deux fortes de caufes
peuvent produire cet effet ; fçavoir, d'externes, & d'internes.

Caufes qui
alterent les
Vins.

Les externes font ou des chaleurs exceffives, qui donnent occafion aux efprits du
vin de s'échapper ; ou un froid immodéré,
qui accable, & qui appéfantit à un point les
efprits du vin que le tartre, s'étendant enfuite, & s'étendant plus aifément dans toute
la liqueur, l'aigrit en peu de temps. Le ton-
nerre, & tout ce qui peut occafionner dans
l'air un mouvement extraordinaire, eft auffi
capable de changer confidérablement la nature du vin. En effet l'air, étant fortement
ému, non feulement donne aux efprits du
vin une plus grande facilité de fe féparer de
la liqueur par le mouvement qu'il leur communique ; mais encore il brouille, & il agite,
fi fortement cette même liqueur que le

tartre qui s'étoit précipité au fond. & aux
côtés du tonneau, se remêle de nouveau
avec le vin, & fixe, & enchaîne le reste de
ses esprits. On tâche de prévenir ces accidens en enfermant le Vin dans des caves,
où il n'est pas autant exposé aux injures de
l'air qu'il le seroit par-tout ailleurs : mais
ces précautions sont quelquefois inutiles.

Pour ce qui est des causes internes qui
alterent notablement les vins, j'en rapporterai ici quelques-unes, auxquelles on sçait
assez remédier. Mais il seroit à souhaiter
qu'en voulant rétablir les vins, & leur rendre pour ainsi dire la santé, on ne l'ôtât
point à ceux qui en boivent par les drogues pernicieuses qu'on y mêle.

Quelquefois les vins, après la fermentation, demeurent troubles, parce que la sé-
paration de leurs parties tartareuses n'a pas
été parfaite. Il arrive aussi bien souvent que,
quand les vins n'ont point été assez dépu-
rés au commencement, il leur survient dans
la suite une nouvelle fermentation causée
par les esprits mêmes qui font effort pour
se débarrasser du tartre grossier qui les re-
tient. Or dans ces effervescences les vins
deviennent quelquefois gras, quelquefois
aigres, quelquefois aussi ils perdent ou leur
odeur, ou leur couleur, ou leur force.

De tous les ingrédiens dont on se sert pour
le raccommoder il y en a quelques-uns qui
n'intéressent que peu, ou point la santé,
comme la colle de poisson, les blancs d'œufs,
le rapé, le papier, la lie, le tartre, le miel,
le Vin cuit, le sucre, le marbre & l'albâtre

pulverifés ; mais il y en a auffi dont je ne
veux point parler, lefquels font tout-à-fait
pernicieux. C'eft pourquoi l'on ne doit point
s'étonner fi l'ufage de certains vins incommode fouvent très-fort. Voici ce que dit
Pline à ce fujet, *Tot veneficiis placere cogitur,*
& miramur noxium effe vinum.

Les bons effets que produit le vin modérément pris proviennent principalement de
fes principes fpiritueux, qui aident à la digeftion des alimens dans l'eftomac, en communiquant à cette partie une chaleur douce,
& tempérée, en atténuant les alimens qu'ils
y rencontrent, & en leur fervant de véhicule. Ces mêmes efprits, étant portés dans la
maffe du fang, la raniment, & lui communiquent plus de force, & d'activité. Etant
charriés dans le cerveau, ils donnent ou-
verture aux belles penfées, & ils excitent
la mémoire, en augmentant la quantité des
efprits animaux, & en contribuant par ce
moyen à faire faire au cerveau fes fonctions
avec plus de liberté. Enfin ces efprits, étant
diftribués dans toutes les parties, les rendent plus fortes, & plus vigoureufes.

Comme il y a un grand nombre d'efpeces
différentes de vins, chacun produit auffi de
certains effets particuliers, fuivant le différent arrangement de fes parties. Par exem-
ple, le vin blanc eft celui qui paffe le plus vîte, Vin blanc.
& qui monte le plus aifément à la tête. Ce
n'eft pas qu'il contienne plus d'efprits que
le vin rouge, ou le paillet ; mais parce qu'é-
tant moins chargé de tartre qu'eux, fes efprits font plus dégagés, & peuvent s'élever
plus facilement.   B iv

Vin rouge. Le vin rouge eft de tous les vins celui-
qui convient le plus généralement à toute
forte de tempérament : la raifon en eft
qu'il contient une quantité fuffifante de parties tartareufes qui le rendent moins fu-
meux, & plus ftomacal, que le blanc. Pour
Vin paillet. le vin paillet, il tient le milieu entre le
vin rouge & le blanc. On le fait avec des
raifins de la même couleur, ou bien en mêlant avec le Vin blanc un peu de Vin de
teinte.

Vins de li- On ne fe fert point dans les repas auffi
queurs. communément, ni en auffi grande quantité, des Vins de liqueur que de ceux dont
nous venons de parler : la raifon en eft que
l'excès de ces Vins eft beaucoup plus dangereux que celui des autres, comme nous
le ferons voir dans la fuite; cependant, quand
on en ufe avec modération le matin, & à
la fin des repas, ils peuvent être falutaires.
Ils fortifient beaucoup l'eftomac, parce
qu'étant naturellement glutineux, ils s'arrêtent affez de temps dans cette partie pour y
produire ce effet.

Galien défend l'ufage du vin aux enfans
jufqu'à l'âge de dix-huit ans, & ce n'eft pas
fans raifon : car cette boifon excite dans
leurs humeurs des fermentations exceffives
qui ne s'y peuvent faire fans que les parties
folides qui font encore foibles dans ces enfans, en fouffrent de l'altération. On peut
même dire que ces fermentations détrui-
fent en quelque maniere les premiers fon-
demens de la vie ; & que non-feulement
elles abregent les jours, mais que fouvent

elles donnent lieu à une vieilleſſe prémaïu-
rée, & accompagnée de quantité d'infirmités.
Galien cependant trouve l'uſage du Vin
convenable aux vieillards, pourvû qu'ils en
uſent ſobrement, parce qu'ils ont beſoin de
quelque liqueur qui les fortifie.

Si le vin modérément pris produit beau- Yvreſſe:
coup de bons effets, comme nous l'avons
marqué, il en produit auſſi de fort mauvais
quand on s'en ſert avec excès. En effet ſes
principes volatils, & exaltés, montant au
cerveau en grande abondance, & y cou-
rant de tous côtés avec impétuoſité, & ſans
conſerver aucun ordre, rendent les perſonnes yvres, & furieuſes; leur font voir des objets doubles, & les jettent dans une eſpece
de folie, où elles demeurent juſqu'à ce que
les principes volatils du vin ſe ſoient diſſipés par les pores du crane, ou qu'ils
ayent été abſorbés par quelque humeur pi-
tuiteuſe qu'ils ayent trouvée dans le cerveau, ou qui y ſoit montée à la faveur des
eſprits même du vin. C'eſt en ce temps que
vient le ſommeil, qui dure plus ou moins,
ſuivant que les eſprits ont été embarraſſés,
& retenus, par une humeur plus ou moins
lente & viſqueuſe. Nous en avons un exemple dans les vins de liqueur, & dans pluſieurs autres boiſſons dont nous parlerons
dans la ſuite, leſquelles contenant beaucoup de matieres viſqueuſes, & groſſieres,
excitent une yvreſſe beaucoup plus longue, & plus dangereuſe, que celle qui eſt produite par les vins ordinaires.

L'yvreſſe ne ſuccéde pas ſeulement à l'u- Matieres ſo

lides qui cau-
sent l'yvresse. sage immodéré des liqueurs spiritueuses ;
plusieurs matieres solides la causent aussi,
ou du moins elles produisent une disposition
assez semblable à celle de l'yvresse.

Yvraie   On remarque que le pain où il est entré
beaucoup d'Yvraie cause des maux de tê-
te, des éblouissemens, des assoupissemens,
l'yvresse, & quelquefois même la folie.

Il croît dans les Indes une plante appel-
Datura. lée communement *Datura* par les Espagnols ; *Dutroa*, par les Arabes, *Burlatoria* ;
& enfin par les Perses, & par les Turcs, *Ma-
rona* Cette plante est une espéce de *Stramonium*. Ses feuilles sont semblables à celles du *Stramonium* ordinaire, mais plus dentelées, d'une odeur desagréable. Sa semence produit des effets surprenans : car, si l'on
en avale une demie dragme, non seulement on en est enyvré, mais encore on
devient hebété pour quelque tems, riant,
ou pleurant, ou dansant. Si l'on prend une
grande dose de cette semence, on en est em-
poisonné.

On dit que dans les lieux où elle croît
abondamment, les femmes impudiques en
font prendre à leurs maris pour les jetter
dans une espéce de délire qui dure quelques
heures, & que pendant ce temps elles en-
treprennent tout sans rien craindre ; parce
que ceux qui ont pris de cette semence
n'entendent rien, & ne se ressouviennent de
rien. Ils ne reviennent à eux que quand toute la force de cette pernicieuse drogue a
été parfaitement dissipée. Cependant on assure que, pour les faire revenir plutôt dans

leur état naturel, on n'a qu'à leur plonger les pieds dans de l'eau froide.

Le Pere du Tertre dans son Histoire naturelle des Antilles, fait mention d'un certain poisson, qui, étant mangé, enyvre de la même maniere que le Vin. Poisson qui enyvre.

Mundius, Médecin de Londres, rapporte une histoire assez extraordinaire de certains Matelots qui, ayant trouvé dans une Isle de la Mer Indienne des prunes d'une belle couleur, & d'un bon goût, en mangerent avec avidité; mais ils payerent cherement ce petit plaisir : car ils tomberent bien-tôt après dans une espece de folie qui étoit telle que les uns ne faisoient que rire, les autres que pleurer, & les autres que danser. Histoire.

Il croît chez les peuples Orientaux de certaine drogues particulieres avec lesquelles ils se délectent beaucoup, & qui leur causent une espece d'yvresse, ou de douce folie qui dure quelque temps. Ils se sont tellement assujettis à l'usage de ces drogues par une longue habitude qu'ils s'en sont faite, qu'ils s'imaginent que la vie ne peut être que triste, & malheureuse, sans elles. Les Indiens & les Perses ont leur Bangué, les Egyptiens leur *Bosa*, & les Turcs leur *Opium.*

Bangué, en Arabe *Axis*, & en Turc *Asarath*, est une plante des Indes presque semblable au chanvre. Ses feuilles ressemblent parfaitement à celle du chanvre ; & sa semence est plus menue, & moins blanche que du chanvre. On pile les semences, & Bangué.

B vj

les feuilles de cette plante, & l'on en fait une espece de confection avec le musc & quelques Aromats, dont les Perses & les Indiens se servent pour s'exciter les ardeurs de Venus, & pour se donner de l'appetit. Quand ils veulent dormir sans inquiétude, oublier leurs chagrins, & même leurs maux, ils mêlent dans cette confection de l'*Arecca*, qui n'est point encore mûr, & même un peu d'*Opium*. Cette composition est fort estimée dans toutes les parties de l'Asie.

Besa.

Le *Bosa*, dont les Arabes & les Egyptiens font tant de cas, est une composition qu'ils préparent avec les feuilles & les semences du Bangué, pilées & mêlées avec la farine d'yvraie. Les gens de travail, & ceux qui doivent s'exposer à quelque danger, ont recours à cette composition, parce qu'elle leur fait oublier leur fatigue, qu'elle leur ôte le sentiment de douleur, & qu'elle les empêche d'envisager le péril. Ceux qui en prennent sont gais, & contens, pendant l'espace d'une heure; ensuite ils deviennent mornes, & comme hebêtés; & enfin ils s'endorment; mais il est à remarquer que pendant leur sommeil ils n'ont que des rê-veries, & des illusions, fort agréables.

Les habitans de Madagascar font sécher les feuilles du Bangué, & ils s'en servent de même que nous nous servons du Tabac en fumée. Le Bangué pris de cette manie-re leur cause une espece d'engourdissement, & de folie, qui leur fait beaucoup de plai-sir. Il y a plusieurs autres plantes narcotiques qui produisent le mme effet, étant prises

de la même maniere. Elles font en ufage
chez quelques peuples, aufquels elles caufent une véritable yvreffe.

L'*Opium*, appellé par les Arabes & par les *Opium.*
Indiens, Afron, eft felon l'opinion commune, une larme gommeufe qui fort de la
tête des pavots d'Egypte & de la Gréce. On
prétend que nous ne voyons point de cet
Opium, parce que les Turcs le gardent pour
eux ; & qu'ils nous envoyent en place le
Mechonium, qui eft un fuc tiré par expref-   *Mechonium.*
fion des têtes & des feuilles de Pavots, &
qui n'a pas à beaucoup près la vertu de
l'*Opium.* D'autres affurent que l'*Opium*
dont les Turcs fe fervent eft précifément
de même que celui qu'ils nous envoyent,
& difent que, s'il y avoit effectivement parmi les Turcs un *Opium* différent du nôtre,
on en pourroit avoir par argent ; comme
l'on a du baume de Judée, ou d'Egypte,
quoique gardé avec un très-grand foin par
les Janiffaires. Cependant plufieurs perfonnes qui ont été fur les lieux n'ont jamais
pû avoir de ces précieufes larmes d'*Opium*,
quelque foin qu'elles fe foient données pour
cela.

Tout le monde connoît affez la qualité
narcotique de l'*Opium*, qui, étant pris en
trop grande quantité, caufe fouvent la mort.
Cependant les Turcs fe font tellement accoutumés à fon ufage qu'ils en peuvent
prendre par jour jufqu'à demi dragme, &
même jufqu'à une dragme, fans en être incommodés ; au lieu que les Européens, qui
n'y font point habitués, peuvent à peine

en prendre plus d'un ou deux grains. J. Fragofus rapporte qu'un certain Indien avoit pris un jour plus d'une once d'*Opium*, & que, quoiqu'il parût être plus lourd, & avoir la tête plus pefante qu'à fon ordinaire, il ne difcontinua point pour cela fes affaires le refte de la journée, & il les fit même avec affez de liberté.

Les Turcs font un grand cas de l'*Opium*, parce qu'il leur ôte la trifteffe, la douleur, & l'inquiétude ; qu'il les rend intrépides dans la guerre, contens, & exempts de chagrin dans la paix. Cependant on a obfervé que ceux qui prennent tous les jours de l'*Opium* deviennent à la longue hebêtés, ftupides, & impuiffans ; & que ceux qui en difcontinuent l'ufage, aprês s'en être beaucoup fervis, tombent dans une langueur incurable, qui les fait mourir. C'eft ce qui fait affez connoître que nous devons éviter de nous rendre efclaves de certaines habitudes, qui, de quelque côté que nous tournions dans la fuite, nous deviennent toujours pernicieufes.

Il y a plufieurs autres drogues dont on fe fert en différens pays, plutôt pour le plaifir, & pour fe defennuyer, qu'en qualité d'aliment. Nous en rapporterons ici quelques-unes.

Betré, ou Betel. Le Bétré, ou le Betel, eft une plante des Indes Orientales, pouffant, comme le liere, des branches longues, rempantes, & s'entortillant à ce qu'elles trouvent. Ses feuilles ont beaucoup de reffemblance à celles de l'oranger ; néanmoins elles font plus longues, & plus étroites vers le bout, & elles ont des veines, ou de petites côtes, d'un goût amer. Son fruit a la figure d'un léfard ; il eft d'une faveur douce & aromatique ; mais les feuilles de cette plante font ce qu'on eftime davantage. Les Indiens, & les Indiennes, en portent toujours, & les mâchent continuellement : mais, comme elles donnent un goût d'amertume dans la bouche, ils les mêlent avec d'autres drogues, comme avec de l'*Arecca*, du cardamome, des gerofles, ou avec des écailles d'huitres calcinées feules. Ils mâchent de cette compofition, & ils crachent le premier fuc qui en fort, & qui eft rouge comme du fang. Elle leur donne bonne bouche ; elle raffermit les gencives ; elle fortifie leur eftomac, & elle rarefie la pituite du cerveau.

L'*Arecca* eft une efpece de palmier haut *Arecca.* & droit, qui vient dans plufieurs lieux des Indes. Son fruit eft ovale, de la groffeur d'une noix, couvert d'une écorce verte au commencement, mais qui devient fort jaune en mûriffant. Cette écorce étant féparée, on voit un fruit quelquefois demi-rond, d'autrefois piramidal, & gros comme une aveline, lequel, étant rompu, reffemble à une mufcade caffée. Ce fruit doit être choifi à demi-mûr, parce que pour lors il a plus de vertu narcotique, & affoupiffante ; au lieu que quand il eft tout-à-fait mûr, il eft infipide, & il a beaucoup moins de force. Les habitans du lieu où croît ce fruit le font fécher au foleil, & le réduifent en

poudre, enfuite ils le mêlent avec du Betel, des huitres brûlées, du *Lycium*, du
camphre, du bois d'aloës, & un peu d'ambre. Ils font tant de cas de cette compofition, qu'on en trouve à acheter dans tous
les carrefours. On ne voit même perfonne
parmi eux, de quelque condition que ce
foit, qui n'en ait dans la bouche. Ils difent
qu'elle les fait cracher; qu'elle leur dé-
charge le cerveau; qu'elle les empêche d'a-
voir mal aux dents, & aux gencives; &
qu'elle leur donne bònne bouche. Elle leur
noircit, ou leur rougit, les dents; mais ils
aiment à les avoir en cet état, & ils ont cela de commun avec plufieurs autres nations
qui fe les noirciffent exprès, & qui difent
que les Européens reffemblent aux chiens,
& aux finges, par les dents.

Coca.   J. Fragofus, que nous avons déja cité,
rapporte que les habitans du Pérou mâchent
tout le jour des feuilles femblables à celles
du myrthe qui viennent fur un petit arbriffeau de l'Amérique appellé *Coca*. Ses feuilles appaifent la faim, & la douleur, & donnent des forces.

Tabac.   Le Tabac n'eft pas moins en ufage chez
les Européens que le font parmi les Indiens l'*Arecca* & le Betel. Cette plante étoit
autrefois inconnue aux Anciens. Elle a plufieurs noms Latins différens, fçavoir, *Tabacum*, *Petum*, *Nicotiana*.

Etymologie.   *Tabacum*, parce qu'elle croît abondamment dans une Ifle de l'Amérique appellée
Tabaco.

     Petum, *a πετάω extendo*; parce que les

feuilles du Tabac s'étendent beaucoup.

Nicotiana a tiré son nom de M. Nicot, Ambaffadeur de France en Portugal, qui en apporta la femence qu'un Flamand lui avoit donnée.

Il y a trois efpeces de Tabac que nous ne décrirons point ici ; parce qu'elles le font amplement en différens Auteurs, aufquels nous renvoyons le lecteur. Il fuffit de fçavoir que toutes ces efpeces purgent par haut & par bas avec beaucoup de violence, & conviennent dans l'apoplexie, la léthargie, & dans plufieurs autres maladies, étant prifes intérieurement comme reméde. Mais on fe fert davantage du Tabac pour le plaifir que pour la fanté.

La nature n'a jamais rien produit dont l'ufage fe foit étendu plus loin, & en moins de temps, que celui du Tabac : car, auffi-tôt que cette plante a été connue en Europe, on s'en eft fervi prefque partout. A la vérité, de quelque maniere qu'elle foit prife, ou par le nez, ou en fumée, ou en machicatoire, elle eft fort attrayante ; elle excite un chatouillement agréable aux nerfs ; elle ôte la faim à beaucoup de perfonnes, & elle délaffe. C'eft pourquoi les gens de travail avec une ou deux pipes de Tabac paffent un long tems fans s'ennuyer, & fans avoir befoin de rien. Enfin ceux qui fe font affujettis à l'habitude du Tabac y trouvent tant de charmes qu'ils ne peuvent dans la fuite s'en défaire qu'avec bien de la peine.

Quand on commence à prendre du Ta-

bac, on eſt ordinairement expoſé à des ſymptômes extraordinaires qui affectent le cerveau, & le genre nerveux ; ſçavoir, des
maux de tête, & des vertiges; on tombe même dans une eſpece d'yvreſſe : mais, quand
on a fait ſon apprentiſſage du Tabac, ces
accidens auſquels on étoit ſujet, ceſſent.
Cependant l'uſage du Tabac n'eſt point indifférent. On reconnoît par expérience qu'il
affoiblit la mémoire, qu'il attaque les nerfs,
& qu'il échauffe beaucoup; & l'on concevra aiſément comment il produit tous ces
mauvais effets, ſi l'on conſidére qu'il contient une grande quantité de ſel acre, &
cauſtique, propre à raréfier extraordinairement les humeurs, & à cauſer dans le genre
nerveux des irritations, & des ſecouſſes, qui
ne peuvent s'y faire ſans que le cerveau ne
ſoit auſſi agité à ſon tour, & que les traces qui s'y étoient faites ne ſe détruiſent;
d'où vient apparemment la perte, ou l'af-
foibliſſement, de la mémoire. Enfin il eſt
hors de doute que le Tabac produit quantité de maladies, ou du moins qu'il ne contribue pas peu à rendre leurs ſymptômes plus
cruels, & plus dangereux. On connoîtra plus
préciſément de qu'elle conſéquence il eſt de
ne ſe point accoutumer au tabac, en liſant
la ſçavante theſe que Monſieur Fagon, premier Médecin du Roi, a faite ſur ce ſujet, dans laquelle il prouve par des raiſons
ſolides, & convaincantes, combien l'uſage
que l'on en fait communément eſt pernicieux.

ADDITION.

CORNELIUS, *de vit. fobr. commodis*, remarque que chaque année aux mois de juillet, & août, il lui venoit un dégoût parfait pour le vin, dégoût fuivi d'un dégoût pour toutes efpeces d'alimens, ce qui le réduifoit à une extrême foibliffe ; & le mettoit en danger de la vie ; mais que le vin nouveau rétabliffoit fon appétit, & fa fanté. Ramazzini attribue ces phenomenes à la fanté délicate de cet homme, qui avoit commencé à fe bien réjouir avant que de prendre le parti de la fobriété, ce qui faifoit que le vin l'échauffoit beaucoup pendant les chaleurs, & dérangeoit le ferment de fon eftomac. Auffi Celfe dit-il qu'il faut boire fon vin plus trempé pendant l'été que pendant l'hyver, *æftate dilutius ; hieme meracius bibendum.* Auffi quitte-t'on pendant les chaleurs le vin pour les liqueurs fraîches ; mais il faut fe garder d'en abufer ; comme il n'arrive que trop fouvent.

Le même Ramazzini remarque que, quand l'embonpoint eft à charge, il faut ufer de vin oligophores, ou peu fubftantiels, & s'abftenir par conféquent de ceux qui font forts. Il faut auffi éviter les vins doux & liquoreux, & leur en fubftituer d'acides, & de diuretiques. *De princip. valet. tuend.*

Une rôtie au vin préparée comme pour la manger eft un reméde excellent pour les foulures, tant des hommes que des chevaux. On m'a même affuré qu'elle guériffoit éga-

lement les fourbures. O.. f.nt qu'il s'agit de
fon application extérieure.

Une pareille rôtie faupoudrée de canelle,
mufcade, &c. appliquée fur la région de
l'eftomac le plus chaud qu'on le peut fouf-
frir, foulage promptement l'accident appellé colique d'eftomac, & fait fortir les
petites véroles, & rougeoles rentrées.

Le vin blanc où l'on a fait fondre un peu
de fucre eft très bon pour guérir les inflammations des yeux, même opiniâtres. On
en dit autant du vin éventé.

J'ai vu des expériences de tous ces effets. B

CHAPITRE III.

Du Vinaigre.

Différence. IL y a de deux fortes de vinaigres;
fçavoir le rouge & le blanc. Le
vinaigre rouge fe fait avec le vin
rouge; & le vinaigre blanc avec le
vin blanc. On appelle auffi quelquefois le vinaigre diftillé vinaigre
blanc. Le vinaigre peut être encore
nommé différemment, fuivant les
différentes fortes de plantes qu'on
y fait infufer : comme par exemple, le vinaigre rofat, le vinaigre
de fureau, le vinaigre d'œillet, le

vinaigre d'estragon , & plusieurs au- Choix.
tres. Le vinaigre doit être choisi en
général d'une saveur piquante, agréable, suffisamment acide ; qui ait été
fait avec de bon vin, rempli d'esprits, & chargé de beaucoup de tartre.

Le vinaigre est astringent , & ra- Bons effets.
fraîchissant , pourvû qu'il soit pris
en une quantité modérée. Il excite
l'appetit , il aide à la digestion des
alimens ; il appaise les ardeurs de la
bile ; il résiste au mauvais air ; il arrête quelquefois le hoquet, & le vomissement ; il est propre dans les
squinancies,& dans les hémorrhagies.

Le vinaigre pris en trop grande Mauvais ef-
quantité picotte fortement l'estomac, fets.
& les intestins , & incommode le
genre nerveux. Il est encore pernicieux aux personnes maigres, & ex-
tenuées, à celles qui ont la poitrine
foible, qui toussent beaucoup, qui
ne respirent qu'avec peine , & qui
sont sujettes aux affections hysteri-
ques.

Le vinaigre contient beaucoup d'a- Principes.
cide à demi volatilisé par des sou-

fres exaltés, un peu d'huile & de terre, confidérablement de phlegme.

Le tems, l'âge, & le tempérament. Le vinaigre convient en tout temps aux jeunes gens bilieux ; mais les vieillards, & les perfonnes d'un tempérament mélancholique, doivent s'en abftenir, ou en ufer fort fobrement.

REMARQUES.

Quoique le vinaigre ne foit point employé parmi les boiffons, & qu'il ferve principalement dans les fauces pour donner aux viandes un goût plus agréable, & plus relevé, néanmoins nous en avons parlé en cet endroit, parce qu'il exprime le dernier état du vin, & pour ainfi dire, la fin de la vie de cette liqueur. C'eft en ce fens que plufieurs Auteurs ont donné au vinaigre différens noms Latins. Les uns l'ont appellé *vinum corruptum, & mortuum.* Pline le nomme *vini vitium.* D'autres, *vinum nequam, vinum culpatum, vini cadaver.*

Vinaigre. Le vinaigre eft une liqueur acide affez connue. On peut dire que c'eft un verjus révivifié. En effet nous avons fait voir en parlant des différens états par où paffe le raifin, avant qu'il foit venu à une parfaite maturité, que le verjus n'eft aigre que parce que fes acides tiennent alors le deffus des autres principes, & qu'il ne devient doux enfuite que parce que fes acides s'embarraffent avec des parties huileufes, & rameufes, qui s'élevent à mefure que le fruit mûrit. Or il paroît que les acides du raisin, qui avoient perdu une partie de leur force par leur union avec des principes huileux, recouvrent dans le vinaigre leur premiere force, telle qu'ils l'avoient dans le verjus : comme nous allons tâcher de le prouver.

Le Vinaigre se fait par une seconde fermentation du vin. Dans la premiere, comme nous avons remarqué en parlant du vin, les esprits sulfureux, surmontant l'obstacle des matieres grossieres qui les embarrassoient, précipitent au fond, & aux côtés, du tonneau la lie, & le tartre du vin. La liqueur demeure en cet état tant que les esprits du vin ont assez de force, & sont assez abondans, pour repousser continuellement les parties tartareuses, & pour les empêcher de se mêler intimement à la liqueur, & d'y prendre le dessus. Mais aussi-tôt qu'une partie des esprits s'est échappée, le tartre, ne trouvant plus une aussi grande résistance qu'auparavant, se dissout dans le vin ; &, prenant à son tour le dessus des autres principes, absorbe les esprits, & s'y unit. C'est alors que le vin devient aigre. *Comment se fait le vinaigre.*

Nous disons que l'union du tartre avec le vin le rend aigre, parce que le tartre contient beaucoup d'acide, & que d'ailleurs nous ne voyons rien autre chose dans le vin qui puisse lui procurer cette aigreur. Voici une expérience qui confirme encore mon raisonnement. *La dissolution du tartre dans le vin est la cause de son aigreur.*

Ayez un tonneau rempli de vin, & garni à ses côtés de beaucoup de tartre ; faites aigrir ce vin dans le même tonneau, & l'on *Preuve.*

pourra voir, après que le vin fera devenu aigre, que le tartre, qui étoit auparavant aux côtés du tonneau, n'y fera plus, & qu'il fe fera diffout dans la liqueur.

Maniere de faire plus promptement le vinaigre. Pour faire plus promptement le vinaigre, on met le vin dans un lieu chaud; la chaleur en cette occafion excitant dans le vin une petite fermentation, en fait diffiper quelques efprits, & donne plus de facilité au tartre de s'étendre dans la liqueur. S'il n'y avoit point affez de tartre dans le tonneau où l'on veut faire du vinaigre, on n'a qu'à y jetter de la lie, qui eft un véritable tartre. Cependant on fait du vinaigre en expofant à l'air du vin dans un vaiffeau, fans qu'on y jette de tartre: la raifon en eft qu'il y a toujours dans le vin des parties tartareufes qui y nagent, qui s'y raréfient, & s'y étendent enfuite. Mais ce vinaigre n'eft ni fi fort, ni ne fe conferve fi long-tems, que l'autre.

Le vinaigriers, pour aigrir plus promptement le vin, & pour rendre le vinaigre plus fort, fe fervent du poivre du Bréfil.

Le vin ne diminue point de volume en aigriffant, & pourquoi. Il y a une chofe à remarquer dans le vin qui aigrit, c'eft qu'il ne perd point de fon volume; au contraire il femble qu'il en augmente: la raifon en eft que la diffipation des efprits du vin dans cette occafion, n'eft point fenfible, & que non-feulement le tartre qui fe trouve naturellement dans le vin, mais encore celui qui s'étoit précipité au côté du tonneau, fe raréfiant, & s'étendant alors dans la liqueur, peuvent en augmenter un peu le volume.

Le

Le meilleur vinaigre, & le plus fort, se dis- *Destruction*
sipe insensiblement, & devient enfin insipi- *du vinaigre.*
de, parce que l'acide du vinaigre est joint,
& uni, à des esprits sulphureux qui l'agitent continuellement, & qui l'enlevent dans
la suite du temps avec eux.

On fait avec le verjus exprimé une li- *Verjus.*
queur acide, qui a les mêmes usages, & les
mêmes vertus, que le vinaigre: de sorte que
l'on substitue bien souvent l'un au défaut de
l'autre.

On peut faire encore des liqueurs acides *Aigres tirés*
ressemblant au vinaigre, avec le cidre, le *de plusieurs*
poiré, la bierre, l'hydromel, & plusieurs *sortes de li-*
autres sucs qui ont fermenté; mais on re- *queurs.*
connoit par expérience que l'aigre du vin
est préférable à tout autre pour les effets
ausquels on l'emploie.

Le vinaigre est astringent, rafraîchissant,
& convenable dans les squinancies, & dans
les hemorrhagies; parcequ'il fixe & appaise le
mouvement impétueux des humeurs, en les
épaississant un peu. Il arrête quelquefois le
hoquet, & le vomissement, en précipitant
par ses acides les matiéres acres, & bilieuses,
qui ont coutume de les causer. Il excite l'appetit en picotant légerement les fibres de l'estomac; il aide à la digestion des alimens, en
les divisant, & en les atténuant, par ses pointes
acides.

Le vinaigre pris en trop grande quantité,
produit de fort mauvais effets. Premierement il affoiblit, & debilite, l'estomac, en
l'irritant trop fortement. En second lieu, il
incommode beaucoup la poitrine, & le genre

Tome I. C

nerveux par cette même irritation qui cause quelquefois des mouvemens convulsifs.
C'est pourquoi l'on défend le vinaigre dans
les affections hystériques. Enfin, le vinaigre passe communément pour maigrir, &
c'est en vue de cet effet que quelques femmes, craignant de devenir trop puissantes,
ou pour diminuer le trop grand embonpoint
qu'elles possèdent déja, font un usage très-
fréquent du vinaigre ; mais malheuresement
pour elles cet usage leur est presque toujours pernicieux, & leur attire souvent bien
des maux sans les faire devenir plus maigres ; ou du moins, si elles le deviennent par
la suite des temps, ce n'est qu'en conséquence de maladies considérables, & quelquefois même mortelles ; causées en premier lieu par la mauvaise impression des
acides du vinaigre sur leurs parties solides,
& par le dérangement que ces acides trop
abondans ont causé dans leurs liqueurs ; de
sorte qu'on pourroit dire en cette occasion
qu'elles payent la maigreur, de leur santé,
& quelquefois même de leur vie.

Je ne veux pourtant pas nier absolument
que l'usage fréquent du vinaigre n'ait pu
par lui même maigrir quelques personnes,
sans qu'elles ayent été auparavant bien sen-
siblement incommodées ; mais je tiens ce
cas assez rare, & je ne puis concevoir qu'une
liqueur aussi active que le vinaigre puisse
passer abondamment sur différentes parties
solides sans y laisser du moins quelqu'impression ; &, quoique cette impression ne se
fasse pas d'abord sentir bien fortement, il

eſt toujours à craindre qu'elle n'ait des ſuites fâcheuſes. De plus, la maigreur que l'on
ſuppoſe en cette occaſion produite immédiatement par l'action du vinaigre ne me
paroît pouvoir provenir, ou que d'obſtructions cauſées dans les plus petits tuyaux du
corps par les acides du vinaigre; ce qui empêche les ſucs nourriciers de parvenir juſqu'aux parties ſolides; ou que d'une altération trop conſidérable que ces ſucs nourriciers ont reçue en ſe mêlant avec une
grande quantité d'acides, qui les rendent
peut-être en cette occaſion, ou trop groſſiers, ou peu propres par quelqu'autre raiſon que ce puiſſe être, à s'inſinuer dans les
petits vuides des parties. Or l'un & l'autre
de ces cas ſont toujours dangereux, puiſque l'un ſuppoſe déja une maladie toute
faite, & l'autre une diſpoſition à maladie.
Je conſeille donc aux perſonnes trop graſſes, & repletes, ou qui ont de la diſpoſition
à le devenir, de chercher pour maigrir
quelque moyen plus ſûr, & en même temps
moins contraire aux principes de la ſanté,
& de la vie, que l'uſage fréquent du vinaigre.

On fait avec le mélange d'une partie de Oxycrat,
vinaigre ſur quinze ou ſeize parties d'eau
une liqueur appellée Oxycrat. Elle eſt employée dans les fomentations, dans les gar-
gariſmes, & dans les lavemens.

On ſe ſert du vinaigre pour conſerver
pluſieurs choſes, comme des feuilles, des
fleurs, des fruits. Il agit en cette occaſion
en bouchant par ſes pointes acides les po-

res du corps avec lequel il a été joint ; & empêchant que l'air y puisse entrer assez librement pour y exciter une fermentation qui le corromptoit en peu de temps.

Etymologie Le vinaigre en Lain, *Acetum, quasi acutum, vel acidum*, parce qu'il est piquant, & aigre.

ADDITION.

L E vinaigre est un assaisonnement, & non un aliment, puisqu'il ne nourrit pas, & que, loin de nourrir il empêche les alimens d'être également nourrissans. Cependant on n'a pas cru devoir retrancher de l'ouvrage de M. Lesmery cet article, parce qu'il est nécessaire de connoître la nature des assaisonnemens. Le bon vinaigre est celui qui contient le plus d'acide à l'odeur, & au goût, & qui ne cause pas sur la langue une acrimonie désagréable. Il sert à donner du goût aux alimens, & à en écarter la mauvaise odeur. Il prévient leur corruption produite par les chaleurs, quand on les en frotte, & empêche les mouches de s'y attacher. Il conserve les alimens qu'on y fait confire ; mais il faut le renouveller de tems en tems pour l'empêcher de se moisir.

Le vinaigre est résolutif ; il résiste à la pourriture, & rafraîchit. Non seulement il dissout les cartilages, & les os, qu'on y fait cuire, il agit même sur les corps vivans, comme il paroît par des fœtus nés sans épiderme à cause des alimens acides, & du vinaigre, dont les meres avoient usé avec excès pendant leur grossesse. Il agace

les dents, & les fait tomber en ſtupeur. On
le regarde comme alexipharmaque, & an-
tipeſtilentiel. Mais il ne faut pas indifféremment compter ſur cette derniere vertu
dans toutes les fiévres peſtilentielles. On en
fit à Marſeille un uſage prodigieux en qualité de préſervatif, & on ne s'apperçut pas
de ces bons effets. Il peut cependant être
donné utilement dans cette maladie, même interieurement. Il remédie aux diſpoſitions alcaleſcentes des humeurs ; réſout, &
previent l'epaiſſiſſement du ſang. On s'en
ſert avec l'eau pour gargariſer la bouche
dans les inflammations de cette partie, &
pour étancher la ſoif. On aſſure qae c'étoit
autrefois la boiſſon des eſclaves : ce qu'il y
a de certain c'eſt qu'on faiſoit boire de ce
mélange aux ſuppliciés dans cette vue. Nous
en avons une preuve évidente dans l'hiſtoire
de la paſſion de Jeſus-Chriſt, où l'on voit
que l'on y avoit diſſout du fiel. Il y a lieu
de croire que cette addition étoit un effet
de la rage des bourreaux. On emploie auſſi
avec ſuccès l'oxycrat, ou même le vinaigre, pour appliquer ſur les reins au moyen
d'une ſerviette, qu'on y trempe, pour arrêter les pertes de ſang des femmes.

Quoique le vinaigre, ſous un point de
vue, ne convienne point aux hyſtériques,
& aux hypochondriaques, qui ont ordinairement beaucoup d'aigres dans les premieres voies, il y a des cas où on peut très-
bien l'employer dans ces ſortes de maladies,
ainſi que dans les diſpoſitions convulſives,
le mal de rate, les envie de vomir. Il

Il réuſſit très-bien dans ce dernier cas.

Il eſt ſudorifique. Etant reſpiré chaud, il calme les éternuemens. Sa vapeur fait le même effet. Il aide la digeſtion, & excite l'appetit. Il convient mieux en général à ceux qui ont une bile trop exaltée, qu'aux atrabilaires. Il convient moins aux femmes qu'aux hommes, parce qu'il produit des maladies de la matrice. Il diſſout le ſang quand on l'y mêle chaud. Sa vertu rafraîchiſſante vient de ce qu'il réſout ſes concrétions, qu'il diminue l'action des vaiſſeaux, & qu'il matte les alkalis. Il devient ſudorifique, parce qu'il eſt réſolutif, ou parce qu'il irrite les vaiſſeaux. Les différens effets de cette liqueur dépendent de l'état des humeurs, de la quantité qu'on en prend, ou des ingrédiens avec leſquels on le marie.

C'eſt ſans doute par ces raiſons que le vinaigre maigrit, comme Famiano Strado le rapporte de Chiapino Vitalio qui maigrit extrêmement par ſon uſage. Il y eut recours parce qu'il étoit trop gras. Auſſi les mélancholiques, & les hypochondriaques ſont-ils maigres, quand l'acide domine dans les premieres voies.

Nous avons remarqué que le vinaigre & les acides aiguiſent l'appetit, il faut ajouter qu'ils rendent les alimens moins propres à la nutrition. Les poulets marinés nourriſſent moins, & ainſi des autres alimens où entre le vinaigre. Ces deux obſervations ſont de Ramazzini, *de princip. ſanit. tuend.* V. auſſi dans la ſeconde partie *aigrelet, ſalades, & acides.* B.

CHAPITRE IV.

Du Cidre.

ON peut préparer autant de diffé- Différence, rens cidres, qu'il y a d'efpeces dif- férentes de pommes. Celui qui fe fait avec des pommes que l'on man- ge ordinairement, & qui font dou- ces, & agréables au goût, ne de- meure pas long-temps dans fa force, & il fe corrompt aifément : c'eft pourquoi l'on choifit pour faire du cidre qui puiffe être gardé certai- nes pommes qui viennent en Nor- mandie dans les champs, & dans les jardins. Ces pommes font d'une bel- le couleur ; mais elles ont une fa- veur rude, acerbe, & ftyptique ; & elles rendent un cidre piquant, fort, & qui fe conferve long-temps. Le Choix. bon cidre fe fait en baffe-Normandie, & particulierement vers Bayeux. Il doit être clair, d'une belle couleur dorée, d'une bonne odeur, & d'un goût doux, & piquant.

Le cidre eft pectoral ; il fortifie le Bons effets

C iv

cœur & l'eſtomac ; il humeɛte &
déſaltere beaucoup ; il paſſe pour
être ſalutaire dans les affeɛtions ſcorbutiques & mélancholiques, & dans
pluſieurs autres.

Mauvais ef-
fets. Quand on en prend avec excès,
il enyvre plus fortement, & plus
long-temps que le vin. Son ivreſſe
eſt même plus dangereuſe, & elle
a des ſuites plus fâcheuſes que celle
du vin.

Analyſe. Si l'on veut faire une analyſe ex-
aɛte du cidre, on retirera d'abord
de l'eſprit ſulphureux, puis du phlegme. Il reſtera un extrait, qui, étant
pouſſé par un grand feu, fournira un
peu d'huile épaiſſe, & de l'eſprit
qui n'eſt autre choſe que du ſel eſſentiel réſout dans du phlegme. Enfin la matiere reſtante donnera quelque peu de ſel fixe par la calcination, la lotion, la filtration, & l'é-
vaporation.

Le tems, l'â-
ge, & le tem-
pérament. Le cidre convient en tout temps,
à toute ſorte d'âge & de tempéra-
ment ; pourvû que l'on en uſe avec
modération.

REMARQUES.

LE cidre eft le fuc des pommes, rendu
fpiritueux par la fermentation. On cueille
les pommes en automne , parce qu'elles
font pour lors affez mures : enfuite on les
écrafe bien fous la meule , & l'on en tire
un fuc par expreffion qu'on laiffe fermenter
dans le tonneau.

La fermentation qui arrive au fuc des
pommes reffemble beaucoup à celle du
mouft. Le fel effentiel du fuc des pommes ,
comme celui du mouft, diffout, attenue, &
raréfie , les parties huileufes qui s'oppofent
à fon mouvement , & il les rend fpiritueufes. Il fe fait alors dans la liqueur un gonflement , qui provient non feulement de
l'action des fels effentiels fur les parties huileufes , & de la réfiftance de ces mêmes
parties huileufes ; mais encore de ce que
les parties tartareufes, & groffieres , font
pouffées à la circonférence par les particules exaltées, qui occupent le centre de la
liqueur , & qui en occafionnent ainfi la dépuration. Ce gonflement ceffe quand les
parties huileufes ont été entierement atte-
nuées , & que les parties tartareufes, & groffieres , ont été précipitées au fond du tonneau.

Quand le fuc des pommes n'a pas été
bien dépuré , il fe corrompt aifément : la
raifon en eft que les feces qui demeurent
confondues dans la liqueur font de petites
molécules de pommes qui font auffi fujet-

*Fermenta-
tion du Ci-
dre.*

C v

tes à se pourrir que les pommes mêmes, & qui donnent au cidre un goût de pourri fort désagréable. On se sert de plusieurs moyens pour achever sa purification, ou pour empêcher qu'il ne se gâte. Quelques-uns employent la colle de poisson dissoute dans le vin ; &, quand ils craignent que le cidre ne s'aigrisse, ils y jettent de la moutarde. D'autres se contentent de le tirer à clair dans des vaisseaux de terre, ou de verre, bien bouchés, pour le séparer des féces, ou des matieres grossieres, qui sont dans le tonneau, & qui par leur trop grande quantité ne contribuent pas peu à le corrompre.

Nous avons avancé que les meilleures pommes pour faire le cidre sont celles qui ont un goût rude, & acerbe : la raison en est que celles-là contiennent beaucoup de sel essentiel, propre à diviser les parties huileuses, de la maniere dont nous l'avons expliqué. De plus ces pommes fournissent au cidre une suffisante quantité de parties tartareuses, nécessaires pour empêcher l'évaporation de ses esprits : c'est pour cela que ce cidre est fort, & piquant, & qu'il se conserve long-temps. Au contraire celui que l'on fait avec les pommes ordinaires est doux, & se passe très-vîte, parce qu'il ne se rencontre pas dans ces pommes assez de sel essentiel pour exciter une fermentation complette dans le suc, & assez de parties tartareuses pour s'opposer à la sortie des esprits.

Le cidre est une boisson fort bonne, & fort salutaire, pourvû qu'on en use modé-

rement. On pourroit même dire, qu'il est
en général plus convenable pour la santé
que le vin, parce que ses esprits ne sont
pas si impétueux, ni si agités que ceux du
vin, & qu'ils sont d'ailleurs retenus, & temperés, par une plus grande quantité de phlegme un peu visqueux, qui contribue encore
à rendre cette boisson humectante, & rafraîchissante. L'expérience nous fait connoître
que la plupart de ceux qui ne boivent que de
cette liqueur sont plus forts, plus robu-
stes, & ont meilleur visage, que ceux qui
boivent du vin. Fr. Bacon, nous en fournit un bel exemple. Il fait mention de huit
vieillards, dont les uns avoient près de cent
ans, les autres cent ans & plus. Ces vieillards, dit-il, n'avoient bû toute leur vie
que du cidre, & ils avoient conservé à leur
âge une si grande vigueur qu'ils dansoient,
& qu'ils sautoient, aussi-bien que de jeunes
gens.

Le cidre étant pris avec excès n'enivre
pas tout-à-fait si vîte que le vin; parce que
ses esprits ne sont pas si volatils, & si exaltés; mais l'ivresse qui en provient dure
davantage, parce que ses esprits charrient
avec eux au cerveau beaucoup de particules lentes, & visqueuses, qui, se répandant
insensiblement dans toute la substance du
cerveau, bouchent les canaux des nerfs, &
accablent, & appesantissent, tellement les esprits animaux qu'il leur faut beaucoup de
temps pour se rétablir dans leur premier
état, & pour chasser, & repousser au-dehors, ce qui les tient dans une espece de

repos, & d'inaction : c'est pourquoi, après la grande fureur de l'ivresse causée par le mouvement tumultueux des esprits du cidre, qui accourent au cerveau en grande quantité, on s'endort, & quelquefois même pour assez de temps.

Petit Cidre. On met fermenter le marc exprimé des pommes dans de l'eau, & l'on en fait une boisson humectante, & rafraîchissante, appellée communément petit cidre. Elle n'enivre point, & elle est moins forte, & moins piquante, que le cidre. C'est ce qui fait que la plupart des femmes en Normandie s'en servent ordinairement.

Poiré. On fait aussi avec le suc des poires exprimé, & fermenté, une espece de cidre, ou de liqueur vineuse, appellée poiré. Cette liqueur approche beaucoup en couleur, & en goût, du vin blanc. On emploie pour la faire de certaines poires acerbes, & âpres à la bouche, qui croissent en Normandie. Comme il arrive dans sa fermentation la même chose que dans celle du suc des pommes, & que le poiré a à peu près les mêmes vertus que le cidre, nous n'en ferons point un chapitre particulier.

On peut faire quantité d'autres liqueurs spiritueuses avec les sucs fermentés de plusieurs fruits ; mais la plupart de ces boissons ne deviennent jamais si spiritueuses que le vin, & le cidre, & elles ne se conservent point si long-temps.

Liqueur vineuse tirée des poires de coin. On retire des poires de coing un suc par expression, qui après avoir fermenté devient vineux. Il fortifie l'estomac ; il pousse par les urines; il convient dans les coliques, dans les crachemens de sang, dans les dysenteries; & il appaise le mouvement des humeurs âcres, & bilieuses, qui causoient des évacuations par haut & par bas. Comme cette liqueur s'aigrit, & se passe fort vîte, on y mêle du miel, du sucre, ou quelqu'autre matiere semblable, pour la conserver plus long-temps

L'*Ananas* est un fruit succulent, & délicieux, qui naît dans les Indes Orientales. Les Indiens en tirent le suc par expression, & ils en font un vin excellent, qui enivre, & qui égale presque en bonté nos meilleurs vins de liqueur. Les femmes enceintes n'oseroient en boire, parce qu'on prétend qu'il les fait avorter.

Liqueur vineuse tirée des Ananas,

Les Ethiopiens préparent encore avec un certain fruit qui croît chez eux une espece de vin qu'ils nomment Sebanscou.

Sebanscou.

Enfin Pline rapporte qu'en Egypte on fait une liqueur un peu spiritueuse avec le suc des sebestes, & que cette boisson produit de fort bons effets aux personnes d'un tempérament bilieux. Le suc des jujubes préparé de la même maniere a aussi les mêmes vertus.

Vins faits avec les Sebestes & les jujubes.

Il y a de certains arbres desquels on retire des liqueurs presqu'aussi spiritueuses, & agréables, que celles qui nous sont fournies par les fruits. Il vient dans les Indes une espece de palmier, grand, & droit, appellé *Coco*. Il en sort par des incisions qu'on fait aux branches un suc vineux que les ndiens appellent *Sura*, ou *Taddi*, & dont ils

Sura, Taddi.

tirent de bon efprit par la diftillation. Ils font auffi avec ce fuc une efpece de vinaigre, en l'expofant au foleil. D'autres le cuifent fur le feu pour en faire un vin doux qu'ils appellent *Orraca*.

Orraca.

Le premier fuc des branches de l'arbre ayant été tiré, il en vient un fecond, qui n'eft pas fi fpiritueux que le premier, & qu'ils mettent évaporer pour en faire une efpece de fucre qu'ils appellent *Jagra*.

Jagra.

Le fruit de cet arbre fournit auffi une liqueur douce, & agréable au goût, fort rafraîchiffante, & humectante.

Seve de bouleau.

Le bouleau jette une feve qui eft apéritive, étant bue. Helmont la vante fort dans la maladie de la pierre. Plufieurs Médecins s'en fervent auffi dans la même maladie, dans la ftrangurie, & dans la phtifie fcorbutique.

Erable & fon fuc.

On retire par l'incifion du tronc, des branches, & de la racine de l'érable, une liqueur douce, & agréable. Cette liqueur, fuivant le rapport de Raïus, eft plus abondante dans les temps froids & pluvieux, qu'en aucun autre. Au contraire, le bouleau en donne davantage dans le temps chaud & fec.

Suc tiré des racines de Noyer.

Il fort auffi par l'incifion des racines du noyer un fuc, que Boyle & Schroder vantent beaucoup, lui ayant vû produire de bons effets dans les douleurs de la goutte, & dans plufieurs autres maladies.

Il y a encore d'autres arbres, & d'autres fruits d'arbres, qui fourniffent des boiffons affez agréables, dont je ne parle

rai point ici, parce que cela nous meneroit
trop loin.

CHAPITRE V.

De l'Hydromel Vineux.

IL doit être choisi clair, d'un goût Choix.
doux, & piquant, reſſemblant à celui
du Vin d'Eſpagne. Il doit auſſi avoir
été fait avec de bon miel blanc, &
avoir ſuffiſamment fermenté.

L'hydromel fortifie l'eſtomac, & Bons effets
le cœur ; il ranime les eſprits ; il aide à la reſpiration ; il réſiſte au mauvais aïr ; il eſt propre pour la colique
venteuſe ; il excite l'appétit ; il lâche
un peu le ventre ; il eſt ſalutaire aux
perſonnes qui touſſent, & aux phthiſiques.

Il enivre étant pris en grande Mauvais ef-
quantité. Il eſt pernicieux dans les fets.
fiévres ardentes ; il peſe ſur l'eſtomac, & il excite des envies de vomir
quand il eſt trop nouveau fait.

L'hydromel ne contient pas tant Analyſe.
d'eſprit ſulphureux que nos vins François ; mais il en contient à peu près

autant que les Vins de liqueur. On retire de l'Hydromel par la diſtillation, outre l'eſprit ſulphureux, une aſſez grande quantité de phlegme, de l'huile noire, & de l'eſprit acide, qui n'eſt autre choſe que du ſel acide réſout dans du phlegme.

Le tems. l'âge & le tempérament.

L'hydromel convient en tout temps, à toute ſorte d'âge, & de tempérament; mais principalement aux vieillards, & à ceux qui ſont d'un tempérament pituiteux, & mélancholique.

REMARQUES.

Pays où l'Hydromel eſt le plus en uſage.

Dans les pays froids, où le raiſin ne peut acquérir la maturité néceſſaire pour ſervir à faire de bon vin, & où en récompenſe il ſe trouve beaucoup de miel, comme dans la Lithuanie, dans la Pologne, & preſque dans toute la Moſcovie, les peuples ſe font une liqueur ſpiritueuſe avec l'eau & le miel, appellée hydromel vineux. Cette boiſſon paroît leur faire autant de plaiſir que le vin nous en fait. Ils ne font pas même de difficulté de la mettre au-deſſus du meilleur vin pour ſon bon goût. Voici la maniere dont on la prépare.

Maniere de préparer l'Hydromel.

On prend de l'eau de fontaine, ou de riviere; on y diſſout autant de miel qu'il en faut pour qu'un œuf puiſſe être ſuſpendu dans la liqueur : on la met enfuite fur le feu , l'écumant de temps en temps, & l'on l'y laiffe jufqu'à ce que l'œuf puiffe furnager la liqueur : après quoi on la verfe dans un tonneau , dont on n'emplit que les deux tiers , & qu'on ne bouche qu'avec du papier, ou du linge. On expofe ce tonneau au foleil , ou à la chaleur des étuves, pendant l'efpace de plus d'un mois : alors la liqueur fermente , & devient vineufe. Enfin on la met à la cave , & l'on la bouche bien. C'eft l'hydromel vineux.

Quelques-uns , pour rendre l'hydromel plus agréable , y jettent des aromats avant qu'il ait commencé à fermenter. D'autres , pour lui donner différens goûts , & différentes couleurs , y mêlent des fucs de cérifes , de mûres , de fraifes , de framboifes , ou de plufieurs autres fruits.

On fait bouillir l'hydromel jufqu'à ce qu'un œuf puiffe furnager la liqueur , & par cette marque on connoît qu'elle a la confiftence néceffaire pour devenir forte, fpiritueufe, & pour fe conferver long-temps. On n'emplit auffi que les deux tiers du tonneau dans lequel on met fermenter l'hydromel , afin que la liqueur , en fe raréfiant pendant la fermentation , trouve affez d'efpace pour s'étendre. On ne bouche même ce tonneau que de linge , ou de papier, de peur qu'il ne creve par la fermentation. Enfin on l'expofe au foleil , ou aux étuves , afin que la liqueur qui y eft contenue fermente plus promptement , & que fes fels effentiels ayent plus de force pour brifer, & exalter, les parties huileufes du miel.

On choifit ordinairement le miel blanc pour l'hydromel, parce qu'il eft plus pur, & d'un meilleur goût, que le jaune. On pourroit même employer le miel de Narbonne : l'hydromel n'en feroit que plus excellent.

L'hydromel fortifie le cœur & l'eftomac, & ranime les efprits par fes parties volatiles, & exaltées. Il adoucit les âcretés de la poitrine par fes principes huileux, & balfamiques. Enfin il lâche le ventre en délayant les humeurs groffieres, & tartareufes, contenues dans les premieres voies ; & de plus en picottant un peu par fes particules falines les glandes inteftinales, qui par cette irritation fe déchargent dans la fuite plus abondamment des ferofités qui s'y viennent filtrer continuellement.

L'hydromel eft pernicieux dans les fiévres ardentes, parce qu'il contient beaucoup de principes exaltés, qui ne feroient encore qu'augmenter le mouvement violent, & impétueux, des humeurs. Il ne convient pas non plus aux bilieux, parce que le miel, dont l'hydromel eft compofé, fe tourne facilement en bile, comme il fera dit dans le chapitre du miel.

L'hydromel enivre quand on en boit beaucoup, par les mêmes raifons que nous avons apportées en parlant de l'ivreffe caufée par le vin, & par le cidre. Il pefe auffi fur l'eftomac, & il excite des naufées quand il eft trop nouveau fait, parce qu'il contient

encore quelques viſcoſités du miel, qui
n'ont pas été tout-à-fait raréfiées pendant
la fermentation ; mais dans la ſuite ces viſcoſités s'atténuent, & ſe briſent, ou ſe ſéparent de la liqueur.

On peut faire un hydromel qui ne ſera   Hydromel
point vineux, en le préparant de la même ordinaire.
maniere que celui dont nous venons de parler, excepté qu'on ne le fera point fermenter. On y peut auſſi faire infuſer, ou bouillir, des herbes vulnéraires, pour le rendre
plus propre à quelques maladies de poitrine. Il faut remarquer que l'hydromel vineux eſt moins convénable pour les maladies de la poitrine que l'autre : la raiſon
en eſt que le vineux contient moins de parties balſamiques, & propres à adoucir les
âcretés de la poitrine, parce que la plupart
de ces parties, ayant été réduites en eſprit,
ſont devenus trop ſubtiles pour produire cet
effet.

Au contraire l'hydromel qui n'a point
ſouffert de fermentation eſt chargé de beaucoup de principes huileux, qui ne ſont ni
trop ſubtils, ni trop groſſiers, & enfin
qui demeurent tels dans l'hydromel qu'ils
étoient dans le miel même, qui eſt un aliment excellent pour adoucir, & pour tempérer, l'action des ſels âcres.

Il faut encore remarquer que l'hydromel
vineux, quoique fait avec le miel, ne lâche pas tant le ventre que l'hydromel commun. Une des raiſons qu'on en pourroit apporter eſt que ce dernier, étant beaucoup
plus groſſier, reſte plus long-temps dans les

premieres voies pour y faire fon action.
De plus la fermentation, en exaltant quelques-unes des parties de l'hydromel, & en
les rendant spiritueufes, a néceffairement
dû faire perdre à cette liqueur beaucoup de
fa qualité purgative ; car on remarque que
les chofes fpiritueufes refferrent & fortifient plutôt, que de purger.

Dans les lieux où il fe fait beaucoup de
miel, on lave les rayons du miel, & les
vaiffeaux où il y en a eu, & l'on fait une
eau miellée affez claire, dont les gens du
commun fe fervent pour leur boiffon ordinaire.

Oenomeli. On faifoit autrefois un mélange de vin,
& de miel, que l'on nommoit *Oenomeli.* Les
Médecins fe fervoient encore d'un mélange de miel, & de verjus : qu'ils appelloient
Omphaco-
meli. *Omphacomeli.* Ils en ordonnoient dans les
fiévres en place de julep.

Oxymel. L'oxymel fe fait avec deux parties de miel
& une de vinaigre. Il eft fort en ufage pour
incifer les humeurs craffes, & vifqueufes.
On le mêle dans les gargarifmes, & dans
les loochs.

CHAPITRE VI.

De la Bierre.

Différence. IL y a plufieuts fortes de bierres, qui
different par leur confiftence : car les
unes font chargées, épaiffes, trou-

bles; les autres font claires, & lym-
pides : par leur couleur ; car les unes
font blanches, les autres jaunes, les
autres rouges : par leur goût ; car les
unes font douces & pénétrantes ; les
autres améres, & âcres ; les autres
piquantes prefque comme de la moutarde. Elles different encore par leur
âge; car la Bierre nouvelle a un goût
fort différent de celle qui a été repo-
fée, & gardée. Les différences dont
je viens de parler procédent de la
maniere dont la bierre a été préparée,
des différens pays où elle a été faite,
des eaux dont on s'eft fervi, du
temps auquel on y a travaillé, des
ingrédiens qu'on y a fait entrer, &
de leurs proportions.

La Biere doit être choifie claire , Choix.
de belle couleur, d'un goût piquant
& agréable, fans aigreur, mouffant
beaucoup quand on la verfe, & n'é-
tant ui trop vieille, ni trop nouvelle. Voici ce qu'en dit l'Ecole de Salerne.

Non acidum fapiat cerevifia : fit leie clara.
Et granis fit cofta bonis : fctis ac veterata.

La Bierre eft apéritive, fortifiante, Bons effets

humeƐtante , & rafraîchiſſante. Elle
nourrit auſſi beaucoup , & elle engraiſſe : ce qui paroît clairement dans
les pays ſeptentrionnaux, où la plûpart des gens ne boivent que de la
Bierre , & où ils ſont preſque tous
plus gros , plus gras , & plus vigoureux, que ne ſont ceux qui habitent
dans les pays où l'on boit ordinairement du vin. Voici de quelle maniere s'explique l'Ecole de Salerne ſur
les effets de la Bierre.

Craſſos humores nutrit cereviſia , vires
Præſtat , & augmentat carnem , generatque cruorem.

La Bierre enivre étant priſe avec
excès : ſon ivreſſe dure même aſſez
long-temps. Quand la Bierre eſt trop
nouvelle elle excite des vents , elle
produit des ardeurs d'urine , & elle
en irrite même quelquefois les conduits ſi fortement qu'elle cauſe une
eſpece de gonorrhée, qui eſt à la vérité peu dangereuſe : & c'eſt peut-
être ce qui a fait dire à quelques-uns
que l'uſage de la Bierre étoit pernicieux aux reins,& au genre nerveux:
cependant l'expérience ne le confirme en aucune maniere ; au contrai-

Mauvais ef-
fets.

re, elle fait connoître que cette boiſſon eſt en général aſſez ſalutaire.

On retire de la Bierre un eſprit in- Analyſe.
flammable comme celui du vin. On
en retire encore du phlegme, de
l'huile noire, & de l'eſprit qui n'eſt
autre choſe que du ſel acide réſout
dans du phlegme.

La Bierre convient en tout temps, Le tems, l'â-
à toute ſorte d'âge, & de tempéra- ge, & le tems
ment; moins cependant aux perſon- pérament.
nes graſſes, & repletes, qu'aux autres.

REMARQUES.

La bierre eſt encore une liqueur devenue Maniere de
ſpiritueuſe par la fermentation, comme le faire la bier-
vin, le cidre, le poiré, l'hydromel, dont re.
il a été parlé dans les Chapitres précédens.
Les matieres qui entrent dans la compoſition de la bierre ſont l'orge, ou le froment, ou enfin quelqu'autre eſpece de blé,
que l'on a réduit en une farine groſſiere.
On prend une certaine quantité de cette
farine; on y jette de l'eau chaude, ou bien
on la met bouillir dans de l'eau, pour que
la liqueur s'impreigne des principes les plus
actifs de la farine; enſuite on la coule, &
on y fait bouillir de nouveau des fleurs de
houblon, ou un peu d'abſinte, ou d'autres
plantes ameres. Quand la liqueur a bouilli
un temps ſuffiſant, on l'agite à force de

bras, la verfant & la reverfant dans. différens vaiffeaux, pendant qu'elle eft encore chaude : c'eft ce qu'on nomme braffer ; puis on la coule, & on la laiffe fermenter. Pour exciter même cette fermentation, on y jette des feces de bierre, ou quelqu'autre matiere fermentative. Enfin, quand elle a été bien dépurée, & bien clarifiée par le fecours de la fermentation, on la verfe dans des tonneaux, & l'on la garde.

La fermentation de la bierre provient de ce que les fels effentiels du blé fe trouvant délayés, & étendus, par une fuffifante quantité de parties aqueufes, raréfient, attenuent, & exaltent, les parties huileufes du même blé. Cette fermentation ceffe quand les fels ont furmonté la réfiftance que les principes huileux leur faifoient, & quand les parties groffieres de la liqueur ont été précipitées au fond, & aux côtés du vaiffeau. Cette fermentation eft encore plus ou moins prompte, & violente, fuivant que la liqueur eft plus ou moins chargée des principes du blé ; & fuivant que ces principes ont plus ou moins de difpofition au mouvement, foit par rapport à eux mêmes, foit par rapport au véhicule où ils nagent.

Quoique nous n'ayons rapporté ici qu'une maniere de préparer la biere, elle fe fait néanmoins de beaucoup d'autres. Car on peut dire que chaque braffeur a la fienne particuliere. Nous nous fommes feulement mis en peine de faire connoître la plus commune, & la plus ufitée.

Le

Le houblon, ou les autres plantes ameres, que l'on mêle avec la bierre, y produisent de bons effets. Elles aident à raréfier
les parties grossieres & visqueuses du froment. De plus elle conservent la bierre,
en empêchant qu'elles ne s'aigrisse; car tout
le monde sçait que les amers sont fort propres pour absorber les aigres.

Pour faire de la bierre qui soit agréable,
& qui se conserve long-temps, on ne doit
pas avoir moins d'égard à la natnre particuliere de l'eau, qu'à la bonté, la proportion, & la cuisson, des matieres que l'on emploie pour cela; car il ne faut pas croire
que toutes les eaux soient également bonnes pour faire de la bierre. Ce n'est pas que
je mette de la différence entr'elles par rapport à leurs parties essentielles, mais par
rapport aux parties étrangeres, qui y sont
mêlées, & confondues; &, quoique ces parties ne soient pas toujours sensibles par le
goût, elles ne laissent pas de se faire connoître par d'autres effets. C'est au mouvement de ces parties étrangeres que j'attribue la corruption, & la fermentation, qui
surviennent au bout d'un certain temps aux
eaux les plus claires, & qui paroissent les
plus pures. Cette fermentation, ou corruption, de l'eau se fait assez remarquer dans
les navires, où l'on est obligé de transporter de l'eau douce, qui après quelque temps
ue manque point de se corrompre, & revient ensuite dans son état naturel. Mar-
tin Schookius, dans un traité particulier
sur la bierre, rapporte que, si l'on expose de

l'eau au foleil dans une bouteille bien bouché, elle fermente, & jette aux côtés du
vaiffeau quantité de parties étrangeres; &
que, fi après avoir été dépurée on la re-
verfe dans un autre vaiffeau bien net, elle
ne fe corrompt plus, & conferve toujours
fa limpidité.

Cette fermentation qui furvient à l'eau
commune après un certain temps ne peut
apporter qu'un grand préjudice à la bierre,
dont l'eau commune fait la principale partie; car elle donne lieu aux efprits de là
bierre de s'échapper; & l'acide, prenant alors
le deffus, aigrit bien-tôt toute la liqueur.
Il eft donc à propos, pour faire de bonne
bierre, & qui fe conferve long-temps, de
choifir des eaux le moins en état de fermenter qu'il fe pourra, foit par le peu de
parties étrangeres qu'elles contiennent, foit
par le peu de difpofition de ces parties
étrangeres à la fermentation. Car l'eau,
fuivant les différens endroits, fe charge de
parties différentes, & devient par rapport
à ces parties plus ou moins propre, non feulement pour la bierre, mais encore pour
plufieurs autres chofes aufquelles on l'emploie auffi communément. C'eft peut-être
là une des raifons principales pourquoi les
bierres qui ont été faites dans les pays Septentrionaux, comme en Angleterre, en
Suede, en Danemarck, en Flandres, & en
plufieurs lieux de l'Allemagne, font meilleures, & fe confervent plus long-temps, que
celles qui ont été faites en des pays plus
chauds.

La bierre ne fe fait pas également bonne
dans toutes les faifons , non plus que dans
tous les pays ; premierement , parce que la
conftitution particuliere de l'eau varie , fuivant ces circonftances , & rend la bierre plus
ou moins bonne ; en fecond lieu , parce que,
la temperature de l'air variant auffi fuivant les faifons , & les pays , augmente ou
diminue quelquefois beaucoup la fermentation , & la dépuration , de la liqueur. Or,
comme la bierre pour être bonne , & pour
fe conferver long-temps , demande un certain degré de fermentation , il n'eft pas poffible que toutes les faifons , & tous les pays,
foient également propres à le lui communiquer. Quand il fait grand chaud , la fermentation de la bierre fe faifant trop fortement , il fe fait auffi une exaltation , & un
développement trop confidérable de fes principes , qui , fe diffipant enfuite fort aifément,
parce qu'ils font peu retenus , donnent
bien-tôt lieu à la liqueur de s'aigrir. L'été,
particulierement quand il eft bien violent,
n'eft donc pas propre pour faire de la biere ;
je dis quand il eft bien violent ; car nous
voyons quelquefois des étés fi temperés , qu'à
peine l'emportent-ils en chaleur fur le printemps ; & je ne doute pas qu'on ne pût faire pour lors de la bierre qui fût bonne , &
qui fe confervât long-temps. Cependant,
quelque temperé que foit l'été , on eft toujours obligé de mêler à la bierre , que l'on
fait en cette faifon , plus de houblon que
dans le printemps ; car fans cela , elle s'ai-
griroit toujours affez vîte.

Dans le grand froid, la bierre ne fermente, & ne se dépure, qu'imparfaitement ; ce
qui rend cette boisson moins agréable, &
plus facile à se corrompre, que si elle eût
fermenté davantage ; cependant on peut dire du grand froid, comparé au grand chaud,
que ce dernier est encore plus contraire à la
bonté de la bierre que l'autre.

Il suit de ce qui a été dit sur le froid &
le chaud de l'air, par rapport à la fermentation de la bierre, que les saisons temperées comme le printemps, & l'automne,
font plus propres pour faire de bonne bierre
que les autres. Cependant on prétend que,
toutes choses étant égales du côté de la
préparation de la bierre, & de la proportion
des matieres dont on la compose, le printemps, & principalement son commencement, est encore plus convenable pour en
faire que l'automne ; aussi vante-t-on particuliérement la bierre de mars, pour son
bon goût, & pour sa durée ; & c'est apparemment pour cette raison que les bras-
seurs font ordinairement dans ce temps leurs
bierres de garde. Si l'on demande pourquoi
la bierre de mars est préférable à celle qui
se fait en automne, je répondrai qu'outre
que la constitution particuliere de l'eau, &
de l'air, est peut-être plus convenable en
cette saison au degré de fermentation nécessaire pour faire de bonne bierre, on peut
encore dire avec beaucoup de vraisemblan-
ce que les matieres qui entrent ordinairement dans sa composition, comme le blé &
le houblon, sont meilleures, & ont plus de

force que dans l'automne. En effet dans le printemps ces matieres font nouvelles, & dans leur vigueur ; parce qu'elles n'ont pas encore eu le temps de recevoir une altération bien fenfible depuis la récolte ; mais depuis le printemps jufqu'à l'automne d'enfuite ces matieres fe deffechent de plus en plus, & perdent confidérablement de leurs parties volatiles, & exaltées par la chaleur de l'été.

Schoockius, dont il a déja été parlé, prétend qu'une des raifons pourquoi la bierre de mars l'emporte en bonté par deffus toutes les autres, c'eft que les eaux fe trouvent alors chargées des nouveaux efprits : car, dit-il, de même que la terre s'ouvre en quelque forte au commencement du printemps, & que les plantes groffiffent par la préfence de nouveaux fucs, & de nouveaux efprits ; de même auffi du fond des eaux, & des rivages prochains des rivieres, un certain efprit enfermé pendant l'hyver dans les entrailles de la terre, fort, & fe mêle aux eaux, qu'il rend plus fubtiles, & plus légeres, qu'auparavant. Cet efprit, fuivant le même auteur, réjouiffant & fortifiant les poiffons, fait qu'ils travaillent à la propagation de leur efpece. Enfin, ajoute-t-il, comme dans le printemps la chaleur eft tempérée, cet efprit dont on vient de parler s'échappe moins abondamment ; &, plus l'eau s'en trouve chargée, & meilleure elle eft pour la bierre ; ce qu'il tâche de prouver parce que, fi le mois de mars eft plus chaud qu'à l'ordinaire, ou qu'il foit tombé

pour lors dans les rivieres une trop grande
quantité de neiges fondues, la bierre que
l'on fait en ce temps n'eſt pas ſi bonne
qu'elle l'auroit été ſans cela.

On pourroit appeller la bierre un pain
liquide, puiſqu'elle eſt compoſée de farine
de blé délayée dans beaucoup d'eau. Cette
boiſſon eſt nourriſſante, & humeƈtante, par
les principes huileux, & balſamiques, que
le blé lui a fournis en aſſez grande quantité. Elle enivre quand on en boit par excès, parce qu'elle contient beaucoup de
parties ſpiritueuſes, qui produiſent l'ivreſſe,
de la même maniere que les autres liqueurs
vineuſes dont nous avons déja parlé.

La bierre trop nouvelle contient beaucoup
de parties viſqueuſes, & acides, qui, n'ayant
pas été ſuffiſamment atténuées pendant la
fermentation, cauſent des vents, en ſe raréfiant dans les inteſtins par la chaleur du
corps. Elles excitent auſſi des ardeurs d'u-
rine, & quelquefois même une eſpece de
gonorrhée, en s'arrêtant aux conduits de l'u-
rine, & en les picottant fortement. On ré-
medie à ces accidens en buvant un peu
d'eau-de-vie, qui diviſe, & inciſe, ces parties
viſqueuſes, & qui les chaſſe des endroits où
elles s'étoient comme cramponées, Ce ſont
encore ces parties qui contribuent à rendre l'ivreſſe de la bierre plus longue, &
plus dangereuſe, que celle de nos vins François.

Aile. Les Anglois préparent une autre eſpece
de bierre qu'ils nomment Aile. C'eſt une
liqueur jaunâtre, claire, tranſparente, fort

piquante & fubtile. Elle pique le nez, & la bouche, de ceux qui en boivent, à peu près comme la moutarde. Elle eft fort apéritive, & plus agréable au goût que la bierre ordinaire. On prétend qu'il n'entre point de houblon, ni d'autres plantes ameres, dans fa compofition, & que fa grande force provient d'une fermentation extraordinaire qu'on y a excitée par le moyen de quelques drogues âcres, & piquantes. Cependant Schoockius, dans le traité qu'il a fait fur la bierre, remarque que quelques-uns mêlent dans l'aile un peu de fleurs de houblon, pour corriger la grande douceur de l'orge.

Mundius, Médecin de Londres, en parlant de la bierre, rapporte que, quand cette liqueur eft nouvellement cuite, plufieurs y jettent des rameaux de bouleau, pour la rendre un peu plus piquante, & en état d'être bien-tôt bue. Il dit encore que quelques autres jettent du lierre terreftre dans les tonneaux où l'on l'a renfermée, & que par le fecours de cette plante toute la liqueur fe dépure en peu de temps. On garde ordinairement l'aile dans des bouteilles bien bouchées; mais il faut avoir foin, quand on en veut boire, de ne déboucher la bouteille que peu à peu: car la liqueur fe raréfie à un point, quand le paffage lui eft ouvert tout d'un coup, qu'elle faute au plancher avec violence, & la bouteille demeure vuide.

L'aile vient du mot *all*, qui fignifie en Anglois, tout; comme qui diroit boiffon, *Etymologie.* qui tient lieu de toute autre.

D iv

La bierre, en Latin *Cerevifia*, *à Cerere*, Cerès ; parce que le blé, dont Cerès étoit la Déeffe chez les anciens, entre dans la compofition de la bierre. C'eft auffi par la même raifon que la bierre eft appellée par quelques-uns *liquor Cereris*, liqueur de Cerés.

Elle eft encore nommée, *Vinum hordeaceum*, *rinum regionum feptentrionalium* ; parce qu'elle eft faite avec l'orge, & qu'on s'en fert dans les pays feptentrionaux à la place du vin. On peut même dire qu'elle a cet avantage par-deffus le vin, qu'elle fe peut faire en tout temps, qu'elle humecte, qu'elle nourrit davantage, & qu'elle eft à meilleur marché.

CHAPITRE VII.

Des Eaux de vie, ou liqueurs inflammables.

Différences. IL y a plufieurs fortes d'efprits, ou de liqueurs inflammables, fuivant les différentes matieres d'où on les tire ; comme du vin, de la bierre, du poiré, du cidre, de l'hydromel, **Choix.** & de quantité d'autres. Ces efprits doivent être choifis clairs, d'une odeur forte & agréable, qui s'enflam-

ment aifément, & qui ne paroiffent
point trop âcres au goût.

Ces liqueurs étant prifes en une
quantité modérée, échauffent, & fortifient, l'eftomac; elles aident à la digeftion ; elles diffipent les vents ;
elles appaifent les coliques ; elles raniment les efprits; elles entretiennent le mouvement du fang ; elles
rétabliffent les forces. On en donne une demi-cuillerée aux apoplec-
tiques, & aux léthargiques, pour les
faire revenir ; & on leur en frotte
les poignets, la poitrine, & le vifa-
ge. Ces liqueurs produifent encore
de bons effets dans la brulure, étant
extérieurement appliquées fur la
partie qui vient d'être brulée. Enfin
on s'en fert dans les douleu.s froides, dans la paralyfie, dans les con-
tufions, & dans les autres maladies
où il s'agit de réfoudre, & d'ouvrir
les pores.

L'excès des efprits inflammables
caufe une ivreffe violente ; jette le
fang, & les efprits animaux, dans une
agitation, & dans un défordre épou-
vantable, & donne quelquefois la

mort en détruifant l'économie, &
l'arrangement, des parries folides &
fluides de notre corps. La longue
habitude de ces efprits produit auffi
plufieurs fortes de maladies, comme des catarrhes, la goute, la paralyfie, l'hydropifie, l'apoplexie.

Analyfe. Ces efprits confiftent dans une
huile exaltée, jointe à des fels volatils. Ils font encore unis à quelque portion de phlegme, dont on
les prive le plus qu'on peut, par des
diftillations réiterées.

Le tems, l'â- Ils conviennent principalement
ge, & le tem- dans les temps froids, aux vieil-
pérament. lards, aux phlegmatiques, aux perfonnes graffes, & repletes, qui abondent en humeurs vifqueufes, & groffieres, & qui ont un eftomac foible, & débile; mais ils font pernicieux aux jeunes gens d'un tempérament chaud & bilieux, & à ceux
qui font maigres, fecs, & exte-
nués.

REMARQUES.

Nous avons remarqué en parlant du vin
& des autres liqueurs vineufes, que leurs

parties huileuses, qui avant la fermentation
étoient grossieres, devenoient par le secours
de la fermentation subtiles, & spiritueuses.
Voici de quelle maniere on separe ces parties spiritueuses du reste de la liqueur.

On remplit de vin la moitié d'une grande cucurbite de cuivre ; on la couvre de
son chapiteau, ou refrigérant ; on y adapte
un récipient ; &, après avoir luté exactement les jointures, on fait distiller à petit
feu environ la quatrieme partie de l'humidité , & l'on a une eau-de-vie assez forte. Mais, quand on veut la rendre encore
plus forte, on la fait redistiller de nouveau,
ou dans un matras à long cou, auquel on
adapte un chapiteau & un récipient, ou par
le serpentin : alors, le phlegme ne pouvant
monter aussi haut que l'esprit, il retombe
au fond , & l'on retire l'esprit autant de-
phlegmé qu'il le peut être.

De quelle maniere l'on retire les esprits inflammables.

On peut retirer de cette maniere, non
seulement les esprits du vin , mais encore
ceux de la bierre , du cidre , du poiré, de
l'hydromel , & de plusieurs autres liqueurs ;
mais on se sert plus ordinairement des esprits du vin que de tous les autres. Premierement, parce qu'ils ont moins d'âcreté, & qu'ils sont plus agréables au goût ; &
en second lieu, parce qu'ils paroissent plus
subtils, & plus exaltés.

Les Indiens retirent des esprits assez forts
du ris, des dactes, & des sucs de quelques
arbres.

Esprits tirés de différentes matieres.

Dans les lieux où se fait le sucre, on
retire par la distillation beaucoup de liqueur

D vj

ardente, & inflammable, des cannes à fucre, on cannamelles. Elle eft appellée *Rum* en langage barbare. Les gens du pays en font un auffi grand ufage que nous faifons de l'eau-de-vie.

On dit que l'on fait en Java une liqueur très-forte, & très-inflammable, avec le ris, & avec une efpece de zoophyte appellé Holuturion. Cette liqueur eft fort ufitée dans le pays : cependant Jac. Bontius prétend qu'elle caufe des dyfenteries cruelles, & obftinées.

Autres efpeces de liqueurs inflammables. On ne finiroit jamais fi l'on vouloit faire un dénombrement de toutes les matieres qui peuvent fournir des efprits inflammables. Il fuffit de fçavoir que tous ces efprits confiftent principalement en des parties huileufes fort exaltées par des fels volatils, comme il a déja été remarqué. A la vérité il y a quelques efprits qui paroiffent un peu plus volatils que d'autres ; & cela peut venir, ou de ce que la matiere d'où ils ont été tirés a plus fermenté, ou de ce qu'elle avoit des parties naturellement plus ténues, & plus difpofées à être exaltées.

Les efprits de vin, ou des autres liqueurs vineufes, étant pris modérement, & plutôt par néceffité que pour le plaifir, peuvent beaucoup contribuer à la fanté. En effet ils aident à la digeftion, en brifant, & en atténuant, les parties groffieres des alimens ; ils fe diftribuent aifément par-tout, étant fort legers ; ils rétabliffent les forces, & ils donnent une nouvelle vigueur au fang, en réparant promptement par leurs parties volatiles, & exaltées, la diſſipation des eſprits cauſée, ou par un trop grand travail, ou par des veilles trop continues, ou par quelqu'autre épuiſement. C'eſt pourquoi ils ſont fort convenables aux veillards, aux perſonnes çaſſées, & en général à tous ceux qui ſont d'un tempérament froid, & phlegmatique.

L'uſage de donner aux ſoldats un peu d'eau-de-vie, avant de les engager au combat, ne produit pas un mauvais effet : car cette liqueur augmentant pour lors le mouvement de leur ſang, & de leurs eſprits, leur donne plus de force, plus de vigueur, & plus de hardieſſe, pour ſurmonter ſans crainte tous les dangers.

On ſe ſert intérieurement, & extérieurement, des eſprits inflammables dans l'apoplexie, la paralyſie, la léthargie, & les autres maladies de cette nature, parce qu'alors les eſprits animaux, étant accablés par des humeurs lentes, & groſſieres, ont beſoin de parties volatiles, & exaltées, qui briſent, & diſſipent, ces humeurs. On emploie extérieurement les eſprits inflammables pour la brûlure nouvellement faite, parce qu'ils ouvrent les pores de la partie brûlée, & qu'ils donnent par là une libre ſortie aux corpuſcules du feu qui s'y étoient introduits. C'eſt encore parce qu'ils ouvrent les pores, & qu'ils diſſolvent, & atténuent, les ſucs viſqueux, & groſſiers, qu'ils conviennent extérieurement dans les douleurs froides, dans les contuſions, & dans les autres maladies où il s'agit d'ouvrir, & de reſoudre.

Les efprits inflammables pris avec excès,
& trop fréquemment, produifent des effets
tout oppofés à ceux que nous venons de
rapporter; c'eft-à-dire, qu'ils font fort pernicieux pour la fanté. En effet ils agitent,
& atténuent, fi fort les fucs balfamiques, &
nourriciers, contenus dans les vaiffeaux
fanguins que ces fucs deviennent enfuite
incapables de nourrir, à caufe de la raréfaction exceffive qu'ils ont foufferte; &, les
parties folides du corps n'étant plus humectées, & rafraîchies, par ce baume, qui
leur eft fi néceffaire, elles deviennent bien-
tôt arides, féches, & peu propres à faire
leurs fonctions. Ces efprits caufent encore
d'autres maux : car, étant reçus en grande
abondance dans le cerveau, outre qu'ils
excitent l'ivreffe, de la maniere que nous
l'avons expliquée en parlant du vin, ils
délayent auffi par trop la pituite, qui fe
trouve naturellement dans le cerveau, &
qui, fe répandant enfuite dans fes canaux,
les affoiblit, & accable les efprits animaux.
Ces canaux qui ont communication avec
toutes les parties du corps, étant de plus
en plus abreuvés de cette pituite par l'u-
fage continuel des liqueurs inflammables,
& les efprits animaux étant par conféquent
de plus en plus appéfantis, la perfonne devient hébétée, & fujette à des catarrhes,
à la goute, ou à des maladies plus dangereufes, comme l'apoplexie, la paralyfie, &
plufieurs autres.

On voit par tout ce que je viens de rapporter de quelle conféquence il eft de

ne fe point trop accoutumer aux liqueurs
ardentes. Nos anciens nous doivent fervir
d'exemple fur cela. La plupart ne buvoient
que de l'eau; les autres ne buvoient jamais leur vin qu'il ne fût bien trempé :
auffi étoient-ils forts, vigoureux, & ils
vivoient long-temps. Pour nous au contraire, nous abrégecns nos jours par l'ufage
trop fréquent que nous faifons, non feulement de vin pur, mais encore de liqueurs
fortes, & inflammables, defquelles on a pris
grand foin de retirer auparavant par des
diftillations réiterées la plus grande partie
du phlegme qu'elles contenoient naturellement, & qui ne contribuoit pas peu à modérer leur chaleur, & l'activité de leurs efprits. Ce mauvais ufage du vin, & des liqueurs ardentes, qui n'eft malheureufement
que trop commun, a fait dire, & avec ju-
ftice, à quelques-uns, que l'invention de ces
liqueurs étoit plus pernicieufe, qu'utile
au genre humain. Car enfin, fi elles raniment les efprits, fi elles font cordiales, &
fi elles fortifient l'eftomac, elles produifent
en récompenfe non feulement plufieurs incommodités que nous avons marquées, mais
elles rendent encore par la fuite les gens
brutes, & reffemblans plutôt à des bêtes
qu'à des hommes.

Les efprits inflammables ont un goût un
peu âcre, & fouvent empireumatique, qui
déplaît à beaucoup de gens. C'eft pour leur
ôter ce goût défagréable qu'on a inventé
plufieurs compofitions, à qui l'on a donné
le nom de *Ratafiat*, & qui ne font autre *Ratafiat.*

chofe que de l'eau-de-vie, ou de l'efprit de vin, chargé de différens ingrédiens qu'on y a mêlés. Ces ratafiats ont un goût, une odeur, & des propriétés différentes, fuivant les matieres qui font entrées dans leur compofition. On en fait en France de plufieurs fortes, qui font fort eftimés pour leur bon goût, comme les ratafiats de cerifes, de pêches, d'abricots, de mufcat, d'écorce d'orange & de citron, d'œillet, de noyau, & plufieurs autres.

Fenouillette.　On nous apporte de l'ifle de Ré, une liqueur fpiritueufe appellée Fenouillette, qui eft fort en ufage. Elle tire fon nom du fénouil, quoiqu'elle fente plus l'anis que le fénouil.

Je ne parlerai point de plufieurs autres liqueurs qu'on nous envoie de différens endroits; je me contenterai feulement de dire; que, quoique ces liqueurs ayent un meilleur goût que l'eau-de-vie, ou l'efprit de vin, elles n'en font pas pour cela moins pernicieufes pour la fanté, qnand on en ufe avec excès.

CHAPITRE VIII.

Du Chocolat.

Choix.　IL doit être choifi nouveau fait, affez pefant, dur, & fec, de couleur brune, rougeâtre, d'une odeur

réjouiffante, & d'un goût très·agréa-
ble.

Le chocolat nourrit beaucoup ; il **Bons effets.**
eft fortifiant, reftaurant, propre pour
réparer les forces abbatues , & pour
donner de la vigueur. Il aide à la
digeftion ; il adoucit les humeurs
âcres qui tombent fur la poitrine ;
il abbat les fumées du vin ; il excite
les ardeurs de Vénus , & il réfifte
à la malignité des humeurs.

Quand on ufe du chocolat par ex· **Mauvais ef-**
cès , ou qu'on a fait entrer dans fa **fets.**
compofition beaucoup de drogues
âcres,& picottantes, il échauffe confidérablement ; il empêche auffi plufieurs perfonnes de dormir.

Le Cacao, qui fait la bafe de la **Principes.**
compofition du chocolat , comme
nous le dirons dans la fuite , contient beaucoup d'huile, & de fel effentiel. Pour les autres drogues que
l'on y mêle , elles font toutes chargées d'huile exaltée , & de fel volatil.

Le chocolat convient, principalement en temps froid , aux vieillards,
aux perfonnes d'un tempérament

froid, & phlegmatique, à ceux qui ne digerent qu'avec peine, à caufe de la foibleffe, & de la délicateffe, de leur eftomac; mais les jeunes gens d'un tempérament chaud & bilieux, dont les humeurs font déja dans un affez grand mouvement, doivent s'en abftenir, ou en ufer fobrement.

REMARQUES.

Le tems, l'â-ge, & le tem-pérament. LE chocolat eft une pâte féche, d'un goût fort agréable, & fort en ufage chez les Américains, qui l'apprirent aux chrétiens peu de temps après la découverte de leur pays. Cependant, quoique nous devions à ces peuples l'invention de cette pâte, nous avons tellement enchéri en France fur fa compofition que le chocolat que l'on prépare à Paris eft beaucoup meilleur que celui qu'ils nous envoyent. La bafe de la compofition du chocolat eft le cacao, auquel on a joint quelques aromats, comme on le peut voir par la défcription fuivante.

Maniere de préparer le Chocolat. Pour faire le chocolat on prend le plus gros & le meillenr cacao, appellé gros Caraque. On le met rôtir dans une baffine fur le feu, l'agitant toujours jufqu'à ce qu'il fe puiffe aifément féparer de fon écorce: enfuite on pele les amandes, & l'on les met rôtir de nouveau dans la bàffine à un feu lent, jufqu'à ce qu'elles foient bien féches, fans néanmoins être brûlées. On les pile encore chaudes dans un mortier de bronze, dont on a chauffé le fond, ou bien on les écrafe, comme font les Indiens, avec un rouleau de fer fur une pierre platte & dure, que les Indiens appellent Metate, ou Matalt, & fous laquelle ils mettent un peu de feu, pour entretenir autant qu'il eft néceffaire une chaleur douce, & temperée. On réduit ainfi les amandes en une pâte, qui ne doit être, ni grumeleufe, ni dure.

On pefe deux livres de cette pâte, on la remet fur la pierre chaude, on y mêle une livre & demie de fucre bien pulverifé; l'on agite le mélange, afin que le fucre s'uniffe intimement avec la pâte : enfuite l'on y ajoute une poudre compofée de neuf gouffes de vanille, de quatre girofles, & d'une demi-dragme de canelle. Quelques-uns y mêlent encore un peu d'ambre gris, & de mufc. Quand le mélange de tous ces ingrédiens eft parfait, on leve la pâte, on lui donne telle figure que l'on veut, & l'on la fait fécher au foleil.

On peut faire différentes fortes de chocolat, fuivant les ingrédiens qu'on y fait entrer, & fuivant la quantité de ces ingrédiens. Quelques-uns y mêlent plufieurs autres drogues, que nous avons retranchées, comme le gingembre, le poivre, parce qu'elles ont trop d'âcreté.

On fe fert du chocolat de deux manieres. On le mange tel qu'il eft, ou bien on en fait une boiffon fort agréable, & fort ufi-

tée , en le diſſolvant dans quelque liqueur.
On ſe ſert ordinairement d'eau commune;
d'autres employent le lait de vache , & ils
y mettent même des jaunes d'œufs , afin
que la liqueur mouſſe davantage , & qu'elle
ſoit plus épaiſſe : d'autres préférent un lait
d'amandes ; d'autres une émulſion des quatre ſemences froides majeures ; d'autres l'eau
de chicorée , & de pluſieurs autres plantes;
enfin quelques uns mélent un peu de be-
zoard avec le chocolat , pour en rendre la
boiſſon cardiaque. Nous ne marquons point
ici la maniere de la préparer , parce qu'elle
eſt aſſez connue.

Ce ſont particulierement les drogues que
l'on méle au cacao pour faire le chocolat
qui rendent cette pâte fortifiante , reſtau-
rante , propre pour aider à la digeſtion , &
pour produire pluſieurs autres effets ſemblables ; car ces drogues , comme il a déja
été dit , abondent en principes volatils , &
exaltés. Le chocolat eſt encore ſalutaire
aux phthiſiques , pourvu qu'il ſoit ordonné
en temps & lieu , non ſeulement à cauſe
des bons effets qui viennent d'être rappor-
tés , mais encore parce que le cacao , qui
eſt la principale drogue de cette compoſition , & celle qui y entre en plus grande
abondance , étant chargé d'un grand nombre de principes huileux , & balſamiques ,
eſt par rapport à ces parties fort convenable pour adoucir , & embarraſſer les humeurs
âcres , qui dominent dans les phthiſiques ,
& pour nourrir , & rétablir , leurs parties ſolides. A cette occaſion je rapporterai une

histoire d'un phthisique que Mundius, Médecin de Londres, avoit connu, & qu'il
cite lui-même dans son Traité des Alimens,
en parlant du chocolat. Ce malade étoit
dans un état déplorable : il se mit à l'usage
du chocolat, & il se trouva dans peu parfaitement guéri ; mais, ce qu'il y a de plus
extraordinaire, c'est que sa femme, pour
complaire à son mari, s'étant mise aussi à
boire du chocolat avec lui, eut dans la
suite plusieurs enfans, quoiqu'elle passât
auparavant pour être hors d'état d'en
avoir.

Si le chocolat produit de bons effets
quand on en use avec modération, il en
produit aussi de mauvais, quand on s'en sert
avec excès, ou quand on y mêle trop de
drogues âcres : car pour lors il excite dans
les humeurs des fermentations, & des raréfactions considérables, qui échauffent beaucoup, & qui causent des insomnies ; c'est
pourquoi l'usage du chocolat ne convient
guére aux bilieux.

Les Espagnols, chez qui l'usage du chocolat est fort commun, boivent ordinairement un grand verre d'eau avant que d'en
prendre, ensuite ils s'abstiennent de boire
de l'eau l'espace d'une heure & demie, ou
de deux heures.

Chocolate, ou Chocolatl, est un nom indien composé de *hoco*, *Sonus*, Son, & de
Atte, *Atle*, *aqua*, eau ; parce que pour
l'ordinaire on se sert d'eau pour faire
le chocolat ; & que, quand on fait mous-
ser la liqueur, on excite un petit bruit

avec un inftrument de bois appellé moulinet.

ADDITION I.

LE chocolat eft fans contredit la meilleure chofe qui nous foit venue de l'Amérique, après l'or & l'argent. C'eft une nourriture faine, agréable, bienfaifante, & qui
produit une infinité d'effets admirables, fi
on ne la gâte point par un mélange de
drogues, qui, la rendant plus agréable au
goût, & à l'odorat, la privent en effet de
toutes fes bonnes qualités.

La bafe du chocolat eft le cacao. C'eft
un fruit particulier à l'Amérique qui eft
entre les deux tropiques : hors de cet efpace les arbres qui portent le cacao ne peuvent croître. Ils font d'une très-grande délicateffe. Depuis quelques années les cacao
tirées de la Martinique, & de la Guadeloupe, font péris, de forte qu'on n'en voit
plus en Europe que de celui de S. Domingue,
de la nouvelle Efpagne, & du Brefil. On
eftime beaucoup le cacao de Caraque. Il
eft gros, & bien nourri, il eft gras, il a
beaucoup d'huille, & il eft amer. Par ces
deux raifons il devoit être fort chaud ; cependant l'expérience montre qu'il eft plus
froid que temperé. Il nuiroit à la fanté fi
on ne corrigeoit fa froideur, & fon amertume, par le fucre, & les aromats, qu'on y
mêle. C'eft dans cette compofition que confifte la bonté & l'utilité du chocolat : la voici.

Le cacao étant bien choifi, on le fait
griller dans une poële, & on le remue fans

cesse pendant qu'il est sur le feu, afin que tous les grains soient également grillés. Il ne faut les griller qu'autant qu'il est né-cessaire afin que la pellicule dure, & cas-sante, qui l'enveloppe, se détache aisément; on l'étend aussi-tôt sur une table, on passe légerement dessus un rouleau de fer, qui brise la pellicule, & on le vanne pour ôter la pellicule ; ensuite, sans le remettre sur le feu, on le met dans un mortier de bronze, on le pile bien, & aussi-tôt on le met sur la pierre, & on le passe avec le rouleau de fer, tant, & si long-tems que la pâte de-vient impalpable.

Cependant on pile du sucre fin, & on le passe au tamis fin.

On pile aussi la canelle, le girofle, & la vanille. On passe le tout au tamis de soie, & on mêle le tout dans la pâte dans la-quelle on le fait incorporer en le passant sur la pierre, jusqu'à une très-parfaite union, qui fasse qu'on ne puisse connoître pas une des matieres que l'on a jointes ensem-ble.

Proportion des matieres.

Sur une livre de pâte de cacao on met une livre de sucre, une ou deux gousses de vanil-le, selon que l'on veut lui donner plus d'o-deur, deux gros de canelle, & deux girofles.

Le cacao entier diminue d'un quart, & quelquefois d'un tiers, selon la bonté du fruit, qu'il est récent, & qu'il a été plus ou moins grillé.

Les Américains aiment fort à le bien

griller, parce qu'il eſt plus aiſé de le paſſer ſur la pierre ; mais ceux qui le font
faire doivent l'empêcher, parce qu'il perd
ſon huile, en quoi conſiſte ſa bonté.

Maniere de préparer le Chocolat en boiſſon.

On prend deux onces de chocolat, c'eſt-
à-dire, une once de cacao & une once de
ſucre, & on le racle, ou ratiſſe, bien menu ; pendant qu'on y eſt occupé, on met trois
taſſes d'eau, ou un demi-ſetier, dans une
caffetiere, & on la fait bouillir ; on met
dans une autre caffetiere, ou chocolatiere,
le chocolat en poudre ; on y joint un œuf
frais, jaune & blanc, & on le mêle bien
avec le moulinet ; enſuite on y verſe l'eau
bouillante peu à peu ſur la matiere, & on
l'agite fortement avec le moulinet, afin
de le faire bien mouſſer. Quand toute l'eau
bouillante eſt dans la chocolatiere, on la
met ſur le feu, & on remue fortement. Dès
que la matiere commence à monter, on la
retive du feu ; car il ne faut jamais lui
permettre de bouillir ; on feroit de la colle,
& non de bon chocolat.

On remue fortement, & on remplit peu
à peu, de mouſſe les trois taſſes que l'on a
préparées. Il faut que la mouſſe ſoit de
la conſiſtence de la crême fouettée. On
prend le chocolat le plus chaud qu'il eſt
poſſible. Si on ne prend pas les trois taſſes
tout de ſuite, on peut conſerver ce qui
reſte dans la chocolatiere, & quand on s'en

veut

veut fervir, on y remet deux cuillerées
d'eau & une cuillerée de fucre; on remue
bien avec le moulinet, afin d'incorporer la
nouvelle matiere avec l'ancienne; on met
la chocolatiere fur le feu, on continue de
faire agir le moulinet, &, dès que la matiere
eft affez chaude fans lui donner le temps
de bouillir, on la verfe peu à peu dans les
taffes, & on peut de cette maniere avoir
quatre taffes de très-bon chocolat.

On fe trompe quand on croit que le chocolat fait de cette maniere n'eft pas nourriffant, parce qu'il femble que ce n'eft que
de la mouffe. Il n'eft pas moins nourriffant;
mais il eft plus leger, plus facile à digérer; il s'unit plus aifément à la nourriture
qui eft dans l'eftomac, il pefe moins, & il
a toutes les qualités que l'on peut fou-
haiter pour être falutaire.

Il y a des gens qui avant de prendre le
chocolat, ou après l'avoir pris, boivent un
verre d'eau: ce ne peut-être que pour appaifer la chaleur exceffive que doivent
produire les aromats trop chauds que l'on
y a mis, comme la trop grande quantité
de vanille, le mufc, l'ambre, la poudre d'Ouacaca, & autres drogues, qui font
exceffivement chaudes, & qui peuvent al-
lumer dans la poitrine un feu nuifible, &
très-dangereux à la fanté. Il eft plus aifé
d'empêcher un incendie, que d'y apporter
du reméde. Ainfi il eft plus raifonnable de
fe priver de ce qu'il flatte trop l'odorat, &
le goût, que d'avoir recours à des remédes
pour en éloigner les mauvais effets.

Tome I.   E

La maniere que l'on donne ici , & qui eſt conforme à l'uſage des gens raiſonnables en Amérique , & en Europe , eſt ſans contredit la meilleure. Il n'entre dans cette compoſition que les aromats abſolument néceſſaires pour corriger la trop grande froideur, & l'amertume, du caçao , & cela doit ſuffire.

Huile , ou beurre de Cacao.

Le caçao ſert encore à faire une huile qui, étant figée, a la conſiſtence du beurre, & qui eſt un reméde ſpecifique pour les hémorrhoïdes, pour les dartres, & autres vices de la peau.

On prend du meilleur cacao , & du plus récent ; on caſſe ſous la dent la pellicule qui l'enveloppe ; on le pile pour le réduire en poudre , & on étend cette poudre ſur une toile forte, & claire. On le met ainſi dans un tamis , & on met le tamis ſur une terrine pleine d'eau bouillante. La vapeur de l'eau pénétre la poudre , & la met en bouillie. On l'enveloppe auſſi-tôt dans la toile, & on la met ſans la preſſer entre des plateaux , que l'on a eu ſoin de faire chauffer. On preſſe fortement, & il en ſort une huile qui ſe congele , & qui prend la conſiſtence du beurre, & même du fromage.

Ce beurre ne ſe rancit jamais n'a point de mauvaiſe odeur, & ſe conſerve tant qu'on veut.

Pour les hémorrhoïdes , on en oint la partie affligée , & quand les hémorrhoïdes ſont

internes, on fait une petite tente bien imbibée du beurre chaud, & on le met dans
l'endroit malade, & on est soulagé en peu
de momens, &, continuant ce reméde quelques jours, on se trouve absolument guéri.

Pour les dartres, & autres vices de la peau,
on se frotte avec ce beurre sans le faire
chauffer. On met un papier blanc dessus, &
on renouvelle le reméde deux fois par jour;
en très-peu de jours on est absolument
guéri.

ADDITION II.

L'auteur de la premiere Addition laissant plusieurs choses à désirer, nous allons
tâcher d'y suppléer.

Le cacao est le fruit d'un arbre nommé
Cacaoyer. Il produit une silique qui renferme sept ou huit amandes de la grosseur
d'une féve de marais. L'on en tire beaucoup d'huile, que l'on peut employer au
lieu de l'huile d'olives. Voici, pour la tirer,
deux procédés différens de celui 'on vient
de lire.

On fait légérement griller le cacao; on
le moud; on le pile; on le jette dans l'eau
bouillante. Après une demi-heure d'ébulli-
tion on jette le tout dans une toile forte,
& on exprime fortement le marc. Quand
l'eau est réfroidie, on récueille l'huile qui
surnage. Si elle n'est point assez nette, on
la passe par plusieurs eaux chaudes.

D'autres pilent seulement le cacao sans
le faire griller, & mettent la pâte dans un
linge, & versent dessus de l'eau chaude.

On la preſſe enſuite, & on recommence l'opération juſqu'à ce que toute l'huile ſoit extraite.

Il paroît que ce ſecond procédé doit mériter la préférence ſur le premier.

J'ajouterai aux vertus de cette huile que quand on en uſe deux ou trois fois le mois, comme on l'a vu, elle attendrit de maniere les vaiſſeaux hémorrhoïdaux qu'ils ſe déchargent ſans peine du ſang qu'ils contiennent. Elle eſt auſſi propre pour nettoyer le teint, en ôter les rougeurs, & les dartres.

C'eſt improprement qu'on donne à cette préparation le nom d'huile. Elle ſeroit mieux nommée beurre ; puiſqu'elle en a la ſolidité, & la conſiſtence : auſſi faut-il la faire fondre quand on veut l'employer en ſalade, comme font les Flamands quand ils employent le beurre frais au même uſage.

Ce n'eſt pas ſeulement pour dépouiller le cacao d'une peau dure, & ſéche, qu'on le grille dans la poële, comme le caffé, quand on en veut faire du chocolat ; c'eſt auſſi pour volatiliſer ſon huile, en faciliter l'iſſue, & aider la trituration de l'amande. Mais, s'il eſt trop grillé, il perd par l'évaporation la partie volatile de ſon huile, & par conſéquent beaucoup de ſa qualité.

La trituration que l'on donne à ces amandes dans le mortier n'étant pas ſuffiſante pour rendre la pâte bien égale, on la broye ſur une pierre avec un rouleau de fer poli.

Les pierres doivent être choiſies fermes, & poreuſes ; poreuſes, afin que le feu qu'on

met deſſous les pénétre aiſément ; fermes ,
afin qu'elles ne s'écaillent pas, & qu'elles
ne ſe calcinent, & ne s'égrainent pas. Elle doivent être exactement polies, lavées,
& bien eſſuiées, auſſi-tôt qu'on a achevé de
s'en ſervir ; creuſées dans toute leur longueur, de maniere qu'elle ſoient concaves.
On leur laiſſe trois ou quatre pouces d'é-
paiſſeur, & on les éleve ſur des pieds, afin
de les mettre a la portée du fabricant, & de
pouvoir mettre du feu deſſous.

Le rouleau dont on ſe ſert doit avoir
deux pouces de diametre, ſa longueur doit
être égale à la largeur de la pierre, &
chacun de ſes bouts doit être garni d'une
poignée d'un pouce de diametre, & de ſix
à ſept de longueur. L'Auteur de la premiere
addition ne parle pas de feu, parce que
dans les iſles on travaille la pâte au ſoleil.

On met peu de pâte à la fois ſur la pierre. On la broie en la preſſant fortement,
& l'étendant avec le rouleau ; & on la ra-
maſſe à meſure ſous le rouleau, & on continue l'opération juſqu'à ce que la pâte ſoit
au toucher auſſi fine, & auſſi égale, qu'il eſt
poſſible. On garnit de linge les côtés de la
pierre, afin de recueillir la pâte qui pourroit
tomber.

Pour faire cent livres de chocolat, on
prend quarante livres de pâte ainſi préparée ;
ſoixante livres de ſucre fin bien ſec, &
bien tamiſé ; deux livres de canelle, quatre
onces de girofle, & dix-huit onces de vanille pilées avec les autres aromats, & l'on
y joint autant de muſc, & d'eſſence d'ambre,

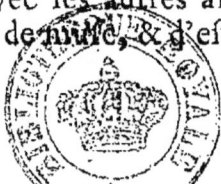

E iij

qu'on juge à propos. Pour empêcher le fucre de fe fondre en le mêlant avec la pâte ,
& le travaillant fur la pierre , on y joint
quelques poignées de farine de féves paffée
au tamis de foie ; & , lorfque toutes ces chofes font incorporées de maniere que la blancheur de fucre ne fe fait plus remarquer ,
on laiffe un peu réfroidir la maffe , & on
la met dans des moules de fer blanc figu-
rés à volonté. Il faut garder le chocolat
dans un lieu fec , après l'avoir enveloppé
dans du papier.

Lorfqu'on veut fe fervir de ce chocolat ,
on met dans la chocolatiere autant de taffes d'eau qu'on veut faire de taffes de chocolat ; on la fait bouillir , & on jette dedans autant d'onces de chocolat qu'il y a
de taffes d'eau , après l'avoir caffé en petits morceaux. On fait bouillir un peu le
tout , puis on agite fortement la liqueur
avec le moulinet pour diffoudre entiérement la pâte. On remet la chocolatiere au
feu pendant quelque tems ; on l'ôte , & on
fait agir le moulinet pour faire élever le
chocolat en mouffe , & on en remplit peu
à peu les taffes au moyen de la platine qui
eft au-deffus de la noix. Quand toute la
mouffe eft partagée , on partage de même
le chocolat qui n'a point mouffé dans la
chocolatiere. Telle eft la méthode des Efpagnols , & des Italiens.

On fait auffi le chocolat au lait ; mais
il n'y faut mettre qu'un tiers , ou la moitié , de la dofe qu'on met dans celui qui
fe fait à l'eau. Il faut auffi retrancher l'œuf ,

dont on a vu qu'on faifoit ufage en Amérique.

Il faut prendre garde que le chocolat ne
fente la fumée, & par cette raifon il vaut
mieux le faire fur le fourneau que devant
le feu. Cela eft auffi plus commode pour le
faire mouffer. Les chocolatieres, qui fe
font en cône tronqué, font plus commo-
des que les caffetieres, pour le faire mouffer.

On fait une efpece de chocolat qu'on
appelle chocolat de fanté, où on ne met
aucun aromat; feulement pour lui donner
un goût plus agréable, on y met un peu
de canelle battue.

Comme le chocolat prend fort aifément
l'humidité, bien des gens préférent la fimple pâte de cacao, qui n'eft autre chofe que
le chocolat fans fucre, & fans aromats. Celui-ci n'eft pas fi fujet à fe moifir. Il faut
le raper pour en faire ufage. Une demi
once par taffe fuffit; on met du fucre à volonté, & même des aromats, fi on le juge
à propos.

On penfoit autrefois que le chocolat feroit extrêmement froid, s'il n'étoit corrigé
par le fucre, & même les aromats, & l'on
donnoit pour preuve de cette propofition,
1°. que l'huile de cacao eft fi froide qu'un
verre feroit capable de faire mourir celui
qui le boiroit. On ne dit pas qu'on en ait
fait l'effai. 2°. Que, fi le chocolat n'étoit
extrêmement froid, les épiceries, & les ingrédiens, que les Italiens y mettent, le rendroient extrêmement chaud; ce qui ne fe re-

marque par aucun mauvais effet. Suivant
les Médecins Espagnols, il échauffe les estomacs froids, & rafraîchit les estomacs
chauds. Aussi le regardent ils comme propre à tous les tempéramens. Ce qu'il y a de
certain, c'est qu'il donne de l'appetit aux
uns, & l'ôte aux autres, & qu'il donne de
l'appetit un jour à la même personne qui
le lendemain en éprouve un effet contraire ; ce qui confirme le sentiment des Médecin Espagnols. On ne lui remarque pas,
comme au caffé, la vertu de mettre le sang
dans un mouvement violent. Il n'est point
non plus diurétique comme le thé. Il
n'est point sudorifique ; mais il est légerement diaphorétique. Le grand usage qu'on
en fait dans les pays chauds prouve qu'on
en peut faire en quelque maniere excès
sans s'incommoder.

On a vu dans l'addition précédente que
les cacaoyers des isles de la Martinique, &
de la Guadeloupe, avoient péri ; depuis que
l'Auteur a fait cette remarque le même
accident est arrivé à S. Domingue. Tous
les cacaoyers plantés en pépiniere ont péri.
Il y en a pourtant encore dans toutes les
isles. Le gros cacao de la côte des Cara-
ques vaut mieux que celui de nos isles. Il
faut le choisir nouveau, non mariné, ni
vermoulu, qui ait le goût plus vineux que
sucré, & qui soit enfermé dans des cerons
de cuir, & non dans la toile.

La vanille doit être choisie moëlleuse, &
odoriférante, & non pas noire, desséchée,
gresillante, & raccommodée. Il faut que

tous les brins soient égaux. On la met ordinairement par petits paquets de quatre à cinq onces. Les marchands trompent souvent en mettant de bonne vanille au dehors, & de mauvaise en dedans. C'est à quoi il faut prendre garde.

On frelate le chocolat en mêlant des amandes avec le cacao, ce qui le rend fade. Au lieu d'y mettre de bon sucre on y met de mauvaise castonnade. C'est ainsi qu'on le donne à bon marché. Il n'est pas possible de l'avoir bon sans y mettre un prix plus fort que celui que le vendent les coureurs, & même certains fabricans. **B.**

CHAPITRE IX.

Du Caffé.

LE caffé doit être choisi nouveau, Choix. bien mondé de son écorce, net, de moyenne grosseur, bien nourri, grisâtre, qui ne sente point le moisi, qui n'ait point été mouillé par l'eau de la mer, & qui jette une odeur forte & très-agréable quand on le brûle, & même quand il a été brûlé.

Le caffé fortifie l'estomac, & le Bons effets. cerveau; il hâte la digestion; il ap-

E v

paife les maux de tête ; il abbat les
vapeurs du vin , & des autres liqueurs fpiritueufes ; il excite les
urines, & les mois, aux femmes ; il
purge de certaines gens par le ventre ; il rend la mémoire & l'imagination plus vives, & il donne de la
gayeté. Ce dernier effet a été obfervé, dit-on, en premier lieu par
les bergers d'Arabie , qui remar-
querent, avant qu'on eût fait aucun
ufage du caffé , que , quand leurs
moutons avoient mangé de cette efpece de légume , ils gambadoient
d'une maniere extraordinaire.

Mauvais ef-
fets.

L'ufage exceffif du caffé maigrit
beaucoup , empêche ordinairement
de dormir , épuife les forces, abbat
les ardeurs de Vénus , & produit
plufieurs autres inconvéniens pareils.

Le caffé donne beaucoup d'huile ,
& d'acide, & une affez grande quantité de fel alkali volatil, & fixe. Ce
dernier a quelquefois une odeur ,
& une faveur de foufre, & noircit le vaiffeau où l'on l'a fait évaporer.

Il convient, modérement pris, principalement en temps froid, aux vieillards, aux phlegmatiques, & à ceux qui font gras, & replets; mais il eft moins convenable aux bilieux, aux mélancholiques, & à ceux qui ont un fang épais, & brûlé.

Le tems, l'âge, & le tempérament.

REMARQUES.

L E caffé eft un petit fruit long, & renfermé dans une gouffe ligneufe, & moyennement dure. Quand on a féparé ce fruit de fa gouffe, il fe partage de lui-même en deux moitiés, dures & jaunâtres, telles qu'on les trouve chez les Droguiftes.

L'arbre qui porte le caffé naît en abondance dans l'Arabie heureufe, & principalement au royaume d'Yemen; & encore, fuivant quelques Auteurs, aux environs de la Mecque. Jean Bauhin donne la defcription de cet arbre, & de fon fruit, dans fon Hiftoire Univerfelle des plantes, Tom. I. pag. 422, fous les noms de *Ban*, *Bon*, *Buna*, *Bunnu*, *Bunchos*.

Le caffé a différens noms, fuivant les différens pays. Les Allemands & les Anglois l'appellent Coffi, ou Coffé; les Turcs le nomment Chaube, mais plus ordinairement Cahué; & ils donnent aux lieux publics où l'on en va boire un nom turc, qu'on traduit en François Cavehannes. On dit que les maîtres de ces Cavehannes en Turquie

Différens noms.

E vj

entretiennent une fimphonie de voix, & d'in-
ftrumens, pour divertir leurs buveurs.

La maniere de préparer le caffé eſt de
le faire rôtir à un feu lent, obſervant toujours, autant qu'on peut, qu'il ſe rôtiſſe
également partout. Quand il a acquis une
couleur brune rougeâtre, on le réduit en
poudre, & l'on en fait une boiſſon aſſez
connue.

Les Turcs, les Arabes, & quantité d'autres peuples de l'Orient, à qui l'uſage du
vin eſt défendu, ſe ſervent depuis pluſieurs
ſiécles de cette boiſſon; & elle s'eſt rendue
ſi commune depuis quelques années dans
toute l'Europe, qu'en France, en Hollande, en Angleterre, & dans pluſieurs autres
pays, les rues ſont parſemées de lieux publics, appellés Caffés, qui ſervent pour ainſi
dire, de rendez-vous à la plupart des jeunes gens, & où l'on ne manque jamais de
compagnie.

On prétend que le caffé eſt beaucoup plus
délicieux ſur le lieux où il croit, que quand
il a été tranſporté juſqu'à nous. Monſieur
Bernier, Docteur en Médecine, fort connu
par ſes voyages, dit que, n'ayant pû s'accommoder du caffé qu'on lui avoit préſenté
en différens pays, il trouva celui de l'Arabie heureuſe ſi excellent qu'il y en prenoit juſqu'à cinq & ſix taſſes par jour avec
beaucoup de plaiſir. Il ſe peut bien faire
que par le tranſport le caffé perde quelques parties volatiles, & exaltées, qui contribuoient à le rendre d'un goût plus exquis

Le caffé rôti, & pris en teinture, fortifie
l'estomac, non seulement parce qu'étant
un peu amer il absorbe les aigres vicieux
qui en débilitoient les fibres ; mais encore
par les parties volatiles, & exaltées, qu'il
contient. Car tout le monde sçait que les
matieres chargées de principes volatils,
étant appliquées sur une partie, la fortifient. Le caffé est encore propre par les
mêmes parties dont on vient de parler à
diviser, & à atténuer, les parties grossieres
des alimens, & par conséquent à hâter la
digestion. Il abbat quelquefois les maux de
tête en raréfiant les sucs visqueux, & acides, qui s'étoient arrêtés aux membranes
du cerveau, & qui y causoient des picottemens. Il excite les mois aux femmes par
la même raison, c'est-à-dire, en atténuant
les sucs lents, & visqueux, qui empêchoient
l'écoulement de l'humeur des mois. Il donne de la gayeté, & rend la mémoire plus
vive ; parce qu'il subtilise un peu toutes
les liqueurs du corps, & qu'il communique à leurs parties un peu plus de mouvement qu'elles n'en avoient. Enfin, on remarque visiblement qu'il abbat les vapeurs
du vin, & qu'il empêche, ou du moins
qu'il diminue, l'ivresse. Il produit cet effet
de plusieurs manieres. 1°. Parce qu'il est
propre à absorber les aigres, comme il a
déja été dit : or les vapeurs du vin sont
ordinairement fort aigres, &, trouvant un
corps dans l'estomac qui s'oppose à leur
exaltation, elles s'y unissent, & se précipitent ensemble. C'est peut-être par la même

raison que quelques amers font propres
pour l'ivreffe. 2°. Parce qu'il fortifie, &
refferre, l'eftomac, de forte que ces vapeurs
paffent plus difficilement par fes pores, pour
fe filtrer immédiatement dans quelques vaiffeaux fanguins , & pour être portés de-là
dans la fubftance du cerveau. Car il ne faut
pas croire que les vapeurs du vin , & des
autres liqueurs fpiritueufes , fuivent toujours la route des veines lactées. Plus d'une
expérience prouve le contraire , & l'on auroit bien de la peine, en fuppofant toujours cette route , d'expliquer plufieurs effets de ces liqueurs. Cette route ne convient donc particulierement qu'aux parties
groffieres des alimens ; car celles qui font
fubtiles trouvent aifément paffage par un
nombre infini de pores tout ouverts , dont
l'eftomac , & généralement toutes les parties du corps , font parfemées. Enfin , le
caffé empêche ou diminue l'ivreffe, parce
qu'il hâte la digeftion. En effet les alimens imbibés des efprits du vin , qui par
leur féjour dans l'eftomac donnoient lieu
aux vapeurs du vin de s'élever, & de fe
filtrer au travers de fes membranes, défcen-
dent plutôt qu'ils n'auroient faît, dans les
inteftins, & entraînent avec eux les efprits
dont ils s'étoient chargés, & qui, fuivant
par conféquent une route bien plus longue,
fe diffipent, ou perdent la plus grande partie de leur force, avant que de parvenir
jufqu'au cerveau. De plus le caffé, en dé-
chargeant l'eftomac d'un poids qui l'accable, & qui irrite fes fibres, peut encore dimi-

nuer, ou enlever, le mal de tête que l'on reſſent ordinairement dans l'ivreſſe. En effet nous voyons aſſez ordinairement que, quand l'eſtomac eſt chargé de mauvaiſes humeurs, qui cauſent des irritations, & des picottemens à ſes fibres, on eſt auſſi accablé du mal de tête, qui ceſſe quand on a emporté les mauvaiſes humeurs de l'eſtomac ; ce qui a fait dire à pluſieurs perſonnes qu'il y a une grande ſympathie entre la tête & l'eſtomac.

L'excès du caffé eſt du moins auſſi pernicieux à toute ſortes de gens que ſon uſage moderé eſt quelquefois ſalutaire. Les mauvais effets qu'il cauſe en cette occaſion, ſont de maigrir, d'abbatre les forces & les ardeurs de Vénus, d'empêcher de dormir ; la raiſon en eſt qu'il excite pour lors dans toutes les liqueurs du corps des fermentations, & de raréfactions, exceſſives qui les alterent conſidérablement, & qui les privent d'une grande partie de leurs eſprits; cette altération ne ſe peut faire dans les liqueurs du corps que les parties ſolides qui en ſont continuellement humectées, ne s'en reſſentent, & que leurs fibres ne perdent beaucoup de leur force, & de leur reſſort. Il ne faut donc pas s'étonner ſi quelques gens après avoir fait un uſage trop fréquent du caffé, deviennent impuiſſans, & même paralytiques, comme Willis, & d'autres Médecins, l'ont obſervé.

On s'étoit aviſé en France de faire une boiſſon un peu reſſemblante à celle du caffé, avec le ſeigle rôti, puis pulveriſé. On rôti

Boiſſon faite avec le ſeigle

pourroit encore fe fervir pour cela des féves , de l'orge , & de plufieurs autres femences préparées de la même maniere; mais
aucune de toutes ces drogues ne fait une
boiffon auffi agréable que celle du caffé.

ADDITION I.

On n'a rien à ajoûter à ce que M. Lemery a dit du caffé. La difficulté eft d'en trouver de bon , & qui foit récent.

On le cultive dans l'Amérique entre les
deux tropiques , & il vient à merveilles.
Ceux qui voudront de plus grands éclair-
ciffémens fur cette matiere , peuvent confulter la rélation de l'ifle de Cayenne du
pere Labat, & ils feront entierement fatis-
faits.

ADDITION II.

Il n'y a préfentement aucune de nos colonies où ne cultive le caffé. Celui de
la Martinique eft le meilleur qui s'y recueille , & celui de l'ifle de Bourbon eft le moindre de tous. Ce n'eft prefque que depuis le
défaftre arrivée aux cacaoyers de S. Domingue , dont nous avons parlé dans le
chapitre précédent, qu'on y cultive le caffé. Cet arbriffeau y vient très-aifément, &
rapporte deux fois. Les habitans prétendent
que fa féve eft auffi bonne que celle de
Moka; mais que par des caufes qu'ils ne
peuvent deviner elle s'altere en paffant la
mer. Elle perd fon odeur en partie, & fon
goût fin, & même le grain groffit. Auffi

n'en confomme t'on gueres en France. On l'y garde ordinairement par entrepôt jufqu'à ce qu'on le vende aux habitans du Nord.

Quand on veut prendre le caffé au lait pur, il eft inutile de faire la dépenfe d'avoir du Moka, celui de la Martinique eft auffi bon ; mais, quoi qu'on affure que le caffé de la Martinique gardé pendant plufieurs années foit auffi bon que celui d'Arabie, je ne puis concevoir qu'il acquere jamais le parfum de ce dernier.

Le meilleur caffé doit être médiocrement gros. On peut le prendre indifféremment roux, ou verd ; mais on eft fûr de l'avoir bon quand il exhale une odeur aromatique. C'eft ce que n'a pas le caffé de nos Colonies. Il perd cette odeur, & même en prend une mauvaife, quand il eft mariné ; & il ne faut pas s'imaginer que le caffé ait befoin d'être trempé de l'eau de mer pour être mariné. Cette fève contracte un mauvais goût le plus aifément du monde, & une longue traverfée eft capable de le lui donner. C'eft ce qui fait que le caffé qu'on appelle communement de Marfeille eft meilleur que celui que vend la Compagnie des Indes. Il n'a que le trajet de la Méditerranée à faire pour venir en France, ce qui n'eft communément qu'une traverfée de quinze jours ; étant apporté fur les côtes de l'Afrique oppofées à Marfeille à dos de chameau ; au lieu que celui de la Compagnie eft quelquefois fix mois, & plus, en mer. Au refte il faut fçavoir qu'il eft bien

rare d'avoir le caffé de Merseille bien franc.
Les Négocians, ordinairement plus amateurs
de l'argent que de l'honneur, & de la droi-
ture, le mêlangent de caffé des isles, &,
pour tromper plus adroitement, ils en-
voient à la rencontre des vaisseaux long-
tems avant qu'ils arrivent au port, afin
que ceux qui viennent en enlever à la dé-
charge s'imaginent l'avoir sans mêlange.
Aussi en a-t'on quelquefois de Marseille qui
est inferieur à celui de la Compagnie.

M. Hecquet, qui aimoit le caffé, en
conseilloit l'usage à tout le monde. Peut-
être même le faisoit il dans des vues de
religion, persuadé qu'il étoit ennemi des
plaisirs de l'amour, comme l'avance M. Lemery. Il raconte à ce sujet une histoire
plaisante d'une Sultane de Perse qui étoit
fort mécontente des services amoureux que
lui rendoit le Sophi. Elle voioit un jour
tourmenter un cheval que l'on alloit hon-
grer. Elle demanda d'un air pitoiable ce
qu'on vouloit faire à ce pauvre animal. On
lui dit qu'il étoit trop amoureux, & qu'en
conséquence on alloit détruire jusques
dans sa source la cause de ses emporte-
mens. Sans lui faire tant de mal, répon-
dit la Sultane, il n'y a qu'à lui faire prendre du caffé. B.

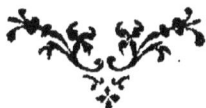

CHAPITRE X.

Du Thé.

LE thé doit être choisi nouveau, Choix.
en petites feuilles vertes, & entieres; d'une odeur & d'un goût de
violettes. On le doit garder dans un
vaiffeau de verre, ou dans une boëte bien bouchée, de peur qu'en s'é-
vantant il ne perde beaucoup de
parties volatiles en quoi confifte fon
odeur, & fon goût agréable.

Il eft falutaire pour les maladies Bons effets.
du cerveau, & pour celles du genre
nerveux. Il recrée les efprits; il
abbat les vapeurs; il ôte le mal de
tête; il empêche l'affoupiffement;
il hâte la digeftion; il purifie le fang;
il excite l'urine; il eft convenable aux phthifiques, & aux fcorbutiques.

Nous ne remarquons point que le Mauvais ef-
thé produife de mauvais effets. Il fets.
peut néanmoins, étant pris en grande quantité, fubtilifer un peu trop
le fang.

Principes. Il contient beaucoup d'huile exaltée, & de fel volatil.

Le tems, l'â-
ge & le tem-
pérament. Il convient en tout temps, à toute forte d'âge, & de tempérament.

REMARQUES.

COMME nous nous fommes toujours fort
attachés à prendre ce qu'il y avoit de bon
dans la maniere de vivre de chaque nation,
nous n'avons point négligé l'ufage d'une
boiffon dont fe fervent plufieurs peuples
d'Orient, & qu'ils préparent avec les feuilles du thé infufées chaudement dans quelque liqueur, comme de l'eau, ou du lait,
jufqu'à ce que la liqueur ait tiré une teinture de ces feuilles, & qu'elle ait aquis un
goût, & une odeur agréables.

Les feuilles du thé font oblongues, pointues, minces, un peu dentelées en leurs
bords, de couleur verte. Elles naiffent à un
petit arbriffeau affez reffemblant au myrthe,
& qui croît également bien en terre maigre,
& en terre graffe. Les Chinois, les Japonnois, & les Siamois, chez qui cet arbriffeau eft fort commun, en cueillent les
feuilles dans le printemps, pendant qu'elles font encore petites, & tendres, & ils nous
les envoyent après les avoir fait fécher.

Les Japonnois cultivent encore chez eux
avec foin, une autre efpece de thé appel-
Chaa, oulé *Chaa* ou *Tcha.* Ses feuilles font faites
Tcha. comme celles du thé ordinaire; mais elles
font plus petites, ayant une couleur verte

plus claire, tirant sur le jaune, d'un goût, & d'une odeur, beaucoup plus agréables. Ces feuilles naissent à un arbrisseau de la grandeur d'un groseiller. On les fait sécher comme les autres, & l'on nous les envoie. Quelques-uns les appellent improprement fleurs de thé, parce qu'elles sont encore meilleures pour le goût que le thé ordinaire.

La boisson du thé est généralement estimée fort salutaire, & avec raison, puisqu'elle produit beaucoup de bons effets, & très-peu de mauvais. On doit même la préférer à celle du caffé : car l'usage excessif du caffé est quelquefois très-pernicieux, & l'on voit des personnes qui boivent jusqu'à dix ou douze tasses de thé par jour, sans en ressentir aucune incommodité. La plupart des bons effets que nous avons attribués au thé proviennent de ses principes volatils, & exaltés, capables de fureter dans tous les recoins des parties. Il fortifie l'estomac par le secours de ces mêmes principes volatils, & de plus par quelques particules absorbantes, que son astriction & sa petite amertume nous dénotent qu'il contient. Il purifie la masse du sang, parce qu'il l'entretient dans une juste fluidité, en brisant les matieres grossieres qui faisoient obstacle à son mouvement. Enfin ses parties huileuses, & balsamiques, étant charriées en différens endroits du corps, absorbent, & embarrassent, les sels âcres & picottans qu'ils trouvent à leur passage. C'est pour cette raison que l'usage du thé est convenable aux phthisiques.

On dit que dans les lieux où vient le thé ceux qui s'en servent ordinairement ne font jamais exposés aux atteintes de la pierre, ni de la goute. A la vérité nous ne voyons point que ceux qui boivent ici tous les jours du thé en reçoivent les mêmes avantages. Apparemment qu'on ne nous envoie pas le meilleur, ou que, si l'on nous l'envoie, le temps & la longue navigation lui font perdre beaucoup de sa vertu.

Autres boisfons. On peut faire quantité d'autres boisfons avec les bayes de génievre, avec les femences d'anis, de fénouil, de coriandre ; ou enfin avec les feuilles féches de bétoine, de fauge, de romarin, & plusieurs autres, que l'on doit approprier au tempérament & aux incommodités de ceux à qui on les ordonne. On prépare ces différentes boisfons de même que le thé, & l'on les boit chaudes fans fucre, ou avec du fucre.

Vulneraire & capillaires en boisfon. On se fert encore beaucoup depuis quelque temps des vulnéraires de Suisse, des capillaires, & de la véronique, infufés chaudement dans de l'eau, comme le thé. Ces boisfons font humectantes, & pectorales ; elles ont un goût assez agréable ; mais, qui ne l'est pas autant que celui du thé, & elles font du moins aussi salutaires que lui.

ADDITION.

L'ARBRE du thé à la Chine est un petit arbrisseau de deux pieds de haut, qui croît sur des montagnes fabloneufes. Il abonde dans la province de Fokien. Il y en a aussi dans celle de Canton; mais il n'eſt pas ſi fin. Les feuilles de cet arbriſſeau, qui ſont ſemblables à celles du grenadier, ſont ce qu'on appelle en Europe le thé.

On tire trois ſortes de thé de chaque arbre, ſçavoir des plus grands feuilles, des moyennes, & des plus petites. Les Chinois coupent quelquefois les queues & les pointes de ces feuilles, ce qui en change le prix.

Ils mettent ces feuilles ſur le feu dans une poële fort mince de fer fondu, & la chaleur les roule preſque entiérement. En l'ôtant de la poële on acheve de les rouler en les paſſant entre les mains.

Cet arbre produit un fruit qui n'eſt bon qu'à ſervir de ſemence : c'eſt une gouſſe groſſe comme le pouce, dans laquelle il y a trois grains chacun de la groſſeur d'une moyenne féve.

Il y a de deux ſortes de thé, l'un noir nommé *Bohé*, & par corruption *Bou*, à moins que ce ne ſoit la prononciation chinoiſe, l'autre verd, nommé *Gréen*.

Le thé bohé eſt de ttois eſpeces. L'un s'appelle ſimplement *Bohé*, qui en Chinois ſignifie *Montagne*, de ſorte que *thé Bohé* ſignifie *thé de Montagne*. Le ſecond ſe nomme *Péko*, où il y a quelques fleurs blanches, qu'on veut fauſſement être les fleurs du thé, mais qui viennent d'une plante aromatique du pays. C'eſt une tromperie dont les Anglois ont profité pour vendre plus cher leur thé bohé. La 3e s'appelle *Congo*, & vient du royaume de ce nom, où les habitans n'ont pas appris à le falfifier comme les Chinois.

Il y a pareillement trois fortes de thé vert, l'un s'appelle fimplement *Gréen*, & c'eft le moins cher ; le fecond fe nomme *Kaifer*, c'eft-à-dire *impérial*, qui eft plus délicat, & plus cher ; le 3ᵉ connu depuis peu, fe nomme *Anciam*, que les Anglois prononcent *Hencham*. C'eft le plus cher, & le plus délicieux de tous ; mais il s'en trouve peu.

La différence entre le Gréen & le Kaifer confifte en ce que l'un vient des feuilles d'en bas, qui font plus grandes, & c'eft le Kaifer, & l'autre des feuilles d'en haut, qui font plus petites.

Les thés noirs, ou bohé, fe font mieux avec l'eau de riviere, & de pluie, qu'avec l'eau de fontaine, ou de puits. Au contraire l'infufion des thés verds fe fait mieux dans l'eau de fontaine, & la plus vive eft la meilleure. Il faut que l'eau ait bien bouilli avant de la verfer fur le thé.

Il faut laver la thétiere dans l'eau bouillante, de même que les taffes. On met plus ou moins de thé felon la quantité de taffes qu'on veut tirer, mais toujours plus de noir que de verd, & entre les verds plus de l'impérial que du Gréen. Deux ou trois minutes après avoir mis l'eau fur le thé, on le verfe dans chaque taffe par degrès, c'eft-à dire fans emplir chacune de fuite, afin que chacune ait fa part du plus & du moins fait. Auffi-tôt après avoir rempli les taffes, il faut fans vuider entiérement la thé-tierre

tiere la remplir d'eau bouillante, afin que
la seconde infusion se fasse tandis qu'on
vuide les tasses. On continue de même
jusqu'à cinq ou six fois, si le thé est de bonne qualité.

Il ne faut point laisser le thé dans la thétiere, mais il faut la bien laver sur le
champ.

Le thé doit être gardé dans un lieu sec,
& tempéré; mais plutôt chaud que froid.
Il ne faut point le mettre dans du papier
ou du linge, ni avec du linge, ni dans un
endroit où il y ait de l'odeur. Il ne faut
point faire le thé verd, & le noir dans la
même thétiere. Au thé bohé principalement
il faut après avoir versé l'eau sur le thé y
jetter un petit morceau de sucre; l'infusion
se fait mieux.

Ces observations font connoître qu'on ne
prend pas de bon thé quand on l'apporte
tout fait de l'office.

Le thé est nuisible aux personnes qui ont
les nerfs de l'estomac & du bas ventre sensibles; il y cause un tiraillement qui approche de la douleur, mais qu'on soulage en
mangeant. Le verd est plus agaçant que le
noir. Ils le font moins quand on les fait
au lait pur, ou qu'on y mêle du lait.

On en fait grand usage en Hollande, en
Flandres, & en Angleterre; mais les nerfs
de l'estomac y sont moins sensibles que dans
d'autres climats, à cause de l'usage de la
bierre. Le thé peut même être très-bon
dans ces pays, pour diviser les pituites épaisses qu'engendre cette boisson.

On appelle je ne fçai pourquoi *Bava-roife*, le thé où l'on met du firop de ca-pillaire au lieu du fucre. Les Hollandois, & d'autres à leur imitation, ne mettent point de fucre dans le thé. Mais avant de l'avaler ils mettent dans la bouche un pe-tit morceau de fucre candi, lequel fondant avant qu'ils prennent la liqueur, & après qu'elle eft prife, laiffe dans la bouche un goût fucré qui corrige l'amertume du thé. Ils prétendent, je crois avec raifon, qu'il échauffe beaucoup moins.

Ramazzini, *de princip. valet. tuend.* donne pour maigrir une recepte que voici. Il faut peu dormir, prendre beaucoup de thé, fe faire vomir, & ufer des amers, & des acres. Hippocrate, qui ne connoiffoit point le thé, lui fubftituoit l'hiffope. Cette vertu def-ficcative du thé vient de fa qualité diuré-tique, & de ce qu'il irrite les nerfs, com-me nous l'avons remarqué plus haut. Or le mouvement paifible des efprits eft une des caufes productrices de l'embonpoint.

M. Lefmery remarque que l'on prend dans bien des cas des infufions en maniere de thé, & cite celle des vulnéraires de Suiffe, & plufieurs autres. Pour s'en fervir utile-ment, il faut connoître les vertus des plan-tes qu'on fait infufer, ou qu'on met en décoction. Nous allons parler de quelques unes.

Les vulnéraires font ce que les Suiffes ap-pellent *Faltranck.* C'eft un mêlange de plu-fieurs fleurs, & feuilles, aromatiques, & vul-neraires. Celle qui naiffent dans les mon-

tagnes de Suiſſe , & ſurtout ſur le mont
d'Or, ſont les meilleures.

Leur vertu eſt de purifier le ſang, & de
le réſoudre, dans quelque partie du corps
qu'il puiſſe être épaiſſi, ſoit par chute, con-
tuſion, ou autre accident.

On en prend une bonne pincée avec tous
les doigts de la même main ; on les fait
bouillir dans un verre de vin blanc, avec
un peu d'eau autant de temps qu'il en faut
pour durcir un œuf. On paſſe la liqueur,
qu'on fait boire chaude au malade bien couvert pour attendre la ſueur. On peut y mettre
un peu de ſucre.

Quand il n'y a point de ſang coagulé à
diſſoudre, & qu'on prend les vulnéraires
plutôt pour le plaiſir que par néceſſité, on
en prend une petite pincée avec trois doigts,
qu'on fait bouillir dans autant de taſſes
d'eau. On laiſſe enſuite infuſer les herbes
pendant quelque temps, & on prend l'infuſion avec un peu de ſucre. J'ai vu guérir
par l'uſage de ce remède une extinction de
voix rebelle pendant longtemps à tous ce
qu'on avoit fait pour la combattre.

Il y a quelques années qu'en Flandre on
faiſoit grand uſage de l'apalachine. Cet
arbre vient à la Louiſiane à la hauteur d'un
poirier, fort branchu, chargé de beaucoup
de feuilles, & il porte une petite graine
noire.

Les feuilles purifient le ſang, évacuent
la bile & la pituite, délaſſent, tiennent le
ventre libre, font uriner abondamment,
& font très-bien contre la gravelle. Ceux

qui font atteints de cette maladie doivent
en prendre plufieurs fois par jour. Les gouteux n'en fçauroient faire un trop grand
ufage. Depuis qu'on s'en fert à la Louifiane
les vifages les plus pâles ont repris leur in-
carnat; on fe fent rajeunir ; rien ne rend fi
leger ; aufli tous ceux qui aiment leur fanté
ne doivent pas négliger fon ufage.

On en met une bonne pincée dans une
pinte d'eau ; on la fait bouillir pendant un
quart d'heure , & on laiffe précipiter la
feuille. Elle peut fervir à une feconde infufion , & elle eft encore bonne à une troifieme, & plus , fi elle donne à l'eau la couleur du thé bou. On y fond un peu de fucre pour corriger une légere amertume.
Cette liqueur fe prend chaude. Elle caufe
quelquefois de légeres démangeaifons à ceux
qui ont le fang alteré , à caufe de l'abondante tranfpiration qu'elle procure. Elle
donne de l'appétit.

Les Sauvages , & les Efpagnols , en font
un ufage habituel , & s'en fervent pour
boiffon ordinaire. Ils font griller la feuille
dans un pot de terre , jettent deffus de l'eau
bouillante , & battent cette eau, qui mouffe
comme de la bierre. Ce mémoire a été
communiqué par un Officier qui a demeuré
longtemps à la Louifiane. On peut confulter à ce fujet la Thefe de M. de Juffieu ,
an in hac regione ficut in America Apalachi-
nes potus falubris.

On fait plus communément ufage de la
veronique, dont la décoction a un goût fort
agréable , & qu'on nomme le thé de l'Eu-

rope. Cette plante est, dit-on, plus recher-
chée des Chinois que leur thé ne l'est de
nous. Il faut la faire cueillir en fleurs dans
un terrein sec, & sablonneux. On fait de petits paquets des tiges que l'on fait sécher
suspendus, & qui se conservent très-longtemps dans un lieu sec enfermés dans une
boëte. La meilleure dont j'ai fait usage venoit des bois de Forges célebre par ses
eaux minerales.

Cette plante est fortifiante, aromatique,
vulnéraire. Elsner rapporte qu'une femme
qui avoit depuis seize ans une pierre dans
le rein vint à bout de la faire passer dans
l'urethre, en faisant habituellement usage
de la décoction de cette plante. La pierre
n'y fut pas plutôt entrée qu'elle causa de
vives douleurs ; mais une forte dose de la
même décoction la fit passer dans la vessie,
d'où l'usage continué de la même liqueur
bue abondamment la fit passer dans le col
de la vessie avec de grandes douleurs, &
une grande hémorrhagie. Mais ces accidens
ne tarderent pas à se passer. On aida ces
effets de la véronique en appliquant sur la
vessie un cataplasme de ses feuilles.

J'ai guéri une personne dont l'estomac
ne digéroit plus de tout en lui faisant prendre le matin plusieurs tasses de véronique
bien chaude, & à ses repas du vin chaud
suivant la méthode de feu M. Davini, premier Médecin du Duc de Modéne, expliquée dans sa dissertation *de potu vini calidi.*

La sauge fournit encore une décoction
agréable au goût, & fort salutaire, quand

F iij

il est question de fortifier l'estomac , de prévoquer les regles des femmes, d'échauffer , dessécher, resserrer, de résoudre la pituite , & les phlegmes épais qui embarrassent les poulmons , ou d'autres visceres. On en met à volonté dans l'eau , on la fait bouillir , & on la boit avec un peu de sucre.

On prétend qu'une forte décoction, comme d'une poignée dans une pinte d'eau reduite à trois demi-setiers, prise toute entiere , & bien chaude, pendant le frisson des fiévres ne tarde pas à les emporter.

L'école de Salerne fait tant de cas de ce simple qu'elle assure qu'il empêcheroit de mourir, s'il y avoit un reméde contre la mort.

Cur moriturus homo cui salvia crescit in horto ?
Contra vim mortis non est medicamen in hortis.

Cette école ne paroît point donner la préférence à une espece de sauge plutôt qu'à une autre ; cependant la petite espece mérite la préférence. Elle a plus de vertu , & d'agrément. La meilleure que nous ayons dans ce pays-ci vient de Catalogne , & de Provence.

On peut consulter sur l'usage de ce simple le *discours physique sur les propriétés de la sauge* par M. Hunaut , Médecin d'Angers.

Comme il n'est point possible de parcourir toutes les especes de boissons faites à la maniere du thé , nous nous bornerons à parler, pour finir, de trois plantes, l'une extrêmement célebre à la Chine, & chez

les sauvages de Canada ; mais qui n'a pas
fait grande fortune dans ce pays-ci, malgré les éloges qu'on lui a donnés ; je veux
dire le Gin-seng. Ce que nous en allons
dire est tiré des mémoires donnés à une personne de distinction par deux Missionnai-
res Jésuites. L'autre sera l'herbe à bour-
sier, & la 3ᵉ le capillaire.

Le Gin-seng se trouve dans la Tartarie
Chinoise, & dans le Canada.

Les Médecins Chinois le font entrer dans
presque toutes les compositions qu'ils donnent aux grands seigneurs. Il est d'un trop
grand prix pour les gens du commun ; en
effet il se vend au poids de l'or. (Mais il
faut remarquer que celui qui est si cher est
préparé, dit-on, avec de l'eau de ris de
maniere qu'il devient transparent. Les Médecins ne font pas le même cas de celui
qui n'a reçu aucune préparation. Il est pourtant douteux qu'elle ajoute beaucoup à ses
vertus, comme on doit le conclure de l'u-
sage qu'en font les Sauvages qui l'emploient
tel qu'il est, comme on le verra plus bas.)

On prétend à la Chine que c'est un reméde souverain pour les épuisémens causés
par les travaux excessifs du corps, & de
l'esprit ; qu'il dissout les phlegmes ; qu'il
guérit la foiblesse des poulmons, & les
pleuréfies ; qu'il arrête le vomissement, fortifie l'estomac, ouvre l'appétit, abbat les
vapeurs, fortifie la poitrine, divise le sang,
est bon pour les vertiges, les éblouissemens,
& pour prolonger la vie des vieillards. Il
est difficile, continue le Missionnaire, de

croire que les Chinois & les Tartares fiffent un fi grand cas de cette racine fi elle ne produifoit conftamment de bons effets. Ceux même qui fe portent bien en ufent fouvent pour fe rendre robuftes. Ce qui eft certain c'eft qu'elle divife le fang, qu'elle le met en mouvement, qu'elle aide la digeftion, & fortifie fenfiblement. J'ai éprouvé ce dernier effet fur moi-même en beaucoup d'occafions où mes forces étoient épuifées par le travail.

La feuille toute fraîche, & furtout les fibres, produifent à peu-près le même effet. On prend ces feuilles en Tartarie infufées à la maniere du thé, & l'on s'en trouve très-bien. On fait bouillir la racine un peu plus que le thé. Les Chinois ne donnent gueres au-delà du feiziéme d'une once de cette racine féche. Quand on eft en fanté il en faut bien faire dix prifes, & même on ne devroit pas en prendre tous les jours.

Les Chinois coupent la racine en petits morceaux, & la mettent dans un pot de terre verniffe avec un demi-fetier d'eau. Le pot étant bien fermé, on fait bouillir le tout à petit feu jufqu'à diminution de moitié. On le paffe, & on le prend fur le champ avec un peu de fucre. On tire une feconde teinture du marc; l'une fe prend le foir, & l'autre le matin.

Cette plante croît entre les 39 & 47e degrés de latitude feptentrionale, & entre les 10 & 20e degrés de longitude orientale en comptant du méridien de Pekin. On la trouve dans une chaîne de montagnes couvertes d'épaisses forêts, & sur le bord des rivieres parmi d'autres plantes, & jamais dans les lieux découverts. Si le feu prend à la forêt, le Gin-seng n'y revient que trois ou quatre ans après l'incendie.

S'il y a quelque endroit du monde où cette plante doive croître, c'est en Canada, où l'on trouve des forêts, & montagnes, ressemblantes à celle-ci.

Les endroits où croît le gin-seng sont séparées de la province d'Ouantong par une barriere du pieux de bois, & il y a une garde qui veille continuellement pour em-pêcher les Chinois d'aller chercher cette racine. L'Empereur, aimant mieux que les Tartares profitent de ce gain que les Chinois, a permi cette année à dix mille Tartares d'aller ramasser tout ce qu'ils pourroient de cette racine à condition que chacun d'eux donneroit à sa Majesté deux onces du meilleur, & que le reste leur se-roit payé au poids d'argent fin.

Voilà ce que mandoit ce Missionnaire en 1711.

Le P. Laffitau, aussi Jesuite, Missionnai-re chez les Iroquois du Saut, à trois lieues de Montréal, sur la description qu'il lut du gin-seng de la Chine, & de l'endroit où il croît, crut trouver cette plante en Ca-nada, la chercha soigneusement, & la trou-va effectivement.

Cette plante s'appelle en Canada *Garen-toyen*, mot Iroquois qui signifie la même chose que le mot Chinois gin-seng, c'est-

F v

à-dire reſſemblante à l'homme ; ce qui fait
juger que deux noms ſi ſemblables dans leur
ſignification n'ont pu être été donnés ſans une
communication d'idées , & par conſéquent
de perſonnes. D'où l'on pourroit conclurre
que les Tartares Orientaux , dont les mœurs
ſont aſſez ſemblables à celles des ſauvages
du Canada , ne ſont pas ſi éloignés de cette
contrée qu'on le penſe.

Un Sauvage tourmenté depuis long-
temps d'une violente fiévre fut guéri en peu
de jours en buvant de l'eau dans laquelle
il avoit mis cette racine broyée entre deux
pierres ; d'où l'on peut conclurre que c'eſt
un excellent fébrifuge.

Les Sauvages les plus habiles dans la connoiſſance des plantes ont aſſuré qu'ils s'en
ſervent avec ſuccès dans pluſieurs maladies ;
& que ſon uſage guérit la pleuréſie , le flux
de ſang , la phthiſie , & donne de l'embonpoint en peu de jours.

Le P. Laffitau ſe guérit d'un reſſentiment
de rhumatiſme par un cinquiéme d'once
pris à la maniere des Chinois en ſe mettant
au lit.

Les Sauvages , autres que les Iroquois , appellent le gin-ſeng *Godarogen*.

Le Miſſionnaire donne enſuite les vertus ,
& la préparation du gin - ſeng , qui ne
feroient qu'une répétition de ce qu'on a vu
plus haut. Il écrivoit en 1716.

Il y a du P. Laffitau une brochure ſur
les propriétés de cette plante , où la plante
eſt bien gravée.

J'obferverai que cette racine a une efpece de reffemblance aux cuiffes de l'homme, ou pour mieux dire à une culotte qui
feroit pleine. Je dis une efpece de reffemblance ; car on pourroit bien ne s'en pas
apperçevoir fi l'on n'en étoit pas prévenu,
& d'ailleurs toutes les racines ne l'ont pas.
Je ne connois pas le gin-feng de la Chine,
mais bien celui de Canada. Il a un goût
de régliffe quand on le met dans la bouche, &
peu de temps après ce goût fe change en une
amertume qui n'eft point defagréable. J'en
ai fait ufage pour moi même dans le cas
d'épuifément ; mais je n'ai pu le continuer
longtemps, à caufe des inquiétudes qu'il
me caufoit dans l'eftomac. D'où l'on pourroit conclurre qu'il n'eft point autant ami
des nerfs que les Chinois femblent le faire
entendre. Peut-être leur préparation avec
le ris corrige-t-elle ce défaut.

Quoique ce ne foit gueres ici la place de
formules pour les maladies, je crois qu'on
verra avec plaifir quelques receptes chinoi-
fes pour différentes circonftances.

Prenez huit onces de gingembre verd,
tirez-en le fuc, & mêlez-y dix onces de
miel blanc, & quatre de gin-feng en poudre ; faite cuire le tout à confiftence d'électuaire dans un vaiffeau d'argent. On en
prend la groffeur d'une bonne noifette dans
l'eau chaude, ou l'eau de ris, pour la foibleffe & l'épuifément de l'eftomac qui ôte
l'appétit.

Prenez un œuf de poulle, battez-le dans
l'eau, & mettez-y de la poudre de gin-feng,

Ce reméde eſt bon pour la courte haleine, & la toux accompagnée de crachement de ſang avec foibleſſe de pouls. Il faut interdire au malade le vinaigre, les choſes ſalées, & le poiſſon.

Prenez la dixiéme partie d'une once de gin-ſeng en poudre, délayée dans un blanc d'œuf; réiterez trois ou quatre fois le jour pour aider la digeſtion.

La recepte ſuivante eſt nommée par les Chinois *to-ming-ſau*, c'eſt-à-dire reméde qui ramene une vie échappée, parce qu'un malade attaqué de fiévre maligne, & menacé d'une mort prochaine, quoique ſon pouls ſoit éclipſé, qu'il ait perdu connoiſſance, & qu'il ſoit malade depuis ſept jours, guérira par ce reméde. Du moins on n'en manquera pas un de cent.

Faites bouillir une once de gin-ſeng dans un demi-ſetier d'eau juſqu'à diminution de moitié. Verſez la décoction dans une taſſe, & faites la rafraîchir dans l'eau de puits. Faites là boire au malade. Un moment après la ſueur commencera à lui ſortir de deſſous le nez; le pouls reviendra, & le malade guérira.

Je ne prens pas ſur moi d'être caution de ces effets. Il faut conſulter l'expérience. Elle n'eſt point difficile à faire, & elle merite de l'être.

Quelque eſtime que les Sauvages ayent pour le gin-ſeng, ils lui préférent encore le gandouta, & mettent même ce gandouta au-deſſus de tous les autres ſimples qu'ils connoiſſent, à cauſe des cures merveilleu-

ſes qu'il opere. Cette plante a de la reſſemblance à la tige du blé d'inde, & elle eſt
fort rare. Si ce que les Sauvages en racon-
tent eſt vrai, il eſt étonnant qu'on ne la
rende pas plus commune, & qu'on ne la
connoiſſe point dans ce pays-ci. Je tire ce
que j'en dis d'un mémoire écrit en 1756,
par un miſſionnaire Canadien.

L'herbe à bourſier a trois à quatre pieds
de haut. Sa feuille eſt veloutée & ſa fleur
jaune.

On la prend comme le capillaire, l'ayant
fait bouillir dans l'eau. Elle eſt bonne pour
l'aſthme, & les maux d'eſtomac. Cette
plante croît à S. Domingue.

Il y a longtemps que les Médecins font
uſage des capillaires, qui ſont regardés comme propres à nettoyer la poitrine & l'eſtomac, & bons contre les embarras du foie,
de la rate, & des reins. On en compte quatre eſpeces *l'adianthum nigrum*, *l'adianthum
album*, le *ruta muraria*, & le *polytrichum
aureum*, auſquels où joint quelquefois la
ſcolopendre ; mais on ne faiſoit point de
leur infuſion, ou décoction, une boiſſon
pour flatter le goût. Ce n'eſt que depuis la
découverte du Canada qu'on emploie à cette fin le capillaire qu'on tire de cette contrée, qui a les mêmes vertus que ceux dont
on faiſoit précédemment uſage, & un goût
plus agréable. On le trouve en ſi grande
quantité qu'on s'en ſert pour remplir le
vuide de certaines marchandiſes qu'on envoie encaiſſées de ce pays là. Au reſte ce n'eſt
pas le meilleur qui en vienne, & l'on pré-

fére avec raiſon celui qui vient dans des
caiſſes qui ne contiennent autre choſe que
ce ſimple. Une bonne pincée priſe avec
trois doigts, à laquelle ont fait jetter un
bouillon , & qu'on laiſſe enſuite infuſer un
temps ſuffiſant, eſt ſuffiſante pour fair edeux
ou trois bonnes taſſes.

Fin de la premiere Partie.

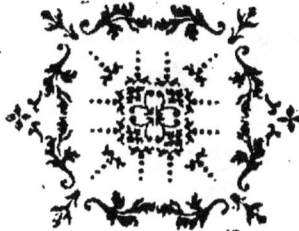

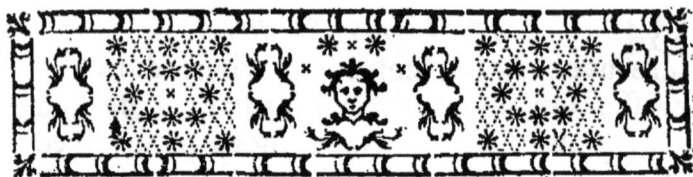

TRAITÉ
DES
ALIMENS,
SECONDE PARTIE.

*Des Alimens tirés des Végétaux, ou
Plantes.*

L A plante est un corps organisé, Plantes, ce que c'est.
qui a essentiellement une racine, &
une semence. Ce corps produit ordinairement des feuilles, des tiges,
& des fleurs. Il est composé en toutes ses parties de deux sortes de
tuyaux. Les uns contiennent les sucs
nécessaires pour la végétation de la
plante, & font l'office de veines,
& d'arteres, en portant le suc jusqu'au haut de la plante, & en le
rapportant jusqu'à la racine. Les autres sont pleins d'air, & doivent

être regardés comme les poumons de
la plante. Ils font appellés *Trachées*
par l'illuftre Malpighi, qui a découvert le premier cette ftructure admirable. Ces deux efpeces de vaiffeaux font unis dans les tiges , &
éparpillés dans les racines , & dans
les branches. Ils ne font pas immédiatement appliqués les uns contre
les autres ; mais ils laiffent entr'eux
des intervalles , qui font remplis de
quantité de petits facs , ou véficu-
les , qui reçoivent les matieres qui
leur font apportées par les tuyaux.

La plante a effentiellement une
racine. En effet aucune plante ne
pourroit vivre, ni croître, fans cette
partie , puifque c'eft elle qui reçoit
en premier lieu les fucs de la terre ,
& qui les prépare , pour les envoyer
dans les autres parties. Nous ne di-
fons pas la même chofe des tiges,
des feuilles , des fleurs, & des fruits;
car nous voyons des plantes qui
manquent de quelques-unes de ces
parties , & qui ne laiffent pas de
croître , & de vivre. Par exemple,
les trufes , & quelques efpeces de

champignons n'ont ni tiges, ni feuilles. D'autres plantes ne portent point de fleurs, comme les efpeces de fougere, de capillaire, de polypode, &c. Pour les femences, nous les regardons comme des parties auffi effentielles à la plante que la racine, quoiqu'elles ne foient pas toujours auffi fenfibles qu'elle. Il y a plufieurs fortes de mouffes & de champignons, auffi bien que quantité de plantes, qui naiffent au fond de la mer, dont les femences ne font point encore connues. Cependant nous ne tirerons pas pour cela une conféquence que ces plantes n'en contiennent point; mais feulement, que leurs femences font fi menues, & fi deliées, qu'on ne les a pu appercevoir jufqu'ici; ou bien, que ces mêmes femences font fi foiblement attachées au corps de la plante que le moindre vent, ou la moindre agitation, les en a féparées: c'eft pourquoi en examinant la plante, nous ne les y trouvons plus. Cette opinion me paroît fondée fur des preuves affez fortes. Premierement, puifqu'il eſt conſtant que les plantes, dont nous avons découvert les ſemences, viennent de ſemences, il eſt à préſumer que les autres plantes où nous n'en avons point encore découvert, ne laiſſent pas d'en venir ; puiſque l'Auteur de la Nature agit toujours par la voie la plus ſimple, & que celle-là eſt la plus naturelle, & la moins ſujette à des viciſſitudes ; comme nous le prouverons ci-après. En ſecond lieu, comment concevoir la production ſucceſſive qui ſe fait de chaque plante ? Dira-t'on qu'elle vient d'un concours fortuit de quelques principes, qui le réuniſſant enſemble, forment ce compoſé admirable ? Mais, outre que nous ne comprenons pas bien comment le ſeul haſard pourroit toujours arranger de la même maniere, & avec tant d'art, un ſi grand nombre de parties, qui ont un beſoin indiſpenſable les unes des autres pour entretenir la vie du végétal, nous ne voyons point encore (poſé ce principe) pourquoi il ne croît point tous les jours des plantes d'une nouvelle eſpece.

Il eſt plus aiſé de croire que l'Auteur de la Nature en produiſant au commencement du monde la premiere plante de chaque eſpece, y renferma tous les germes de la même eſpece de plante; en telle ſorte que les générations qui arrivent dans la ſuite des temps ne ſont que des explications de la produ&ion des premiers germes. Au reſte, il n'eſt point impoſſible que tous ces germes ayent pu être compris en un ſeul, puiſque la matiere eſt diviſible à l'infini. De plus nous comprendrons aiſément que chaque germe contient en raccourci toutes les parties de la plante, puiſqu'on les peut voir de ſes propres yeux dans une ſemence diſſequée; comme, par exemple, dans la féve, où la radicule repréſente la racine de la plante en petit, & où l'on reconnoît toutes les autres parties de la même maniere.

On peut donc conclure que toutes les plantes viennent de ſemences; & non ſeulement comparer ces ſemences à de petits œufs, mais encore la vie & la nourriture des plantes , à celles des animaux. En effet , les germes des uns & des autres ne font que des embryons , où toutes les parties font renfermées en des efpaces très-petits. La féve , qui eft un mêlange de l'humeur de la terre avec les humeurs , & avec la partie farineufe , de la femence , en étend & en développe les petites parties , de même que le fuc nourricier fait éclore les œufs des animaux. Pour ce qui eft de la vie , & de la nourriture des plantes , on peut aifément concevoir que le fuc qu'elles contiennent dans leurs tuyaux , & qui leur vient continuellement de la terre par la racine , fe raréfie , fe diftribue , & circule dans toute l'étendue de la plante ; ce fuc en fait gonfler les petits facs , & , fuivant fes différentes modifications , fe filtre au travers de différentes parties. Par exemple , le plus pur , & le plus exalté , fert à nourrir les fleurs , & les fruits ; celui qui ne l'eft pas tant eft employé pour les branches , pour les feuilles , & pour la racine ; le

plus groffier & le plus terreftre,
pour l'écorce ; & le plus huileux
forme les gommes, & les refines : de
même que dans les animaux, les
alimens qui ont été reçus dans l'eftomac, paffent enfuite dans le fang,
circulent dans les vaiffeaux, &, fuivant leur degré différent d'attenua-
tion, fervent à nourrir différentes
parties. On peut dire auffi que,
comme ces alimens fubiffent différentes altérations, fuivant les différentes parties du corps où ils fe
trouvent, de même les racines donnent la premiere façon au fuc qu'elles reçoivent immédiatement de la
terre ; enfuite les tiges préparent ce
fuc pour les feuilles, & les feuilles
pour les fleurs. On peut encore con-
fiderer les fleurs comme des vifceres deftinés pour les femences ; de
même que les tefticules des femmes
le font pour contenir les œufs, par
le fecours defquels les animaux fe
multiplient.

Quoique plufieurs plantes foient
nourries du fuc qu'elles reçoivent
d'un même terroir, elles ont néan-

moins une faveur, une odeur, &
des vertus bien différentes : ce qui
vient, ou de ce que par la difpoſi-
tion naturelle de leurs tuyaux, elles ne laiſſent paſſer que la partie
du ſuc de la terre qui leur convient davantage ; ou de ce que ce
ſuc dans ces tuyaux ſubit des fer
mentations & des élaborations différentes, qui le changent conſidérablement. La diſpoſition particuliere
des tuyaux de la plante fait auſſi
que les unes demandent un climat,
les autres un autre ; les unes du ſoleil, les autres de l'ombre ; les unes
de l'humidité, les autres de la ſé-
chereſſe ; les unes une terre graſſe,
les autres une terre ſablonneuſe, &
pierreuſe : pluſieurs plantes profitent par le voiſinage de quelques
plantes différentes, d'autres meu-
rent ou ne croiſſent qu'avec peine
par ce même voiſinage ; enfin, il y
en a de certaines à qui la culture eſt
néceſſaire, d'autres à qui elle eſt
nuiſible.

Dans les premiers temps, ſi l'on
en croit quelques Poëtes, & même

quelques Hiſtoriens , les hommes étoient infiniment plus ſobres qu'ils ne le ſont aujourd'hui. Ils ne ſe ſervoient que d'alimens ſimples , & faciles à préparer , tels que ſont les fruits , & les autres plantes , que la terre leur fourniſſoit libéralement , & ils ne connoiſſoient point encore cette grande diverſité de mets , & cette délicateſſe pernicieuſe , que nous ne connoiſſons que trop à préſent , & qui ne ſervent qu'à nous attirer un nombre conſidérable de maladies , & à abréger le cours de notre vie.

Voici ce que Lucrèce dit en parlant de ce premier âge , livre 5. *de Rer. Nat.*

Quæ ſol atque imbres dederant , quod terra crearât
Sponte ſuâ , ſatis id placabat pectora donum ;
Glandiferas inter curabant corpora quercus.

Et Ovide dit , en parlant de ce même temps , liv. 15. des Métamorphoſes.

At vetus illa Ætas , cui feeimus Aurea nomen ,
Fœtibus arbuteis , & humus quas educat , herbis
Fortunata fuit , nec polluit ora cruore.
Tunc & aves tutæ movêre per aera pennas ,

Et lepus impavidus mediis erravit in arvis,
Nec sua crudelitas piscem suspenderat hamo.

Il y a un affez grand nombre de plantes qui font en ufage parmi les alimens ; les unes font employées pour leur fruit , les autres pour leurs racines , les autres pour leurs fleurs , les autres pour leurs femences ; d'autres enfin pour leurs tiges , & pour leurs feuilles tendres ; comme on le pourra voir dans les Chapitres fuivans.

CHAPITRE I.

Des Aigrelets en général.

LES aigrelets , nommés par les Latins *Acefcentia*, font des alimens liquides , ou folides , dont le goût tire à l'acide , ou aigre. Ils font propres dans les difpofitions du corps qui tendent à la putréfaction , dans l'intemperie alcaline des humeurs, dans la grande chaleur , & la grande altération. V. Boerh. Chim. part. II. Comme le Créateur a vu que la

continuité

continuité de la circulation produi-
soit nécessairement ces effets, presque tous les alimens végétaux, liquides, ou solides, sont aigrelets; mais
surtout les abricots, les oranges douces, les pêches, les coings mûrs,
les cerises mûres, les prunes mûres,
les mûres, les raisins, les passes, les
mures de ronce, les framboises, les
baies de sureau & d'hieble, les groseilles, les fraises, le petit lait, le
lait écrêmé, le lait de beurre. On
rend les alimens aigrelets en y mettant une petite quantité d'acides, ou
aigres. On fait des eaux rafraîchissantes en tirant leurs sucs par expression, & les coupant d'une suffisante
quantité d'eau commune. On les
adoucit avec un peu de sucre, & on
les passe à la chausse pour les clarifier. On en fait usage dans les grandes chaleurs, & pour lors ces boif-
sons produisent un effet fort salutaire, pourvu qu'on n'en fasse point
excès, & qu'on ne les prenne point
trop fraîches. Elles conviennent aussi
par la même raison dans l'ardeur des
fievres.

CHAPITRE II.

Des Acides en général.

LES Latins les nomment *Acida.*
Il y en a de différentes efpeces parmi les végétaux ; de naturels , de
fermentés , de vineux , & d'autres
qui tiennent de la nature de vinaigre. Il y en a de cachés , comme
des acides auftéres , des acides doux.
Tout ces acides font de différentes
vertus. Il y a des perfonnes qui craignent leur qualité corrofive , & dif-
folvante ; d'autres leurs vertus aftringentes , & coagulantes ; & tous
ont raifon : car , bien que la nature
furmonte les acides végétaux , les
mêmes font des effets fort différens. Les fruits d'été mûrs mangés
en quantité font purgatifs. Ils font
aftringens quand ils ne font pas mûrs.
Ainfi le fuc des acides végétaux qui
ne font pas mûrs , & qu'on nomme
verjus , eft aftringent , *auftere.* Lorfqu'ils font mûrs ils fondent extrê-

mement les liqueurs , & produifent
le diarrhée , & le choléra-morbus.
Quand ce fuc mur eft fermenté , il
produit le vin, lequel étant nouveau,
eft encore plus diffolvant, échauff e,
& remue davantage. Devenu vieux,
le vin n'eft plus diffolvant, il échauffe feulement. Le vin fait le vinaigre, qui eft le plus puiffant diffolvant de tous les acides végétaux. On
en a parlé au long dans la premiere
partie.

Bien que les acides ne foient point
infurmontables , leur abus caufe les
maladies d'acide dominant, furtout
dans les premieres voies.

C'eft un des grands préfens que
Dieu nous ait faits que les acides ,
pour entretenir notre vie , & notre
fanté. Car, loin qu'ils puiffent nuire
quand il fait fort chaud , que le
corps eft échauffé , ou qu'un jeune
homme s'eft donné beaucoup de
mouvement , ils réparent les forces,
& raniment l'appétit, & la digeftion.
Ils previennent la corruption , chargent les alkalis en fels neut
entretiennent les fécretions   res,
                        , & les

excrétions, & écartent les miaſmes
dangereux. Le vinaigre de vin, &
le ſuc de limons, ou citrons, méritent la préférence ſur tous les autres acides. *Hoffm. M. rat. II.* 384.

Ils nuiſent à tous par l'abus, mais
ſurtout à ceux qui ont l'eſtomac
foible, c'eſt-à-dire, où les liqueurs
s'aigriſſent aiſément, reſtent long-
temps, ce qui le rend pareſſeux. De
ce nombre ſont les enfans, les
vieillards, les perſonnes dans la
triſteſſe, ou convaleſcentes, les hypochondriaques, les gouteux, les
hyſtériques, ceux qui ont la tête
foible, ou attaquée de ſpaſme. Toutes ces perſonnes ſe trouvent mal
de l'excès des fruits d'été qui ont
beaucoup d'acides, & que la fermentation change en liqueurs acides, des vins acides, des bierres de
blé, qui aigriſſent aiſément, & même du vin du Rhin. B.

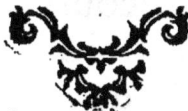

CHAPITRE III.

Des Salades en général.

LES falades que les Latins ont nommées *Acetaria*, nom que l'on a auffi donné aux fruits confits dans le vinaigre, font des alimens qu'on mange avec le vinaigre, l'huile, & le fel. Elles font compofées d'herbes vertes, ou de racines, & de fruits. On les mange pour fe rafraîchir, & s'exciter l'appétit. On en apprête de plufieurs efpeces, comme de laitue, de chicorée blanche, & amere, de ftragon, de pourpier, pimpernelle, creffon, ofeille, herbe aux cuillers &c. Ses effets dependent de ce dont elles font compofées. V. Bruyerinus 8. 2.

Pour connoître les vertus de chaque falade en particulier, il faut donc avoir recours aux différens articles de ce traité, où il eft fpécialement parlé de chaque végétal. On obfervera pourtant que l'affaifonne-

G iij

ment peut beaucoup les altérer. La moutarde, par exemple, qu'on emploie dans la fauce nommée *remoulade*, avec laquelle bien de gens mangent le celeri, rend cette plante bien différente en vertu de ce qu'elle feroit mangée au fec, ou fimplement avec l'huile, le fel, & le poivre. V. le Chap. de la moutarde.

Les Flamands au lieu d'huile font des falades avec du beurre frais fondu en fauce blanche. Ils employent auffi en place d'huile d'olives l'huile de pavots blancs, dont ils font une récolte abondante chez eux; & ne s'en trouvent pas mal; foit parce qu'ils lui donnent le temps de vieillir, foit parce qu'ils y font accoutumés. Mais, comme on s'eft apperçu à Paris de quelques mauvais effets de cette l'huile, que des épiciers infidéles vendoient pour de l'huile d'olives, il n'eft plus permis de la mettre en vente qu'elle ne puiffe plus être mangée. C'eft ce qu'on fait en y mêlant un peu d'huile de térébenthine. On la nomme à Paris de l'huile d'œillet. B.

CHAPITRE IV.

Des Fraises.

Il y a de deux sortes de Fraises ; les unes sont domestiques, & on les cultive dans les jardins ; les autres sont sauvages, & elles naissent sans culture dans les bois. Les premieres sont les plus belles, les mieux nourries, & les plus estimées. On distingue encore les fraises par leur couleur ; car, les unes sont rouges, & les autres blanches. On les doit choisir grosses, pleines de suc, mures, d'une odeur agréable, & d'un goût doux, & vineux.

Différence.

Choix.

Les fraises appaisent le trop grand mouvement, & l'âcreté, des humeurs ; elles excitent l'urine, elles donnent de l'appétit, elles humectent beaucoup, elles sont cordiales, & resistent au venin.

Bons effets.

La qualité des fraises n'est point mauvaise ; elles ne peuvent faire de mal à moins qu'elles ne soient prises en trop grande quantité.

Principes. Elles contiennent beaucoup de phlegme, & de fel effentiel, & une médiocre quantité d'huile exaltée.

Le tems, l'âge, & le tempérament. Elles conviennent dans les grandes chaleurs, aux jeunes gens d'un tempérament bilieux, & fanguin.

REMARQUES.

L'ODEUR agréable que les fraifes exhalent denote affez que les fels volatils, ou effentiels, qu'elles contiennent, ont attenué, diffout, & exalté leur foufre, & s'y font unis de maniere, qu'étant portés enfuite aux nerfs de l'odorat, ils les picottent légerement, & comme en les chatouillant. C'eft encore cette exaltation des parties fulfureufes des fraifes qui les rend d'un goût vineux & agréable.

Les fraifes font humectantes, & rafraîchiffantes, parce qu'elles contiennent beaucoup de parties phlegmatiques, propres à étendre les fels trop âcres, & trop agités des humeurs, & à modérer leur action. Les fels acides qui font dans les fraifes peuvent encore contribuer à produire ces bons effets, en épaiffiffant un peu les humeurs, & tempérant par ce moyen le mouvement rapide de leurs parties infenfibles. On prétend que les fraifes font cordiales, & qu'elles réfiftent au venin ; c'eft apparemment parce qu'elles font compofées de quelques principes affez volatils, & exaltés, que l'on juge capables de fortifier le cœur, & d'entretenir les liqueurs du corps dans une juste fluidité.

On fait avec les fraises, l'eau, & le fu- Eau de frai-
cre, une boisson fort agréable, appellée, ses.
eau de Fraise. On s'en fert beaucoup pendant les grandes chaleurs de l'été. Elle rafraîchit, elle humecte, & defaltere.

Les fraises des bois ont quelquefois le goût un peu âpre, parce que le foleil n'y donnant pas avec autant de force que fur celles des jardins, à caufe des arbres qui empêchent fon action, leurs principes hui-leux, & falins, n'ont pas été affez exaltés, & ne fe font pas unis affez intimement les uns aux autres, pour exciter une faveur auffi agréable qu'eft celles des fraifes cul-tivées dans les jardins.

Les fraifes, en Latin, *Fraga*, à *Fragrare*, Etymologie.
fentir bon ; parce qu'elles ont une odeur agréable.

ADDITION.

M. LEMERY fe trompe en donnant la préférence aux fraises cultivées fur les fraifes de bois : celles-ci ont un parfum bien plus agréable, plus fort, & qui fe conferve plus longtemps ; ce qui fuffit pour bien établir leur fupériorité, puifqu'il s'en-fuit que leurs fucs foit bien plus exaltés. Elles font plus petites que les fraises de jardin, parce qu'elles viennent dans un ter-rein plus fec ; & c'eft de-là fans doute,

G v

que vient la plus grande volatilité de leurs sucs.

Les curieux cultivent une espece de fraises qui vient du Chily, & du Pérou. Elles portent beaucoup moins de fruits, mais ils sont beaucoup plus gros. Il y en a qui égalent la grosseur d'une noix ordinaire.

Ces fraises doivent être plantées en bordure de platte bande, à la distance de trois ou quatre pieds de la muraille. La meilleure exposition est celle du midi. Au reste les autres sont bonnes pourvu que les plantes soient à l'abri des vents de Nord, & Nord-est, qui gâtent les fleurs. Une terre humide & forte leur convient beaucoup. Elles y rapportent bien plus de fruits. Elles produisent depuis la fin de juillet jusqu'à la fin d'août. On leve au mois de mars les marcottes de filandres pour les transplanter dans le même temps, sans toucher à la vieille souche. Elles sont trois ans sans produire. Elles n'ont pas besoin d'être arrosées, si le terrein est humide, & qu'elles fassent bien. On peut renouveller les souches du cinq en cinq ans, ou quand on s'apperçoit que la souche s'affoiblit. Cette espece multiplie autant & plus que les fraisiers ordinaires. B.

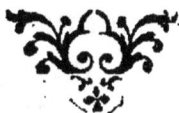

CHAPITRE V.

Des Framboises.

Il y a de deux sortes de framboi- Différence, ses dont on se sert communément, sçavoir de blanches, & de rouges.

On les doit choisir grosses, mures, Choix. & pleines d'un suc doux, & vineux.

Elles sont humectantes, elle ra- Bons effets, fraîchissent, elles sont cordiales, elles fortifient l'estomac, elles donnent bonne bouche, elles purifient le sang. On les estime anti-scorbutiques, & anti néphrétiques.

Elles se corrompent aisément dans Mauvais effets. l'estomac, pour peu qu'elles y demeurent trop long-temps.

Les framboises contiennent une Principes. médiocre quantité d'huile exaltée, beaucoup de sel essentiel, & de phlegme.

Elles conviennent dans les temps Le tems, l'âge & le tempérament. chauds, aux jeunes gens bilieux, & à ceux dont les humeurs sont trop âcres, & trop agitées.

G vj

REMARQUES.

L A framboise eſt une eſpece de mûre de renard cultivée. Elle eſt plus groſſe que la fraiſe, un peu velue, quelquefois blanche, mais le plus ſouvent rouge, & compoſée de quantité de petites bayes entaſſées les unes ſur les autres.

Son goût & ſon odeur réjouiſſante, proviennent de ſon ſel eſſentiel joint, & uni, avec quelques parties huileuſes, un peu exaltées ; lequel picottant légerement les nerfs du goût, & de l'odorat, leur excite une ſenſation agréable.

Les framboiſes, contenant à peu près les mêmes principes que les fraiſes, produiſent auſſi les mêmes effets : cependant elles ſont plus humides, & plus phlegmatiques que les fraiſes, & moins reſſerrées en leurs parties ; c'eſt pourquoi elles ſe corrompent aiſément dans l'eſtomac, quand elles y demeurent trop long-temps.

Eau de framboiſe. On prépare, avec le ſucre, les framboiſes, & l'eau commune, une boiſſon appellée, *eau de framboiſes*, fort en uſage dans les grandes chaleurs de l'été. Elle eſt auſſi agréable que l'eau de fraiſes, & elle a les mêmes vertus.

Fleurs du framboiſier. On ſe ſert de la fleur du framboiſier pour les éreſipelles, & les inflammations des yeux.

Feuille & ſommités du framboiſier. Pour ce qui eſt des feuilles, & des ſommités de cet arbriſſeau, elles ſont déterſives, & aſtringentes. On les employe dans les gargarifmes pour les maux de la gorge, & des gencives.

La framboife, en Latin, *Framboefia*, à Etymologie. *Fragrare*, fentir bon; parce qu'elle a une odeur agréable, auffi-bien que la fraife.

Le framboifier eft appellé en Latin, *Rubus Idæus*, parce que c'eft une efpece de ronce qui venoit autrefois en abondance fur le mont Ida.

CHAPITRE VI.

Des Grofeilles qui viennent au Grofeiller epineux.

IL y en a de deux fortes : l'une Efpeces. qui naît fur le grofeillier épineux fauvage, & l'autre fur le domeftique, ou cultivé. Celle qui vient fur le fauvage eft la plus commune, la cultivée eft pourtant la meilleure ; elle eft la plus groffe, & la plus agréable. On fe fert de ce fruit, ou dans fa verdeur, pour le mêler dans les ragoûts ; ou quand il eft mûr, pour le manger frais cueilli. Dans Choix. ce dernier cas on le doit choifir tendre, bien nourri, très-mur, d'une faveur douce, & tout-à-fait exempte d'âpreté.

Bons effets. Les grofeilles excitent l'appétit ; elles font aftringentes, & rafraîchif-fantes ; elles arrêtent le crachement de fang, & le cours de ventre ; elles appaifent la foif ; elles font pro-pres aux fébricitans, en les mêlant dans leurs boiffons ; elles réfiftent au venin, & défendent les parties nobles de la corruption.

Mauvais effets. Elles ne conviennent point aux mélancholiques ; elles incommodent quelquefois l'eftomac, en le picot-tant, & le refferrant un peu trop, principalement quand elles font ver-tes.

Principes. Elles contiennent médiocrement d'huile, beaucoup de fel effentiel, & de phlegme.

Le tems, l'â-ge, & le tem-pérament. Elles font convenables dans les temps chauds, aux jeunes gens bi-lieux, & fanguins.

REMARQUES.

L E s grofeilles, dans leur primeur, font vertes, & d'une faveur acide, parce que le fel acide, qu'elles contiennent en affez gran-de quantité, n'eft point encore embarraffé par des foufres, & ainfi il peut agir fur les nerfs de la langue avec une affez gran-

de force. De plus, ce sel n'étant joint pour
lors qu'avec quelque portion de terre, excite une sensation d'astriction, & de stipti-
cité, au lieu que dans la suite l'huile que
les groseilles contiennent, & qui étoit auparavant retenue, & fixée, par des principes
passifs, se développe, s'éleve, & s'unit avec
les sels par le secours de la fermentation,
& leur ôte une partie de leur force. C'est
alors que les groseilles sont mures, qu'elles ont une saveur douce, & une couleur
jaunâtre ; de-là on peut conclure que plus
les groseilles sont mures, & moins elles
sont astringentes, détersives & rafraîchissantes ; & qu'ainsi, quand on voudra s'en
servir pour ces effets, il faudra préférer
les vertes aux mures.

Le sel acide en quoi les groseilles abondent est la cause des principaux effets
qu'elles produisent. En effet elles n'excitent l'appétit que parce que ce sel picotte
légerement les fibrilles de l'estomac ; elles
ne rafraîchissent, elles ne conviennent aux
fébricitans, & elles n'ont quantité d'autres
vertus semblables, que parce que ce sel
donnant un peu plus de consistance aux humeurs, arrête leur mouvement trop violent, & trop impétueux.

Les groseilles ne conviennent point aux
mélancholiques, parce qu'elles augmentent
encore chez eux la quantité des acides, qui
ne s'y trouvent déja qu'en trop grande abondance.

La groseille est appellée en Latin, *Uva* Etymologie.
crispa, parce qu'elle ressemble au raisin, &
qu'elle est velue.

Elle eſt encore nommée, *Groſſularia ſim-
plici acino, à cute fructus groſſa*, parce que
la peau de ce fruit eſt un peu groſſe, &
qu'il naît en bayes, ou grains ſéparés, &
non pas en grappe.

CHAPITRE VII.

Des Groſeilles qui viennent en grappe au Groſeiller non épineux.

Différence. IL y a de deux ſortes de groſeilles qui viennent en grappes: les unes
ſont rouges, & les autres blanches;
les blanches ſont moins communes
que les rouges. Elles ont à peu près
Choix. le même goût. On doit choiſir les
unes & les autres, mûres, groſſes,
molles, luiſantes, remplies de ſuc,
& les moins aigres qu'il ſe pourra.

Bons effets. Les groſeilles rouges, & blanches,
rafraîchiſſent, modérent les ardeurs
de la bile, & des autres humeurs,
reſſerrent un peu, & réſiſtent au
venin.

Mauvais ef-
fets. Pluſieurs perſonnes ſe trouvent
incommodées par l'uſage fréquent
des groſeilles, à cauſe d'un picottement qu'elles excitent à l'eſtomac,

Pour adoucir leur trop grande aigreur, on les mêle avec un peu de fucre, & de cette maniere elles font moins de mal.

Les grofeilles donnent beaucoup d'huile, de fel effentiel, & de phlegme. *Principes.*

Elles conviennent dans l'été, aux jeunes gens bilieux, & à ceux dont les humeurs font trop âcres, & trop agitées. *Le tems, l'âge, & le tempérament.*

REMARQUES.

Les grofeilles qui viennent en grappes, appellées en Latin, *Ribes*, font de petits fruits ronds, & gros comme les bayes de geniévre. Ils naiffent fur un arbriffeau affez connu, & ils font fort en ufage parmi les alimens.

La faveur aigrelette des grofeilles provient du fel acide, qu'elles contiennent en affez grande quantité, diffout, & étendu, par une fuffifante portion de flegme. C'eft encore ce fel acide qui les rend rafraîchiffantes, & propres à modérer les ardeurs de la bile.

Il y a une chofe à remarquer fur les principes des grofeilles ; c'eft qu'en les analyfant, on en retire beaucoup d'huile ; ce qui fembleroit devoir leur communiquer une faveur douce, & non pas aigrelette, comme elles l'ont ; mais ce n'eft pas toujours la quantité de quelques principes qui cauſe certaines ſaveurs, c'eſt un certain mélange, & une certaine union, de ces principes. Par exemple, ſuppoſant que l'acide en quoi les groſeilles abondent ne ſoit que très-peu uni avec des parties huileuſes, il eſt en état de faire ſentir ſon aigreur ; & une des raiſons qui me fait croire que l'huile des groſeilles eſt peu unie avec les autres principes, c'eſt qu'on la retire fort claire, & fort coulante ; au lieu que celle de pluſieurs fruits doux, comme les guignes, les ceriſes, les raiſins, &c. ne paroît après la diſtillation que ſous la forme d'extrait, c'eſt-à-dire, jointe encore fort intimément à d'autres principes. On pourroit dire auſſi que la quantité de l'huile des groſeilles vient uniquement de leurs pepins, & que les groſeilles par elles-mêmes en fourniſſent très-peu ; cependant les raiſins analyſés avec leurs pepins, ne donnent gueres que la moitié de l'huile des groſeilles. J'examinerai ce fait plus particuliérement, en faiſant l'analyſe des groſeilles ſans leurs pepins.

J'ai reconnu par pluſieurs expériences ſur les groſeilles qu'elles fermentent beaucoup moins que les fruits d'une ſaveur douce, comme les fraiſes, les ceriſes, les guignes, & pluſieurs autres, dont ont retire après la fermentation de l'eſprit ardent ; c'eſt ce qui me fait croire que l'uſage des groſeilles eſt beaucoup plus ſalutaire dans les grandes chaleurs que celui de ces fruits, dont nous venons de parler, qui, étant très-susceptibles de fermentation, causent quelquefois des gonflemens dans les premieres voies, & fournissent dans la suite au sang une matiere propre à l'enflammer. Il ne faut donc pas s'étonner si après en avoir mangé par excès, comme il n'arrive que trop souvent, il survient ordinairement des fiévres de différente nature.

Le sucre joint avec les groseilles adoucit leur trop grande aigreur par ses parties sulphureuses, qui lient, & qui embarrassent les acides de ces fruits. On fait avec les groseilles, des confitures fort agréables. *Confiture.*

On prépare aussi une boisson avec les groseilles, l'eau, & le sucre, appellée *eau de groseilles.* Elle est en usage dans les grandes chaleurs de l'été, pour rafraîchir, & pour humecter. *Eau de gro-seilles.*

On fait encore avec les groseilles un sirop très-usité en Médecine, & parmi les alimens. Il est rafraîchissant, humectant, & fort agréable au goût. On le mêle dans de l'eau, & on le fait boire aux fébricitans. Les feuilles du groseillier sont astringentes. *Sirop.* *Feuilles du groseillier.*

CHAPITRE VIII.

Du Cassis.

L E Cassis, nommé par les Botanistes *Grossularia spinosa fructu nigro*, est un arbrisseau semblable au grofeiller rouge. Il produit des bayes, ou fruits noirs, en grappe, qui font mûrs trois femaines, ou un mois, après la St. Jean. Le bois, & les feuilles font prefque femblables à ceux du grofeiller rouge, excepté que les feuilles font un peu plus grandes, le bois épineux, un peu plus clair, & toujours chargé de petits boutons verts en tous temps, mais qui paroiffent mieux en hyver quand les feuilles font tombées. Cet arbriffeau vient très-aifément, & prend de bouture. Il aime les terres légeres, & le foleil. Il ne fe plait ni dans le fumier, ni dans les terres graffes.

Quoique fon principal ufage foit pour la Médecine, où il produit des effets merveilleux dans prefque toutes les maladies, qu'il guérit en peu de temps, & prefque fans dépenfe; car, de cent perfonnes il y en a au moins quatrevingt-dix qu'il foulage, & les autres n'en reffentent aucun mal; on peut pourtant le mettre au nombre des alimens. Mais il ne veut pas être mangé fans prépa-

ration. Il a un aigre deſagréable,
& un goût de punaiſe, qui ne l'eſt
pas moins. Auſſi l'uſage le plus commun eſt il de s'en ſervir en liqueur,
en confitures, & en tablettes.

La liqueur eſt la préparation la
plus facile. On remplit de ſes fruits
la moitié d'une bouteille de pinte,
& le reſte d'eau-de-vie, après y
avoir ajouté un quarteron, ou une
demi-livre de ſucre. On laiſſe le
fruit en infuſion à l'ombre, ou au
ſoleil, remuant de temps en temps
la bouteille, en la renverſant pluſieurs fois de ſuite, juſqu'à ce que
la liqueur ait pris une belle couleur
rouge foncé; ce qui arrive plutôt
quand on expoſe la liqueur au ſoleil. Au bout de cinq ou ſix ſemaines on décante la liqueur, & l'on
remplit de nouveau la bouteille.
Quand on fait cette infuſion dans de
grandes bouteilles, la liqueur en a
plus de force.

Cette infuſion eſt un élixir très-
excellent, & très-propre à entretenir la ſanté.

Il eſt très-bon pour les hydropi-

fies, faifant beaucoup uriner. Il diffout les pierres, fait fortir le gravier, guérit toutes les fievres tier-
ces, quartes, continues. Il préferve
de vomiffement fur la mer, & du
fcorbut de la bouche, en s'en gar-
garifant, & avalant enfuite la liqueur. Il empêche le vomiffement,
le devoiement venant de la foibleffe
de l'eftomac; il fait fortir la petite
vérole, la rougeole, le pourpre,
& toutes les maladies contagieufes.
Il prévient la goute, & purifie mer-
veilleufement le fang; mais il faut
attendre pour en faire ufage que les
douleurs de la goute foient confidérablement diminuées. C'eft un antidote contre tous les poifons, &
picqûres de bêtes venimeufes, en
en frottant la partie, & buvant de
la liqueur; mais il ne faut point dif-
férer trop long-temps à en faire ufage, fi l'on veut qu'il n'y ait rien à
craindre. Il eft bon pour les coliques, les dyfenteries, les maux &
duretés de la rate, en continuant
fon ufage. Il fortifie l'eftomac, chaffe les vents, réjouit le cerveau,

guérit les migraines, & les maux de
tête. Il eſt bon pour toutes les maladies des femmes, même en couches ; il facilite l'accouchement.
Quand on en uſe habituellement, on
n'a preſque rien à craindre de l'a-
poplexie, ni de la paralyſie. Il n'y
a point de maladie qu'il ne ſoulage,
ou ne prévienne. Son effet dans les
plaies eſt plus prompt que celui du
baume du Pérou. On en a donné à
des chevaux très-malades qui ont
été guéris en très-peu de temps.

La doſe la plus forte de cet élixir
eſt de deux cuillerées.

On ſe ſert auſſi du bois, de l'é-
corce, & des feuilles.

Sept ou huit pouces de long du
bois bouilli dans deux pintes d'eau
qu'on fait diminuer d'un quart, &
qu'on a concaſſé groſſierement, ont
guéri en peu de jours une perſonne
enflée de la tête aux pieds.

L'écorce eſt bonne pour les ve-
nins dont les beſtiaux ſont attaqués.
On leur fait ſur le dos une inciſion
d'un pouce de long, & on met entre cuir & chair un peu de la ſe-

conde écorce , qui eſt verte. On l'aſſujettit avec un linge ; il ſe forme
bien-tôt un gros abſcès dont le pus
s'écoule par l'inciſion , & en peu de
temps l'animal eſt guéri.

Les feuilles priſes pendant deux
mois en maniere de thé ont guéri
une femme hydropique depuis trois
ans. Les mêmes feuilles employées
de la même maniere ont guéri parfaitement un homme réduit à l'ex-
trêmité par un dévoiement.

Ces feuilles ſe féchent à l'ombre ,
& l'on en met environ quatre ſur
une chopine d'eau bouillante. On
ajoute en buvant un peu de ſucre.

Je me garderai bien de certifier
toutes ces vertus ; mais on ne riſ-
que rien de faire uſage de ce ſimple , ſurtout dans les maladies qui
ne preſſent pas , ou dans les cas
deſeſpérés. Ce que j'en ait dit eſt
tiré du journal de Verdun , & paroît être l'ouvrage de quelque en-
thouſiaſte. Il y a ſur cet arbriſſeau
une petite brochure , fort mal imprimée , & cependant fort rare , &
fort chere. B.

CHAPITRE

CHAPITRE IX.

Des Cerifes.

Il y a plufieurs efpeces de cerifes: Efpece. premierement de rouges, d'un goût aigrelet, qu'on appelle vulgairement, *Agriotes*, & qui font les plus communes ; en fecond lieu, de rouges, blanches ou noires, plus groffes que les précédentes, & d'une chair plus compacte : on les appelle *Bigarreaux*, ou *Guignes* ; & en dernier lieu, de petites, fauvages, noires, à longue queue, d'un fuc agréable, & qui teint en noir, ou en purpurin. On nomme ces dernieres, *Merifes*. On doit choifir les cerifes Choix. fort mures, fucculentes, groffes, & bien nourries.

Elles tiennent le ventre libre, el- Bons effets. les appaifent la foif, elles rafraichiffent, elles excitent l'appétit, elles font cordiales, & réfiftent au venin, elles pouffent par les urines, & font eftimées propres pour les maladies de la tête. Les noyaux de cerifes paf-

fent pour chaffer la pierre du rein,
& de la veffie, étant pris intérieurement. On les mêle auffi dans les
frontaux, pour appaifer les douleurs
de tête caufées par l'ardeur de la
fiévre.

Mauvais ef-
fets.

Les cerifes fe corrompent aifément dans l'eftomac ; elles caufent
auffi des vents, & des coliques.

Principes.

Elles contiennent plus de phlegme que de tout autre principe, médiocrement d'huile, & de fel effentiel.

Letems, l'â-
ge, & le tem-
pérament.

Elles font convenables dans le
grand chaud, aux jeunes gens bilieux ; mais les vieillards, & les
perfonnes phlegmatiques doivent
s'en abftenir.

REMARQUES.

Etymologie.

On n'avoit jamais vu de cerifes à Rome
avant la fameufe bataille dans laquelle
Lucullus Capitaine Romain défit le grand
Mitrhridate. Ce vainqueur en fit rapporter
d'une ville de Pont, appellée autrefois *Ce-*
rafus, & aujourd'hui *Chirrifonda*, & c'eft du
premier nom de cette ville que le cerifier
a pris le fien. Ce fruit ne vient pas facilement partout. On a eu beau cultiver le
cerifier en Egypte, il n'a jamais pu y croître, & y porter de fruits. Nous en avons

en abondance autour de Paris, & il nous en vient d'excellentes de Montmorency.

Les cerises font des fruits fort en usage dans les grandes chaleurs de l'été. Les Agriotes font de toutes les cerises les meilleures pour le goût, & pour la fanté, non-feulement à caufe de leur faveur aigrelette qui excite l'appétit, mais encore parce qu'elles font plus humides, & plus aifées à digerer, que les autres. On peut même regarder comme un vrai malheur pour les payfans, & pour les pauvres, quand ces fruits manquent une année, parce qu'avec une livre de cerifes, & un morceau de pain, ils peuvent fe fuftenter aifément, fans avoir befoin de vin.

Les cerifes font humectantes, & rafraîchiffantes, principalement par leurs parties aqueufes, & phlegmatiques, propres à calmer le mouvement impétueux des liqueurs du corps; elles ôtent encore la foif, parce que ces parties aqueufes diffolvent, & emportent, les fels âcres qui la caufoient. Enfin elles tiennent le ventre libre, en délayant les humeurs groffieres contenues dans les inteftins, & les chaffant au-dehors.

Les cerifes font d'une fubftance peu compacte, & peu refferrée en fes parties; c'eft pourquoi, elles fe corrompent aifément dans l'eftomac, quand elles y demeurent trop de temps. Elles contiennent encore un phlegme un peu vifqueux, & acide, qui picottant les parois des inteftins, & s'y raréfiant par la chaleur du corps, excite quelquefois des coliques, & des vents.

H ij

Confitures. On fait avec les cerifes des confitures fort agréables, qui humectent, & rafraîchiffent, & qui peuvent convenir aux fébricitans.

Cerifes féches. On fait fécher les cerifes pour les garder plus long-temps : mais pour lors elles refferrent plutôt que de lâcher, parce qu'elles font dépourvues de la quantité de phlegme qui les rendoit émollientes.

ADDITION.

IL y a deux fortes de cerifes proprement dites qu'on met au nombre des alimens, celles à longue queue, & celles à courte queue. Celles-ci font les dernieres mures ; ce qui eft naturel, puifque le fruit en eft beaucoup plus gros, & plus fucculent. Non-feulement on en fait des confitures fort faines, & fort agréables au goût, furtout quand on y mêle de la framboife ; mais une liqueur tirée par expreffion, à laquelle on ajoute trois fois autant d'eau, & une fuffifante quantité de fucre : elle a les mêmes propriétés que la cerife. On la paffe par la chauffe avant que de la boire. Elle convient dans les chaleurs de l'été, ou de la fiévre. On la nomme eau de cerifes.

On tire des cerifes un vin, en les preffant exactement, & les faifant fermenter. La fermentation finie, on exprime fortement le marc, & on met la liqueur dans un tonneau avec du fucre, de la canelle, & les noyaux concaffés. Elle bout encore du temps. Quand cette feconde fermentation eft finie, on tire la liqueur au clair, & on la met en bouteilles. Ce vin, qui n'a point du tout le goût de fucre, eft fort agréable au goût, & a de la force, & de la chaleur. Il fe conferve plufieurs années.

Il y a une troifiéme efpece de cerifes proprement dites, qui ne different des précédentes que par la couleur, qui eft tout-à-fait noire dans l'état de maturité : auffi les appelle-t'on cerifes noire. Elles ont un âcre fi fort qu'on ne peut les manger. On en diftille de l'eau dont on fait grand cas en Angleterre, pour calmer les mouvemens déréglés des nerfs, & des efprits. On la connoît dans les boutiques fous le nom d'eau de cerifes noires.

Outre les cerifes proprement dites, il y a les guignes, & les bigarreaux. Ces deux fruits different des cerifes par la couleur, la queue, le noyau, le goût, la confiftence, & la figure. La couleur des guignes bien mures eft noirâtre, la queue plus longue & féche, le noyau plus gros, & plus dur, le goût plus doucereux, la confiftence plus ferme, & la figure plus allongée. C'eft la premiere efpece de cerife qui vienne en maturité. Elle eft plus pefante, plus indigefte, & moins rafraîchiffante. Sa chair pour la confiftence tient le milieu entre celle de la cerife, & celle du bigarreau.

Le bigarreau, *duracinum cerafum*, a la peau, ou jaune, ou rouge de fang, peut-être à caufe de l'expofition aux rayons du foleil. Sa queue eft grêlée, & féche, fon noyau gros, & dur, fon goût doux, plus sucré, & plus agréable que celui de la guigne; sa chair est d'une consistence plus ferme, & telle que celle de l'abricot, dont elle imite la couleur; & sa figure assez semblable à celle de la guigne, c'est-à-dire allongée, arrondit par une face, plus platte de la face opposée, avec un sillon au milieu.

Cette espece de cerises, qui mûrit la derniere de toutes, est encore plus indigeste que la guigne, à cause de la consistence de sa chair. Il y a pourtant des bigarreaux précoces.

Quant à la merise, elle n'a presque que le noyau, & on ne s'en sert guere que pour en tirer une teinture qui est réellement de couleur de sang, & qu'on emploie pour colorer les liqueurs.

Les cerises proprement dites, se séchent au soleil, ou à un feu très-doux. Je suis persuadé qu'elles sont moins émollientes que quand elles sont fraîches; mais j'ai bien de la peine à croire qu'elles deviennent astringentes; car la vertu émolliente des cerises vient moins de la quantité de leur phlegme que des acides qui entrent dans leur composition, & que le desséchement n'enleve pas. Les prunes ne cessent point de lâcher le ventre parce qu'on en fait des pruneaux en les faisant sécher. B.

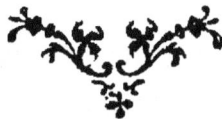

CHAPITRE X.

Des Abricots.

Il y a trois efpeces d'abricots : les Efpeces. premiers font charnus , prefque ronds , croiffans à la groffeur d'une petite pêche , applatis fur les côtés , d'un côté rougeâtres , & de l'autre jaunâtres. Leur chair eft tendre , agréable , & d'une bonne odeur. Elle renferme un noyau affez dur , & applati , dans lequel on trouve une amande amere. Les feconds ne différent des premiers , qu'en ce qu'ils ont une couleur un peu plus blanchâtre , & que l'amande de leur noyau eft douce. Les troifiémes en-fin font plus petits que les autres , moins agréables au goût , & d'une couleur jaunâtre. Ces derniers naif-fent fur un arbre qui n'a point été cultivé , comme celui des autres abricots.

On doit choifir les abricots char- Choix. nus , gros , colorés , qui fe féparent

H iv

aisément de leur noyau, & surtout qui soient assez murs.

Bons effets. Ils humectent, ils provoquent l'appétit, ils poussent par les urines, ils sont cordiaux, pectoraux, ils excitent le crachat. L'infusion des abricots est estimée propre pour appaiser les ardeurs de la fiévre. On dit aussi que l'amande du noyau d'abricot tue les vers.

Mauvais effets. Les abricots remplissent l'estomac de vents, & s'y corrompent aisément ; c'est pourquoi on en doit user sobrement.

Principes. Ils contiennent une médiocre quantité d'huile, & de sel essentiel, & beaucoup de phlegme.

Le tems, l'âge, & tempérament. Ils conviennent dans les temps chauds, aux jeunes gens qui ont un bon estomac, & qui sont d'un tempérament bilieux, & sanguin.

REMARQUES.

Etymologie. Les abricots se nomment en Latin, *Armeniaca*, *ab Armenia*, parce qu'ils ont été d'abord apportés d'Arménie à Rome. Les Grecs les appelloient, *Bericocia*, & les Latins *Præcocia*, c'est-à-dire des fruits mûrs avant la saison ; parce qu'ils viennent avant les pêches, qui ne mûriſſent qu'en automne, & parmi les eſpeces deſquelles ils avoient été mis. Du temps de Pline ils étoient fort rares, & fort chers ; mais à préſent ils ſont ſi communs qu'il y en a dans preſque tous les jardins. Cependant ils diffèrent beaucoup en bonté les uns des autres, ſuivant les lieux où ils ſont venus.

Les abricots ſont des fruits fort agréables au goût, & dont on ſe ſert plutôt pour le plaiſir que pour la ſanté. Ils humectent, & rafraîchiſſent, parce qu'ils contiennent beaucoup de phlegme chargé d'un ſel acide, propre à calmer le mouvement violent des liqueurs. Les abricots excitent encore l'appétit, à cauſe de ce ſel acide qui picotte légérement les parois de l'eſtomac.

Cependant on doit ſe défier de cet aliment ; car il contient un ſuc viſqueux, & épais, qui cauſe quelquefois dans les premieres voies des vents, & des crudités.

On confit les abricots pour les rendre plus agréables, & pour les conſerver plus long-temps. Ils produiſent de cette maniere moins de mauvais effets, parce que le ſucre, & la coction, ont raréfié leur phlegme viſqueux. Ils ſont auſſi plus pectoraux que les abricots cruds, parce qu'outre les parties huileuſes, & embarraſſantes, qu'ils contiennent déja naturellement, le ſucre dans lequel ils ſont confits leur en fournit encore d'autres propres à adoucir les âcretés de la poitrine.

Abricots confits.

Leurs vertus.

On fait encore ſécher les abricots au four.

H v

ou au soleil, pour les conserver, & pour s'en servir en hyver.

L'amande du noyau d'abricot a cela de commun avec tous les amers qu'elle tue les vers. On en peut tirer par expression une huile propre pour les brouissemens d'oreille, pour la surdité, & pour adoucir les hémorrhoïdes.

ADDITION I.

On a donné le nom d'abricots aux Isles Françoises de l'Amérique à de certains fruits que les Espagnols appellent Mamayes, ou Manmots.

L'arbre qni les porte devient très-grand. Ces fruits ont quelquefois jusqu'à sept pouces de diametre ; ils sont plus ovales que ronds. Leur premiere écorce est comme un cuir de deux lignes d'épaisseur, liant, & fort, d'une couleur grise par dehors, plus liée, & d'un jaune clair en dedans. On trouve sous cette écorce, qui se leve aisément, une pellicule mince, & assez adhérente à la chair du fruit. On l'ôte pour découvrir la chair, qui est de la couleur de celle des abricots d'Europe, mais plus ferme, & qui approche de celle de notre citronille. Elle a une odeur aromatique, un goût agréable. On dit que ce fruit est chaud; cependant on ne le mange qu'après l'avoir coupé par morceaux, & l'avoir laissé tremper dans du vin avec du sucre; c'est une bonne nourriture, pectorale, & de bon goût.

ADDITION II.

Les abricots les plus favoureux font ceux qui viennent en plein vent. Ceux qui viennent en espalier font plus gros, mais ont moins de goût. On connoît les premiers à la peau qui est comme rissolée du côté exposé au soleil. Quand ils font confits entiers, on les met si l'on veut dans de l'eau-de-vie ; mais alors ils ne font que pour flatter la fenfualité. On en fait en Auvergne des pâtes, & de la gelée, qui deviennent d'un rouge brun, mais qui confervent le goût du fruit, comme fi on le mangeoit naturel. B.

CHAPITRE XI.

Des Pêches.

Il y a beaucoup d'efpeces de pêches, que l'on pourroit toutes reduire à deux, fçavoir à celles qui ne quittent point le noyau, comme les preffes, les pavis ; & à celles qui s'en féparent aifément, comme les pêches Magdeleine, & quelques autres. Ces dernieres font plus aifées à digérer, plus fucculentes, &

H vj

Choix. d'un meilleur goût. Les pêches doivent être choisies bien mûres, colorées, d'une chair moëlleuse, succulente, vineuse, & d'une odeur agréable.

Bons effets. Elles corrigent les haleines puantes, causées par des matieres corrompues qui s'exhalent de l'estomac ; elles rafraîchissent, elles humectent, & lâchent un peu le ventre.

Mauvais effets. Comme les pêches sont d'une substance molle, & humide, elles se corrompent aisément dans les premieres voies ; elles y excitent des vents, & causent des vers.

Principes. Elles contiennent beaucoup de phlegme, & de sel essentiel, & très-peu d'huile.

Le tems, l'âge, & le tempérament. Elles conviennent en temps chaud, aux jeunes gens bilieux, & sanguins. Mais elles sont nuisibles aux vieillards, aux phlegmatiques, & à ceux qui ont l'estomac foible.

REMARQUES.

QUELQUES Auteurs rapportent que les pêches étoient autrefois assez rares : appa

?emment, parce qu'on n'avoit pas foin d'en
planter, & de les cultiver; car elles viennent facilement partout. Ce fruit eft préfentement fort commun, & très-eftimé pour
fon goût exquis. La plupart de nos Auteurs anciens lui attribuent beaucoup de
mauvais effets. Galien le fait paffer pour
très-pernicieux; cependant nous n'y remarquons point ici tant de mauvaifes qualités,
excepté quand il n'eft pas bien mûr, ou
quand on en ufe avec excès; car alors il
caufe des vents, & des indigeftions : mais
cet inconvénient fe rencontre dans toute
forte de fruits, & même dans ceux qui
paffent pour les plus fains, & les moins
malfaifans.

Cette réflexion peut donner occafion à
faire une remarque générale fur les fruits
agréables, fçavoir que, comme il eft prefqu'impoffible de n'en pas manger un peu
trop, il eft auffi très-rare qu'ils ne faffent pas
mal; c'eft-à-dire, qu'ils ne font pas à beaucoup près fi mal fains par rapport à eux-
mêmes qu'eu égard à notre peu de tempérance.

Les pêches corrigent les haleines puantes par leur odeur agréable, & de plus en
abforbant, & précipitant, les matieres corrompues qui font dans l'eftomac. Elles lâchent un peu le ventre, ou en délayant,
par les parties phlegmatiques, en quoi elles
abondent, les humeurs craffes, & terreftres,
contenues dans les inteftins, ou en picottant par le fecours de leurs fels acides, les
glandes inteftinales, qui par cette irritation

fourniſſent plus de liqueur qu'auparavant. Enfin les pêches ſont fort humectantes, & rafraîchiſſantes, parce que, comme nous avons déja remarqué, elles contiennent beaucoup de phlegme, & de ſel eſſentiel.

On mêle ordinairement les pêches avec un peu de ſucre pour les manger ; elles ſont de cette maniere plus ſalutaires, parce que le ſucre corrige, & raréfie, un certain phlegme viſqueux, qui ſe rencontre dans les pêches, comme dans la plupart des au-

Pêches con-fites. tres fruits. On confit encore les pêches pour les conſerver, & pour les rendre plus agréables.

Renoud aſſure que pour connoître de quelle couleur la pêche eſt en dedans, il n'y a qu'à examiner celle de ſa peau : car la chair de la pêche eſt rouge, ſi ſa peau eſt rouge ; elle eſt jaunâtre, ſi ſa peau eſt jaunâtre, & de différentes couleurs, ſi ſa peau eſt de différentes couleurs.

On mange ordinairement les pêches dans du vin ; &, comme le vin perd preſque tou-te ſa force quand elles y ont trempé,

Erreur des Anciens. cette circonſtance avoit donné lieu aux An-ciens de croire que ce fruit étoit mau-vais, & qu'il dépoſoit dans le vin une cer-taine qualité maligne : mais ils ne faiſoient pas attention que la pêche étant d'une na-ture poreuſe, & ſpongieuſe, elle abſor-be les eſprits du vin, & le rend aqueux, ſans lui communiquer cette prétendue ma-lignité.

On fait ſécher les pêches au ſoleil, après leur avoir ôté la peau, & le noyau ; & de cette maniere elles se conservent long-temps, & elles ont un assez bon goût ; on les fait cuire dans un peu de vin ou d'eau, & l'on en fait des compôtes hors la saison.

L'amande de la pêche contient beau- Amande de coup d'huile, & de sel essentiel ; elle est la pêche, propre pour les vers ; on en retire par ex-pression une huile assez estimée pour les brouissemens d'oreille. Cette huile raréfie, Son huile, & chasse au-dehors, par le moyen de ses sels essentiels, les humeurs visqueuses, qui par leur séjour dans l'oreille y causoient des brouissemens.

Les fleurs, & les feuilles du pêcher sont Les fleurs & aussi employées pour tuer les vers ; elles les feuilles du pêcher. sont purgatives, & aperitives.

On appelle les pêches en Latin *Persica* Etymologie, *mala*, parce que le pêcher a été premiere-ment apporté de Perse.

CHAPITRE XII.

Des Prunes.

IL seroit difficile, & en même Especes, temps ennuyeux, de décrire ici tou-tes les différentes especes de pru-nes, qui sont presqu'innombrables. Il y en a de blanches, de vertes, de grises, & de plusieurs autres

couleurs. Elles tirent auffi leurs différences de leur groffeur, de leur
figure, de leur goût, & des lieux
où elles naiffent. Ainfi les unes font
groffes, petites, ou médiocres; les
autres font rondes, ovales, ou
oblongues; quelques-unes font douces, acides, ou aufteres; & enfin,
fuivant les cantons d'où elles viennent, on les eftime plus ou moins.
Il en croît autour de Paris de fort
bonnes, comme les impériales, celles de perdrigon, celles de damas
rouge, noir, & violet, & quantité

Choix. d'autres. De toutes ces prunes, les
meilleures, chacune en fon efpece,
font celles qui font bien mûres, qui
ont une peau tendre, & fine, qui
font douces, d'un goût agréable, &
qui ont enfin été cueillies nouvellement, & avant le lever du foleil.

Bons effets. Elles font humeĉtantes, rafraîchiffantes, émollientes, laxatives; el-
les appaifent la foif, & donnent de
l'appétit.

Mauvais ef-
fets. Les perfonnes qui ont l'eftomac
foible, & qui digerent difficilement,
doivent s'abftenir de l'ufage des pru-

nes; car elles débilitent, & relâchent beaucoup : de plus elles produifent quantité d'humeurs groffieres, & phlegmatiques. C'eft pourquoi elles conviennent peu aux gens d'un âge décrepit, & qui abondent en pituite.

Les prunes contiennent médio- Principes. crement d'huile, beaucoup de fel acide, & de phlegme.

Elles font bonnes en temps chaud, Le tems, l'âge, & le temaux jeunes gens, d'un tempérament pérament. bilieux, & fanguin.

REMARQUES.

COMME il y a beaucoup d'efpeces différentes de prunes, il s'en trouve qui ont un goût fort agréable, & que l'on fert fur les meilleures tables ; d'autres ont un goût fi mauvais, & fi infupportable, que l'on n'en peut manger. Les prunes font encore différentes par rapport aux effets qu'elles produifent. Celles dont nous nous fervons communément parmi les alimens, font humectantes, laxatives ; & émollientes. Celles au contraire qui ont une faveur ftiptique, & auftere, comme les prunes fauvages, font aftringentes, & propres pour arrêter les hémorrhagies, les cours de ventre, & le vomiffement. On fe fert en Médecine de ces deux fortes de prunes. Par exemple, la pulpe des prunes de damas noir eſt la baſe de la compoſition du diaprun, qui eſt un électuaire purgatif ; & l'acacia noſtras n'eſt autre choſe, que le ſuc épaiſſi des prunes ſauvages. Ce dernier eſt employé dans les occaſions où il faut reſſerrer. Ces deux effets contraires proviennent du différent arrangement des principes, dont chacunes de ces prunes ſont compoſées. Dans celles qui ſont auſteres, il y a lieu de conjecturer que les ſels acides ſont unis à des particules terreſtres, propres à abſorber les humidités ſuperflues, qui relâchoient, & qui débilitoient les fibres des parties ; & que dans les autres, qui ſont d'un goût plus agréable, les ſels acides ſont plus en liberté, & nagent dans une grande quantité de phlegme. C'eſt pourquoi ces prunes ſont émollientes, & laxatives ; c'eſt encore pour cette raiſon qu'elles ne conviennent point à ceux qui ont l'eſtomac foible, & qui abondent en pituite.

On fait avec pluſieurs eſpeces de prunes des confitures fort agréables. On met auſſi ſécher les prunes ; principalement dans la Touraine, & vers Bourdeaux. Quand elles ſont ſéches on les appelle *Pruneaux.* On les doit choiſir nouveaux, tendres, moelleux, & charnus. Ils ont les mêmes vertus que les prunes, avec cette différence, qu'ils ne produiſent pas tant de mauvais effets, à cauſe d'une certaine humidité ſuperflue, dont ils ont été privés en ſéchant.

Les Brignoles ſont des eſpeces de prunes de perdrigon. Elles ſont ainſi appellées, parce qu'elles viennent à Brignole fort abondamment, & qu'elles y font plus délicieufes qu'en tout autre endroit. On les y fait fécher au foleil, pour les conferver, & pour les tranfporter en différens lieux.

ADDITION I.

Nous avons à l'Amérique des arbres qu'on appelle Mombains. Ils font grands, & fort branchus ; ils portent des fruits ronds de la groffeur de nos prunes de damas, dont la peau eft mince, & d'une couleur jaune, & comme furdorée du côté expofé au foleil ; leur chair eft délicate, d'un goût un peu aigrelet, & fucré. Mais leur noyau eft fi gros qu'il occupe plus de la moitié du fruit. Il renferme une amande blanche, & amere. Il n'y a que les enfans, & les beftiaux qui les ramaffent à mefure que la maturité, ou le vent, les détache de l'arbre. On les appelle prunes de Monbin.

ADDITION II.

M. Lemery a grande raifon de remarquer qu'on ne peut parler de toutes les fortes fortes de prunes en particulier ; le nombre en eft infini. Celles qui fe trouvent fur les tables des perfonnes de goût font principalement la prune de Monfieur, ainfi nommée parce qu'elle faifoit les délices de Monfieur, frere unique du feu Roi ; la reine-claude, le perdrigon, l'ifle-verte, la prune

de fainte catherine, la groffe & petite mi-
rabelle, & quelques autres. Il convient de
peler la prune de Monfieur, parce que fa
peau eft extrêmement acide, & gâte le goût
de la chair. La reine-claude eft une prune
exquife quand elle eft bien mûre. On la
confit de différentes manieres, mais elle
eft, de quelque maniere qu'on l'apprête,
fort inférieure au naturel. L'ifleverte, &
les mirabelles, fe confifent au liquide, &
au fec, furtout en Touraine, d'où l'on
envoie ces dernieres dans des boëtes plat-
tes. C'eft une confiture très-délicate, mais
qui n'eft propre qu'à flatter le goût. Les
Tourangeaux cultivent beaucoup la prune
de fainte catherine, dont ils font d'excellens pruneaux. On remplit des gallons, ou
des mannequins, des plus belles, qu'on
appelle communement pruneaux de Tours;
le refte s'envoie en tonneaux, & fe vend
fous le nom de pruneaux de fainte catherine. Quand on veut manger ces pruneaux
au fec, il faut prendre les plus mollets
au toucher. Ils font plus agréables au goût,
& fe digerent plus aifément. Car, il faut
obferver que le pruneau fec eft plus indigefte que quand on l'a mis en compôte,
parce que fa chair eft fort compacte; au
lieu qu'elle devient plus légere en compôte. Ces compôtes fe font aifément: il
ne s'agit que de faire revenir les pruneaux
dans l'eau avec du fucre, au goût de celui qui doit en faire ufage. On ne laiffe
bouillir l'eau qu'autant qu'il eft néceffaire
pour en évaporer la trop grande quantité.

On fait venir à Paris depuis quelques
années une espece de pruneau qui se fait
en Provence, & qui ne cede en rien pour
la grosseur, & la bonté, aux pruneaux
de Tours. Le fruit est oblong, au lieu que
celui de Tours est rond.

Quant aux pruneaux de Bordeaux, ils
sont faits du damas noir, & ont l'aigre dominant de cette espece de prune. Il y en
a de plus gros, & de plus petits. Ces derniers ont plus d'acide ; mais tous deux en
compôte lâchent également le ventre. Je
connois des campagnes où les paysans ne
se purgent qu'avec le jus de ces pruneaux
où ils font infuser du senné. Les plus mé-
nagers ne laissent point perdre le pruneau.
C'est un diaprun qui se fait à peu de frais.

On compose aussi avec les prunes un
extrait nommé prunée, qui est d'autant
meilleur que les prunes sont plus fines, &
qu'on y joint des ingrédiens plus agréables.
La préparation consiste à faire cuire les
prunes avec une suffisante quantité d'eau,
jusqu'à ce qu'on puisse les passer pour en
séparer le noyau, & la peau. Alors on l'é-
paissit autant qu'il convient, & l'on y
ajoute du sucre, & de la canelle. Cet extrait qui se conserve long-temps quand il
est bien fait, tient le ventre libre, & est
assez agréable au goût. Il est encore plus
émollient quand on y met du miel au lieu
de sucre, comme le font les gens qui vont
à l'épargne. B.

CHAPITRE XIII.

Des Pommes.

Especes. IL y a tant d'especes différentes de pommes qu'il est presque impossible de les décrire toutes. Elles différent par leur figure, par leur grosseur, par leur couleur, & par leur goût. On en trouve aussi qui tiennent de la poire, & cela vient des greffes que l'on a entées sur les pommiers. On doit choisir les pommes bien nourries, bien colorées, d'un goût agréable, & surtout assez mûres.

Choix

Bons effets. Elles sont pectorales, elles excitent le crachat, elles appaisent la soif, & la toux; elles lâchent le ventre; elles sont apéritives, rafraîchissantes, & cordiales.

Mauvais effets. Elles ne conviennent point aux personnes qui ont l'estomac foible. Les pommes cuites sont à préférer aux crues, parce qu'elles sont plus aisées à digérer.

Elles contiennent toutes beaucoup de phlegme, de sel essentiel, & une médiocre quantité d'huile.

Elles sont salutaires en tout temps, aux jeunes gens bilieux, aux mélancholiques, & à ceux qui ont un bon estomac.

REMARQUES.

LES pommes sont des fruits assez connus, & fort en usage parmi les alimens. Quoiqu'il en vienne dans toutes sortes de lieux, néanmoins la Normandie en rapporte plus qu'aucune autre province. En effet il n'y croît pas seulement des pommes fort agréables au goût, mais encore d'autres qui ont une saveur âpre, & stiptique, & qui sont très-excellentes pour faire de bon cidre, comme nous l'avons dit dans le traité des boissons. Les pommes, dont nous nous servons communément, & qui sont douces au goût, humectent, rafraîchissent, sont pectorales, & lâchent le ventre, parce qu'elles contiennent un suc huileux, & phlegmatique, propre à produire ces bons effets. Néanmoins elles ne conviennent point à ceux qui ont l'estomac foible, parce qu'elles le débilitent encore par ce même suc.

Les pommes cuites sont préférables aux crues, parce que la coction les prive d'une humidité indigeste, qui les rendoit un peu venteuses.

Les pommes que l'on conferve penpant l'hyver font meilleures que les autres, parce qu'elles ont eu le temps de dépofer leur humidité trop crue. Elles font encore par rapport à cela plus agréables au goût. Il ne les faut point cueillir qu'elles ne foient dans toute leur maturité, parce qu'auparavant ce temps leurs fucs, n'étant pas affez digérés, & étant trop groffiers, peuvent caufer des embarras dans les vaiffeaux.

Plus les pommes font douces, & agréables, plus elles font falutaires; c'eſt pourquoi l'on doit éviter celles qui s'éloignent, ou par leur acidité, ou par leur ftipticité, de ce bon goût que nous venons de marquer. Par exemple, l'on ne fe fert point de ces pommes fauvages, qui viennent dans les bois, & dans les lieux montagneux; parce qu'elles font âpres, & aftringentes. Cependant elles peuvent convenir aux perfonnes qui ont quelques diarrhées, ou quelques maux de gorge, aufquels les matieres ftiptiques, & aftringentes, font trèsbonnes.

Gelée de pommes. On fait avec les pommes une confiture auffi délicieufe que falutaire, appellée *gelée de pommes*. Elle eſt humectante, rafraîchiffante, & pectorale; on s'en fert beaucoup.

Pommes tapées. On fait fécher les pommes au four fur des claies; quand elles font à demi-féches, on les applatit avec la main, & on les remet au four, pour les achever de fécher; elles font de cette maniere affez agréables. On les appelle pommes tapées.

ADDITION

ADDITION I.

Il ne tient quaux Européens établis dans l'Amérique d'avoir des pommes de toutes les efpeces qu'on en voit en Europe. Les Portugais du Bréfil, & des ifles de Madere, des Effores, & du Cap Verd ; & les Efpagnols du Mexique, font plus curieux que les François établis aux ifles, & dans l'Amérique méridionale. Il feroit aifé de les imiter ; il y a auffi des pommiers en Canada.

Nous ne parlerons ici que du fruit de l'Acajou. Cet arbre, qui eft le cedre des ifles Françoifes de l'Amérique, porte une pomme, à qui fa figure longue pourroit faire donner le nom de poire. Ce fruit eft compofé de deux parties. Celle qui tient à la branche de l'arbre reffemble affez à nos petites poires de bon chrétien ; la peau eft fine, & rouge du côté le plus expofé au foleil, & jaune du côté oppofé ; le dedans n'eft qu'une maffe de petites fibres charnues, & remplies d'un fuc épaiffi d'une bonne odeur, & d'un goût aigrelet, qui réjouit, & qui defaltere. Le gros bout du fruit produit une efpece de châtaigne de couleur brune, en forme de roignon, qui eft couverte d'une peau dure, & coriace, imbibée d'une huile extrêmement cauftique. On s'en fert pour enlever les cors des pieds. On fait chauffer l'écorce, & la chaleur fait diftiller l'huile que l'on met fur le cors, après qu'on l'a un peu entamé fuperficiellement avec le rafoir.

Tome I.   I

Cette noix renferme une amande blanche, couverte d'une pellicule grisâtre.
Quand le fruit vient d'être cueilli, on mange cette amande comme les cerneaux,
c'est-à-dire, trempée dans l'eau avec du
fel ; ou bien on la fait rôtir ; & même quand
elle est féche, elle a un goût délicat qui
furpaffe infiniment celui de nos meilleures
amandes. On s'en fert pour faire des maf-
fepains.

La pomme d'acajou bien mûre est excellente. Ceux qui veulent tempérer fon goût
aigrelet, y mettent du fucre. Elle est rafraîchiffante, & pectorale.

On en tire par expreffion une liqueur
qui a le goût de vin. Pour la rendre plus
agréable on y mêle un peu de fucre ; c'est
une efpece de forbet ; mais ce vin ne fe
conferve pas plus de vingt-quatre heures.
Après ce temps il devient aigre, & n'est
plus bon.

On met ce fruit en compôte en le coupant par la moitié, & joignant au fucre un
peu de canelle. C'est une compôte très-
faine, & très-agréable.

Les autres pommes que l'on trouve dans
les bois font appellées pommes de perro-
quet ; parce que ces oifeaux en mangent
auffi bien que d'autres oifeaux ; d'où l'on
peut conclure qu'elles font bonnes ; cependant on ne s'est pas encore avifé d'en manger, furtout étant crues. Les Negres les
mangent cuites fous la cendre. La peau de
ce fruit est grife, & affez épaiffe. La chair
qu'elle couvre est fpongieufe, & pleine

d'un suc acide, qui se corrige par la cuisson. Il est astringent, & rafraîchissant.

Il y a des pommes qui ont la figure, l'odeur, la couleur, & la grosseur, de nos pommes d'apis ; mais aucun animal n'en mange, parce que c'est un poison des plus caustiques. On les appelle pommes de Mancenilier. Voyez le voyage des Isles, du pere Labat.

ADDITION II.

Il croît à St. Domingue un arbre nommé Sapotilier. Il est grand comme un poirier, & porte une fleur rougeâtre, à laquelle succède une pomme, quelquefois ronde, d'autrefois longue, qui renferme ordinairement quatre ou cinq graines. Cet arbre aime les bonnes terres.

L'amande qui se trouve dans cette graine est bonne pour la colique. On en fait bouillir deux dans l'eau ; on les écrase, & on les donne en lavement dans la même eau, dans laquelle on a fait fondre du beurre frais sans sel ; ou bien on en pile quatre ou cinq, qu'on met dans le vin blanc, & qu'on prend comme une amande.

Il vient au Royaume de Juda un arbre nommé Yamant. Il égale la grandeur d'un noyer. Ses feuilles ressemblent à celles du poirier. Il porte des pommes comme celles d'apis, dont la queue est jaune & verte. Le dedans est blanc, & fort spongieux. On mange de ce fruit, qui a bonne odeur, mais qui resserre beaucoup. Chaque pomme remferme un noyau fait comme une petite truffe. Cet arbre a le bois très-dur, & vient dans toute forte de terrein. B.

CHAPITRE XIV.

Des Poires.

Especes. Il y a beaucoup d'efpeces de poires, auffi bien que de pommes, qui different en figure, en groffeur, en cou-

Choix. leur, en goût, & en odeur. Les meilleures font celles qui font douces, bien mures, bien nourries, & qui ne font ni âpres ni ftiptiques.

Bons effets, Les poires donnent de l'appétit, fortifient l'eftomac; celles qui font d'un goût âpre, ou auftere, font plus aftringentes que les autres, & plus propres pour les cours de ventre.

Mauvais effets. L'ufage des poires eft mauvais pour ceux qui font fujets à la colique. On doit auffi faire en forte qu'elles ne précedent point les autres viandes.

Principes. Elles contiennent médiocrement d'huile, & beaucoup de fel effentiel, & de phlegme.

Elles conviennent en tout temps, à toute forte d'âge, & de tempérament, pourvu que l'on en ufe modérement.

REMARQUES.

LES poires font des fruits fort eftimés pour leur bon goût. Il en croît beaucoup en Normandie, auffi bien que des pommes. Il y en a qui font d'une faveur agréable; d'autres au contraire font âpres, & ftiptiques, & fervent à faire du poiré, comme nous l'avons dit dans le traité des boiffons.

Prefque toutes les poires refferrent, & fortifient l'eftomac, parce qu'elles contiennent un fuc un peu épais, & chargé de quelques parties terreftres, propres à donner plus de confiftence aux liqueurs, & à abforber les humidités fuperflues qui débilitoient les fibres des parties. Les poires qui ont une faveur âpre font plus aftringentes que les autres, parce que leur fuc eft plus épais, & plus terreftre.

Le fuc des poires étant groffier, comme nous venons de le marquer, il demeure du temps à digérer, & à fermenter dans l'eftomac. C'eft pourquoi il excite quelquefois par fon féjour trop-long, des vents, & même des coliques.

Pour rendre les poires plus aifées à digérer, on les fait cuire, & on les mêle avec du fucre; elles deviennent de cette

I iij

maniere plus faines. Voici ce qu'en dit l'école de Salerne.

Cruda gravant ftomachum , relevant Pyra cocla gravatum.

On ne doit point fe fervir des poires avant les autres viandes, parce qu'elles pourroient demeurer trop long-temps dans les premieres voies , & fermer le paffage aux autres alimens qui viendroient enfuite.

Pépins de poires.

Les pépins des poires font eftimés propres pour tuer les vers , & pour empêcher la pourriture.

Poires tapées.

On fait fécher les poires au four, & on les accommode de même que les pommes ; de cette maniere elles fe confervent fort long-temps, & elles peuvent être tranfportées en différens lieux. On les appelle communément poires tapées.

Etymologie.

Les poires en Latin *Pyra*, à *pyramide* , parce qu'elles fe terminent en pointe à peu près comme une pyramide.

Le poirier fauvage eft appellé en Grec ἀγχᾶς. Ce nom vient du Verbe ἄγχειν , *ftrangulare* , étrangler , parce que le fruit de cet arbre étant mâché , refferre tellement lés fibres de la bouche, & de la gorge, qu'il femble qu'on aille étrangler.

ADDITION.

Les raquêtes de l'Amérique apportent des fruits que l'on appelle indifféremment pommes, ou poires. Leur figure lés fait plus reffembler aux poires qu'aux pommes,

Ce fruit eſt revêtu d'une peau verte, épaiſſe d'une ligne, ou environ, toute couverte de petites épines, ſi perçantes qu'on
ne les peut toucher qu'en perçant le fruit
avec un bâton pointu, & coupant le deſſus de la peau avec un couteau, après quoi
la peau s'enleve auſſi aiſément que celle
de nos figues. Elle couvre une chair incar-
nate, toute remplie d'une ſubſtance épaiſſe,
& pleine de petits pépins tendres d'un beau
rouge. C'eſt ſur ce fruit, & de ſa ſubſtance, que ſe nourriſſent ces petits animaux
qu'on appelle cochenilles, dont on fait la
teinture d'écarlate. Ce fruit eſt très-bon,
rafraîchiſſant, & pectoral. Il épouvante
ceux qui ne ſont pas accoutumés d'en manger, parce qu'il teint leur urine en couleur de ſang, de maniere qu'ils croyent
être bien malades, quoi qu'ils ne reſſentent
aucun mal.

CHAPITRE XV.

Des Figues.

Il y a pluſieurs ſortes de figues, Différence.
qui différent en figure, en groſſeur,
en couleur, & en goût. On doit choi- Choix.
ſir les unes & les autres, molles,
ſucculentes, bien mures, d'un goût
ſucré, délicieux. Celles qui ont une
peau tendre, & délicate, ſe digé-

I iv

rent plus facilement que les autres.
On ne les doit cependant pas manger qu'elles ne foient féparées de leur peau, & dans toute leur maturité.

Bons effets Elles nourriffent beaucoup, elles ôtent la foif, elles adouciffent les âcretés de la poitrine. On les tient propres pour emporter la pierre du rein, & pour réfifter au venin, étant féches. On en fait des gargarifmes pour les maux de la gorge, & de la bouche ; on en applique encore extérieurement, pour amollir, pour digérer, & pour hâter la fuppuration.

Mauvais effets. L'ufage immoderé de ce fruit caufe ordinairement des vents, & des crudités ; c'eft pourquoi il eft pernicieux aux perfonnes fujettes aux douleurs de la colique. Il caufe auffi quelquefois des dyfenteries.

Principes. Il eft chargé d'une médiocre quantité d'huile, & de fel acide, de beaucoup de phlegme, & d'un peu de fel volatil alkali.

Le tems, l'âge, & le tempérament. Il convient en tout temps, à tout âge, & à toute forte de tempéra-

ment, pourvu que l'on en ufe modérement.

REMARQUES.

La figue eft un fruit délicieux, que l'on
fert fur les meilleures tables. Quand elle
n'eft encore groffe que comme un pois,
elle eft appellée en Latin *Groffulus* ; quand
elle eft plus groffe, fans néanmoins être
encore mûre, on la nomme *Groffus*, ou
Groffa ; & enfin quand elle eft parfaitement
mure, *Ficus*. Ce fruit croît à la groffeur
d'une poire médiocre, & il en a auffi la
figure.

Quoiqu'on cultive le figuier dans les
pays tempérés, cependant les figues qui y
viennent ne font point à comparer à celles
qui croiffent aux pays chauds ; car la bonté
des figues confiftant dans une union parfaite de foufres, & de fels, qui produit
un goût fucré, & fort agréable, il eft facile à concevoir que celles qui viennent
dans ces pays chauds, reçoivent une plus
grande quantité de foufres, & de fels exaltés, puifque ces lieux abondent plus en
ces principes que les temperés. Il faut
encore ajouter que la chaleur du foleil,
qui dans ces endroits eft plus forte, digere,
mûrit, & atténue, plus parfaitement les parties de ces fruits, & les rend non feulement d'une faveur plus délicieufe, mais
encore beaucoup plus falutaires.

Les figues adouciffent les âcretés de la

I v

poitrine, elles nourriſſent, & humectent
beaucoup, parce qu'elles contiennent un
ſuc viſqueux, & huileux, propre à embarraſſer les ſels âcres qui picottent la poitrine, & à réparer la diſſipation des parties
ſolides, en ſe condenſant, & ſe congelant,
dans tous leurs petits vuides. Cependant ce
ſuc produit pluſieurs mauvais effets. Premierement il rend les figues de difficile digeſtion, par la lenteur, & la groſſiereté,
de ſes parties; en ſecond lieu il cauſe des
vents, des tranchées, & des coliques, en
ſe raréfiant dans les inteſtins par la chaleur
du corps; enfin il excite bien ſouvent des
dyſenteries, parce que, s'aigriſſant par ſon
ſéjour trop long dans les inteſtins, il cor-
rode, & ulcere ces parties.

On fait ſécher les figues au four, ou au
ſoleil; & quand elles ſont ſéches, on les
nomme en Latin *Caricæ*, ou *Ficus paſſæ.*
Elles ſervent beaucoup en Médecine, &
dans les alimens. Elles ſont plus faciles à
digérer que les autres, parce qu'elles ont
été privées par la coction d'une bonne
partie de leur phlegme viſqueux, & indigeſte.

Figues d'In-
de.
Les figues d'Inde ſont ainſi appellées,
parce qu'elles viennent ſur un arbre qui
croît aux Indes vers Goa. Elles ſont faites
comme nos figues, avec cette différence
qu'elles ſont rouges comme du ſang en dehors, & en dedans. Elles ſont douces, &
Vertus.
bonnes à manger; elles n'ont pourtant pas
un goût ſi délicieux que celles qui viennent
en Europe. Ces figues ont à peu près les

mêmes vertus que les nôtres. L'écorce de leur arbre sert à faire des étoffes.

Figue en Latin, *Ficus*, de φύω, *Produco*, *Genero*; parce que le figuier multiplie beaucoup, & porte ordinairement deux fois l'année. Etymologie.

ADDITION.

Ce que M. Lemeri a dit des figues dans le texte, & dans ses remarques, est très-juste. On doit seulement ajouter que les figues que l'on cultive aux isles portent toute l'année pourvu qu'on ait soin de les arroser, de fouiller autour du pied, & d'y mettre de la bouse de vache. Les figues y sont excellentes, & ont tout une autre saveur que les meilleures que l'on mange au royaume de Naples, & en Sicile. On n'a point encore remarqué qu'elles ayent causé le moindre dérangement dans les personnes de quelque âge, sexe, ou tempérament, qui en mangent même avec excès dans l'Amérique; au contraire elles engraissent le corps, elles fortifient la poitrine, elles adoucissent les acretés de la poitrine, elles sont un reméde spécifique pour ceux qui sont menacé de phthisie.

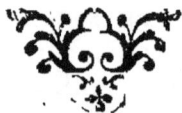

CHAPITRE XVI.

Des Coings.

Especes. IL y a trois especes de coings. Les premiers sont petits, très-odorants, cotonneux, verds au commencement, puis d'un beau jaune, quand ils ont acquis toute leur maturité. Les seconds sont plus gros, mais moins odorants, peu cotoneux, d'une chair molle, & d'une couleur pâle. Les derniers sont ceux qui viennent sur le coignassier sauvage. Ils sont plus tardifs que les autres, plus petits, & peu en usage; ils croissent dans les lieux pierreux. On doit choisir ceux de la premiere espece, comme ayant plus de goût, & de vertu, mais il faut qu'ils soient bien mûrs, charnus, bien nourris, & d'une odeur agréable.

Choix.

Bons effets. Ils réjouissent le cœur; ils fortifient l'estomac; ils arrêtent les cours de ventre, & les hémorrhagies; ils aident à la digestion; ils empêchent l'ivresse, & ils sont apéritifs.

Les coings étant pris cruds, & Mauvais ef-
fets.
avant le repas, causent des coliques,
des vents, & des indigestions. C'est
pourquoi il est bon de les faire bien
cuire, & de les mêler avec du sucre;
de cette maniere ils produisent de
bons effets.

Ils contiennent beaucoup de sel Principes.
acide, d'huile, & de phlegme.

Ils conviennent en tout temps, à Le tems, l'â-
ge & le tem-
pérament.
toute sorte d'âge, & de tempéra-
ment; pourvu qu'ils soient bien cuits,
& qu'on n'en prenne qu'une quantité moderée.

REMARQUES.

Les coings sont des fruits qui ne sont
pas seulement en usage parmi les alimens,
mais qui le sont encore beaucoup en Médecine. Ils ont une odeur si agréable, & si
forte, qu'ils causent à plusieurs personnes
des maux de tête; ce qui marque qu'ils
sont composés de quelques principes assez
volatils, & exaltés. Quand ils sont verds,
ils ont un goût âpre, & stiptique, si insup-
portable qu'il n'est pas possible d'en mettre dans la bouche; mais à mesure qu'ils
mûrissent ils deviennent doux. Néanmoins,
quoique très-mûrs, ils conservent toujours
une certaine saveur austere qui ne s'éva-
nouit que par la coction. C'est la raison

pourquoi l'on ne mange gueres les coings que quand ils ont été bien cuits.

Le goût âpre, & auftere, des coings qui font verds provient d'une liaifon étroite de leurs fels, & de leurs foufres, avec des parties terreftres. Ce goût diminue à mefure qu'il muriffent; parce que leurs principes actifs fe dégagent infenfiblement par la fermentation des parties terreftres qui les retenoient. Enfin, quoique très-mûrs, ils confervent une faveur auftere, parce que ces mêmes parties terreftres font tellement unies aux principes falins qu'il en refte toujours affez pour exciter encore ce goût d'âpreté, & de ftipticité.

Les coings fortifient, & refferrent, l'eftomac, aident à la digeftion, & arrétent les cours de ventre, & les hémorrhagies; parce qu'ils contiennent un fuc épais, & terreftre, propre à épaiffir les liqueurs trop ténues, & trop agitées, & à abforber les humidités fuperflues qui relâchoient, & qui débilitoient, les fibres des parties. Ils font eftimés propres pour empêcher l'ivreffe; & ils agiffent en cette occafion en précipitant par leurs parties groffieres les vapeurs du vin, ou des autres liqueurs fpiritueufes, & en s'oppofant à leur exaltation au cerveau. On dit qu'avant le repas ils refferrent, & qu'après le repas ils lâchent le ventre; cependant je crois qu'en quelque temps qu'ils foient pris ils font plus capables de refferrer que de relâcher. On dit encore qu'ils réfiftent au venin; & l'on rapporte que les Efpagnols, devant combattre contre les Africains, firent provifion de poires de coings, afin que s'ils étoient bleffés par quelques fléches empoifonnées, ils euffent de quoi fe guérir proptement. Je ne voudrois pas trop me fier à ce reméde.

Quand les coings font cruds, ils contiennent un fuc vifqueux, & groffier, qui demeurant trop long-temps dans l'eftomac, & dans les inteftins, y excite des vents, & des coliques. On confit les coings avec le fucre, & de cette maniere ils font plus falutaires. **Coings confits.**

On fait encore avec les coings plufieurs compofitions ftomachiques, comme le cotignat, le firop de coings, & quantité d'autres dont on fe fert auffi-bien en fanté qu'en maladie. **Cotignat, & firop de coings.**

Les coings furent apportés du temps de Galien, à Rome, de la Syrie, & de l'Iberie. Ils font appellés en Latin, *Cydonia*, de *Cydon*, ville de Crete. **Etymologie.**

Ils font encore nommés, *Mala Cotonea*; parce qu'ils font couverts d'une efpece de coton.

CHAPITRE XVII.

Des Grenades.

O N connoît trois efpeces générales de grenades. Les premieres font **Efpeces.**

les aigres ; les fecondes font les douces ; & les troifiémes font les vineu-fes, qui tiennent le milieu entre les aigres, & les douces. On doit choi-fir les grenades groffes, chargées de grains, mûres, fucculentes, & d'un goût agréable, & réjouiffant.

Choix.

Bons effets.

Les douces adouciffent les âcretés de la poitrine, appaifent la toux, rafraîchiffent, & humeêtent. Les aigres fortifient le cœur, arrêtent les vomiffemens, & les cours de ventre, excitent l'appétit, précipitent la bile, & calment les ardeurs de la fievre. Elles font plus eftimées en Médecine que les autres efpeces ; on en fait fucer les grains aux malades.

Mauvais effets.

Les douces excitent des vents. Pour les aigres, elles incommodent la poitrine, & elles offenfent les dents, & les gencives.

Principes.

Toutes les efpeces de grenades contiennent une médiocre quantité d'huile, beaucoup de phlegme, & de fel effentiel. Cependant il y a quelque petite différence par rapport aux principes de toutes ces efpeces ;

comme l'on l'expliquera dans les remarques.

Les douces, & les vineufes, conviennent en tout temps, à toute forte d'âge, & de tempérament, pourvu qu'on en ufe modérément. Les
aigres font falutaires dans les grandes chaleurs, aux jeunes gens bilieux ; mais elles font nuifibles aux
vieillards ; parce qu'elles refferrent,
& picottent, un peu la poitrine, &
qu'elles rendent la refpiration plus
difficile, qui ne fe fait déja chez eux
qu'avec affez de peine.

*Le tems, l'â-
ge, & le tem-
pérament.*

R E M A R Q U E S.

L E s grenades font des fruits affez connus, dont on fe fert plutôt pour le plaifir, & pour fe donner de l'appétit, qu'en
qualité d'alimens. La différence de goût qui
fe rencontre entre les trois efpeces de grenades provient de ce que dans les douces les
principes huileux font un peu plus abondans, & plus étroitement unis avec les acides, que dans les aigres ; c'eft pourquoi ces
dernieres communiquent une impreffion
plus forte d'acidité. Pour les vineufes, elles n'ont un goût doux, & piquant, que
parce que leurs principes huileux, & falins, font non feulement un peu plus exaltés que dans les autres efpeces de grenades,

mais encore parce que ces mêmes principes fe rencontrent dans une union, & dans
une proportion plus jufte, & plus convenable ; c'eft-à-dire, que les acides de ces
grenades n'étant pas autant abforbés par des
parties huileufes, qu'ils le font dans les
grenades douces, ils ont auffi plus de force
pour picotter les petites fibres de la langue
par le plus fubtile de leurs pointes.

Les grenades douces adouciffent les âcretés de la poitrine, humectent, & rafraîchiffent, par leurs parties aqueufes, & huileufes, propres à étendre, & à embarraffer
les fels âcres, & à calmer leur trop grand
mouvement. Les aigres font aftringentes,
conviennent dans les inflammations, & appaifent les ardeurs de la fiévre, en épaiffiffant, & coagulant, un peu les liqueurs par
leurs fels acides ; & de plus en précipitant
les fels âcres, & exaltés, qui excitoient dans
les humeurs un bouillonnement, & une fermentation extraordinaire.

Les grenades aigres incommodent la poitrine, les dents, & les gencives, en picottant trop fortement ces parties.

Expérience. On dit que les grenades aigres deviennent douces, fi l'on entoure la racine de
l'arbre qui les porte d'urine que l'on ait
gardée quelque temps, & de fiente humai-
Explication. ne, ou de porc. Si le fait eft véritable, c'eft
parce que les fels volatils, & les foufres
exaltés, que ces matieres contiennent en
abondance, fe diftribuant dans toute la plante, s'uniffent aux acides des grenades, &
leur ôtent une bonne partie de leur aigreur.

Les balauftes , ou fleurs du grenadier , Balauftes. arrêtent les cours de ventre , les gonorrhées, les crachemens de fang , & conviennent dans les hernies.

L'écorce de la grenade eft appellée en Ecorce de Latin , *Malicorium*, comme qui diroit cuir grenade. de pomme ; parce que cette écorce eft dure comme du cuir. On la nomme encore *Si-dium*, *a Sidone agro*, parce que les champs Sidoniens en fournifloient autrefois une grande quantité. Elle a les mêmes vertus que la fleur de grenade.

La femence de grenade eft aftringente ; Semence de on l'emploie dans les injections. grenade.

La grenade de mer eft un corps dur, pé- Grenade de trifié, qui naît contre les rochers, & qui mer. reffemble par fa couleur, & par fa figure, à la grenade.

Les grenades font appellées en Latin , Etymologie. *mala punica*, *a puniceo colore*, parce qu'el-les ont une couleur rouge. On les nomme aufli *Granata*, *a Granis*, parce qu'elles contiennent une grande quantité de grains ; ou bien *a Granatenfi in Hifpaniis regno*, parce qu'il vient beaucoup de grenadiers au royaume de Grenade en Efpagne.

ADDITION.

LES grenades qui croiffent aux ifles de l'Amérique font infiniment meilleures que toutes celles qui viennent en Europe.

Il fe trouve des grenadiers fi petits qu'on en fait des bordures, & des compartimens au lieu de bouis. Ces petits arbuftes quoi-

que très-délicats, portent des fruits de quatre pouces, & même plus de diametre. Les
grains sont gros, d'un rouge éclatant, &
d'un goût charmant. On en donne aux malades dans les ardeurs de la fievre, & même dans les dysenteries. On en fait une
liqueur rouge dans laquelle on met du sucre, & quelques aromats, qui est excellente, & très-saine. Le sucre, & la canelle
corrigent l'âcreté de ce fruit.

CHAPITRE XVIII.

Du Melon.

Choix. LE melon doit être lourd, d'une
chair un peu ferme, bien rempli,
qui n'ait point trop d'eau, & qui
soit d'une odeur agréable, & d'un
goût vineux. Il y a plusieurs moyens
de connoître les bons melons; mais
le plus sûr est d'en juger par le
goût.

Bons effets. Il rafraîchit, & humecte; il excite l'urine; il appaise la soif, & donne de l'appétit. On dit que le fréquent usage de ce fruit préserve
de la pierre de la vessie, & des
reins.

Mauvais ef-
fets. Il est venteux, & produit quel-

quefois de grandes chaleurs dans le bas ventre. C'est pourquoi il ne convient point aux personnes sujettes à la colique. On voit encore des dysenteries, & des fièvres, mais principalement des quartes, naître de l'usage du melon.

Il donne beaucoup de phlegme, *Principes.* & de sel essentiel, médiocrement d'huile, & un peu de sel volatil alkali.

Il convient dans les temps chauds, *Le tems, l'Âge, & le tempérament.* aux jeunes gens qui ont un bon estomac, & qui sont d'un tempérament chaud, & bilieux : mais il est pernicieux aux vieillards, aux phlegmatiques, & aux mélancholiques.

REMARQUES.

L'ODEUR agréable que le melon répand, & son goût délicieux, marquent qu'une partie de ses substances volatiles sont assez dégagées des principes grossiers pour donner une douce impression aux nerfs de la langue, & de l'odorat. Ces qualités, qui font les principaux agrémens de ces fruits, se rencontrent beaucoup plus abondamment dans les melons qui nous viennent des pays chauds que dans ceux des pays froids. La raison en est que dans les pays chauds la chaleur du foleil, ayant beaucoup de force, eft auffi plus puiffante pour exciter cette fermentation intérieure par laquelle les principes des melons s'élevent, & fe féparent, des matieres groffieres qui les embarraffoient.

La quantité du phlegme en quoi le melon abonde, le rend rafraîchiffant, & humectant, parce qu'elle étend les principes âcres, & trop agités, de la maffe du fang, & qu'en les défuniffant elle empêche qu'ils n'agiffent avec autant de violence qu'auparavant. Ce même phlegme chargé d'un fel acide excite encore l'appétit, en picottant un peu les parois de l'eftomac.

Pour ce qui eft des douleurs, & des autres incommodités, que le melon caufe dans le bas ventre, elles viennent d'un fuc vifqueux, & acide, qu'il contient, & qui fait d'autant plus d'impreffion que par fa vifcofité il demeure fortement attaché fur les parties; & que, s'y fermentant, & s'y aigriffant de plus en plus, il gâte, & corrompt les alimens qui paffent par ces endroits; ces alimens enfuite portés dans la maffe du fang le font fermenter de différentes manieres, & ainfi produifent différentes fievres.

C'eft encore cette humidité groffiere qui rend le melon de difficile digeftion; c'eft pourquoi il faut boire du vin en mangeant de ce fruit; car le vin, atténuant cette vifcofité, empêche qu'elle ne produife de fi mauvais effets.

Semence du melon. La femence du melon eft une des quatre

grandes femences froides. Elle eft très-adou-
ciffante ; on en retire par expreffion une
huile anodine.

Le melon d'eau eft une efpece de melon ^Melon d'eau.^
un peu différente de celle qui eft en ufage dans ce pays. Il eft plus gros que nos
melons ordinaires ; il eft auffi plus aqueux,
& c'eft d'où il a tiré fon nom. Il a un goût
délicieux. On en ufe beaucoup dans les
pays chauds , où il vient abondamment.

ADDITION I.

On peut dire que l'Amérique eft le pays
des melons. Ils y viennent fans les cultiver,
il fuffit de faire un trou avec un bâton
en terre , & d'y laiffer tomber trois ou quatre femences de melon , elles levent, croiffent, & portent des fruits en quantité , &
fi bons qu'il eft auffi extraordinaire d'en
trouver un médiocre entre cent qu'il eft
rare d'en trouver un bon en Europe dans
le même nombre. On en peut avoir toute
l'année. On appelle melons d'Efpagne,
ceux que les Italiens appellent melons d'hyver. Ils ont la chair blanchâtre , tirant
fur le verd ; ils font bons dans le royaume de Naples , dans la Sicile , à Malthe.
Ils font meilleurs en Syrie , en Egypte , en
Barbarie ; mais tous les melons doivent ceder le pas à ceux de l'Amérique , rouges
ou verds. Il n'eft jamais arrivé que ces melons ayent fait mal à perfonne. On en peut
manger tant qu'on veut , le matin , à midi,
au foir , en telle quantité que l'on veut

avec le fel ou le fucre. Le climat ne peut
être plus favorable qu'il l'eft à ces fruits.
Ils font bien cuits , ils font vineux , ils
font rouges , bien colorés ou bien verds ;
ils ont la chair ferme , une odeur admirable , un goût délicieux , & par deſſus tout
fains au fuprême dégré.

Au refte quand on parle ici de melons
verds , il ne faut pas les confondre avec
les gros melons qu'on appelle Pafteques en
Italie , en Afie , & en Efpagne , & que l'on
connoît aux ifles de l'Amérique fous le
nom de melons d'eau. Ces fruits y font
d'une bonté infinie , gros , bien nourris,
d'une extrême délicateſſe. On peut fe paſ-
fer de boire en mangeant de ces fruits ;
il femble qu'ils ne foient compoſées que
d'une eau congelée , fuçrée , fi faine , &
fi agréable , qu'on en donne aux malades.
Ils rafraîchiſſent ceux qui ont la fievre , &
leur tient lieu de ptifanne.

ADDITION II.

IL y a différentes efpeces de melons. Les
uns ont la chair blanche comme des concombres ; les autres l'ont d'un verd lavé ;
d'autres l'ont fimplement jaune ; d'autres
l'ont jaune mêlé d'une teinte de rouge , ce
qu'on nomme communément une chair vineuſe. Toutes ces efpeces de melons font
également bonnes quand il y a eu des chaleurs fuffifantes pendant l'été. Les blancs,
& les verds , viennent communément plus
petits , & ne fe cultivent gueres que par
des curieux. Les deux autres efpeces font
celles

celles qui fe cultivent ordinairement à Paris.

Il en croît en Italie une efpece qui devient groffe comme une citrouille. Sa peau
a un bon pouce d'épaiffeur. L'extérieure eft
de la couleur de la peau des melons ordinaires, & travaillée de même ; mais à deux
ou trois lignes de la furface, elle devient
d'un verd de pré très-foncé. On fépare cette
peau de la portion qui eft jaune, & de la
chair, & on la coupe en morceaux de différentes groffeurs. On fait cuire ces morceaux dans l'eau jufqu'à ce qu'ils foient
devenus mous. On les laiffe reffuyer fur
une ferviette, & on acheve de les faire
cuire dans une forte teinture de fleurs de
citron ; on les confit enfuite avec le fucre,
& on les féche. C'eft ce que l'on vend chez
les confifeurs fous le nom d'écorce verte
de citron, & que l'on met dans les patif-
feries fucrées. Cette écorce de melon par
cette préparation devient tranfparente, d'un
verd clair, & prend le goût du citron ; ce
qui lui a fait donner le nom d'écorce de
citron.

On a voulu cultiver cette efpece de melon dans ces pays-ci. Ils ont acquis leur
groffeur originaire, leur couleur extrêmement vineufe ; leur peau eft devenue telle
que je l'ai décrite, mais ils n'avoient point
de goût plus que la citrouille. Sans doute
parce que le pays n'eft point affez chaud.

Le melon d'eau, nommé *Anguria* par
les Latins, vient communément dans les
pays chauds, d'où on le tranfporte dans les

feptentrionaux , où il ne meurit pas. Il faut les couper avant fa maturité. Sa pulpe fournit un aliment fort agréable, peu nourriffant, aqueux, & très-eftimé pour être humectant, relâchant, diurétique, rafraîchiffant. Il a ces qualités communes avec le concombre, qu'il furpaffe parce qu'il n'eft pas vifqueux comme ce fruit, & qu'il fe digere très-aifément, fans pefer fur l'eftomac, bien qu'on en prenne beaucoup. On le mange crud, & on l'apprête de différente maniere. Sa femence eft une des femences froides majeures, mais moins diurétique que celle des melons. B.

CHAPITRE XIX.

Des Concombres.

Choix. On les doit choifir longs, gros, bien mûrs, couverts d'une écorce tendre, & remplis d'une chair blanche, fucculente, & ferme.

Bons effets. Ils humectent, & rafraîchiffent beaucoup ; ils ôtent la foif, ils tempérent l'âcreté des humeurs, ils appaifent la trop grande fermentation du fang, & ils pouffent par les urines.

Mauvais effets. Ils fe digerent difficilement, &

ils produifent des humeurs groffieres , & pituiteufes.

On en retire peu d'huile , beau- Principes.
coup de phlegme , médiocrement de
fe l effentiel , & un peu de fel volatil alkali.

Les concombres conviennent dans Le temps, l'â-
ge, & le tem-
pérament.
les temps chauds , aux jeunes gens
d'un tempérament chaud , & bilieux;
mais les perfonnes foibles , & délicates , qui ont un mauvais eftomac ,
ou qui font d'un tempérament phlegmatique , doivent s'en abftenir.

R E M A R Q U E S.

L e s concombres font des fruits fort
en ufage dans les alimens. Ils font ordinairement jaunâtres , quelquefois blancs , &
d'autres fois verds. Ces fruits humectent,
& rafraîchiffent puiffamment, parce qu'ils
contiennent un fuc vifqueux , & épais , fort
propre à appaifer le mouvement trop impétueux des humeurs. Cependant ce fuc
rend les concombres de difficile digeftion ;
parce qu'il demeure long-temps dans l'eftomac , & que fes parties ne fe defuniffent
qu'avec peine. C'eft pourquoi on doit toujours faire bien cuire les concombres avant
de les manger, afin que ce phlegme vifqueux en quoi ils abondent devienne par
la coction moins indigefte. On les peut en-

core mêler avec quelques matieres qui aident à leur digeftion, comme l'oignon,
le fel, le poivre, & d'autres chofes de cette
nature.

On mange affez ordinairement lès concombres cruds, & en falade, après les avoir
laiffé tremper, & confire quelque temps
dans du vinaigre; mais on ne doit fe fervir
de ces fortes de concombres qu'avec beaucoup de modération; car, outre que la raifon nous apprend qu'étant préparés de cette maniere, ils font lourds, & péfans, fur
l'eftomac, & qu'ils s'y digerent difficilement, l'expérience ne confirme encore que
trop ces mauvais effets, & plufieurs autres.

Les cornichons font des petits concombres que l'on a cueillis avant qu'ils euffent acquis toute leur groffeur, & leur maturité; enfuite l'on les met dans un pot,
& l'on jette par deffus du plus fort vinaigre que l'on puiffe trouver, du fel, & du
poivre concaffé. Les cornichons confits de
cette maniere font d'un goût fort agréable,
& fe confervent long-temps; mais on en
doit ufer fobrement; car ils font pefans,
& difficiles à digérer: cependant ils ne
font pas tant de mal que les gros concombres en falade; apparemment à caufe des
ingrédiens âcres, & falés, dans lefquels ils
ont trempé plus long-temps, & qui aident
davantage à leur digeftion.

Semences de concombre. On trouve dans le concombre quantité
de femences, qui contiennent une amande
douce, onctueufe, & affez agréable au goût,

Cette femence eſt une des quatre grandes femences froides, très-employée en Médecine dans les émulſions. Elle eſt fort adouciſſante, rafraîchiſſante, humectante ; elle pouſſe auſſi par les urines.

Le concombre ſauvage eſt bien différent de celui dont nous nous ſervons parmi les alimens ; car il contient un ſuc viſqueux, & fort âcre. Ce ſuc épaiſſi eſt l'*Elaterium*, dont on ſe ſert en Médecine, quand on veut purger puiſſamment la pituite craſſe, & les humeurs groſſieres, & tartareuſes. *Concombre ſauvage.*

On trouve dans la mer des concombres longs, & gros comme le doigt, qui ont en leurs ſurfaces de petites boſſes comme les concombres terreſtres. Ils croiſſent ſur les rochers, ils ſont durs, & pétrifiés, & ils ſont appellés concombres de mer. *Concombre de mer.*

ADDITION.

Ce que l'on vient de dire des melons de l'Amérique doit perſuader que les concombres, que l'on y cultive avec autant de facilité que les melons, y doivent être excellens. Ils le ſont en effet. La chaleur du climat leur donne toute la maturité néceſſaire pour les empêcher d'être nuiſibles à la ſanté, comme ils le ſont en Europe. Les Turcs, les Arabes, & les autres Orientaux, les mangent cruds avec la peau, comme on mange les meilleurs pommes. Il ne font du mal que quand on en mange avec excès. La même choſe peut arriver des meilleurs alimens. Le pain eſt ſans contredit le meilleur, & le plus ordinaire, de tous les alimens; cependant, quand on en mange avec excès, ſa réplétion eſt la plus dangereuſe ſelon cet axiome:

Omnis repletio mala, repletio autem panis peſſima.

CHAPITRE XX.

Des Courges.

Eſpeces. **I** L y a trois eſpeces de courges, qui ne ſont diſſemblables que par leur figure extérieure. La premiere eſt cilyndrique, s'étendant extraordinairement en long, & en large: la ſeconde eſt faite en forme de flacon, groſſe, ronde, & ventrue: enfin la troiſiéme à la figure d'une bouteille, ayant la panſe groſſe, & le col étroit; cette derniere contient auſſi des ſemences plus brunes, Choix que les autres eſpeces. On doit choiſir les courges tendres, récentes, légeres, d'une chair blanche, & moëlleuſe.

Bons effets. Toutes les eſpeces de courges rafraîchiſſent, humectent, adouciſ-

sent les humeurs âcres, & desalte-
rent.

Elles se digérent difficilement, el- Mauvais ef-
les débilitent l'estomac, elles exci- fets.
tent des vents, & des coliques.

Les courges donnent beaucoup Principes.
de phlegme, médiocrement de sel
essentiel, un peu d'huile, & très-
peu de sel volatil alkali.

Elles conviennent dans les temps Le temps, l'â-
chauds, aux jeunes gens bilieux; ge, & le tem-
mais les personnes d'un tempéra- pérament.
ment froid, & phlegmatique, doivent s'en abstenir.

R E M A R Q U E S.

L E S courges sont de gros fruits bons à
manger, & dont on se sert aussi pour faire
des flacons, après qu'on les a vuidés, &
qu'on les a fait sécher. Ils viennent aisément dans les lieux froids, & humides,
parce qu'ils n'ont besoin que de sucs visqueux, & grossiers, que le terroir de ces
lieux leur fournit en grande quantité.

Les courges humectent, rafraîchissent,
& adoucissent les humeurs âcres, parce
qu'elles contiennent beaucoup de parties
lentes, & visqueuses, comme nous venons
de le marquer, & propres à produire ces
bons effets. Ces mêmes parties rendent les
courges difficiles à digérer, débilitent l'esto-

K iv

mac, & excitent des vents, & des coliques.

On mêle ordinairement les courges avec
des herbes aromatiques, avec le perfil,
l'oignon, la moutarde, le poivre, & plufieurs autres matieres âcres, & volatiles, capables d'aider à l'atténuation du phlegme
vifqueux de ce fruit, & de lui donner un
goût plus relevé.

Courges confites.
On confit encore les courges avec du
fucre, pour les rendre plus agréables, &
plus falutaires. En effet on raréfie, en les
faifant bien bouillir, leur fubftance groffiere ; & de plus, le fucre avec lequel on
les mêle leur donne un petit piquant qui
les fait paroître moins fades, & qui les
rend plus aifées à digérer. La courge confite peut être employée dans les maladies
de la poitrine pour adoucir les âcretés qui
s'y rencontrent.

Semences de courge, & leur huile.
La courge contient beaucoup de femences applaties, oblongues, couvertes d'une
écorce dure, un peu ligneufe, blanchâtre,
ou grife. Sous cette écorce il fe trouve une
petite amande douce, & affez agréable.
Cette amande contient beaucoup d'huile,
que l'on retire aifément par expreffion, &
qui eft propre à adoucir la peau, & à la
rendre plus unie. La femence de courge eft
une des quatres grandes femences froides ;
elle eft pectorale, elle pouffe par les urines, elle rafraîchit, & elle humecte beaucoup.

ADDITION.

Il y en a à l'Amérique beaucoup d'especes. Jusqu'à présent on ne s'est servi que de leur écorce, pour faire des vases à porter de l'eau, ou des utensiles de menage : la pulpe qu'elles renferment a paru trop acide pour servir d'aliment. On l'emploie seulement, & avec succès, pour des enflures aux jambes, en la faisant cuire renfermée dans son écorce sous les cendres chaudes, & en l'appliquant en maniere de cataplasme.

On a fait venir de Provence des graines de certaines courges fort longues, qui sont fort douces, & meilleures que les concombres. Leur écorce est d'un verd pâle quand elles sont mûres, peu épaisse, & fort tendre ; on en trouve de deux pieds de longueur, sur quatre, cinq, & jusqu'à six pouces de diametre ; on les coupe par rouelles, on les met dans le potage, on les fricasse ; elles sont fort bonnes, fort saines, & fort rafraîchissantes.

CHAPITRE XXI.

Des Citrouilles.

On les doit choisir grosses, char- Choix. nues, bien nourries, d'une chair ferme, succulente, blanchâtre, ou rougeâtre.

K v

Bons effets. La chair de la citrouille humecte, & rafraîchit, adoucit les acretés de la poitrine, & tempere le mouvement trop violent des humeurs.

Mauvais effets. La citrouille excite des vents, & produit des humeurs grossieres.

Principes. Elle donne peu d'huile, beaucoup de phlegme, médiocrement de sel essentiel, & très-peu de sel volatil alkali.

Le temps, l'âge, & le tempérament. Elle convient dans les temps chauds, aux jeunes gens bilieux ; mais les vieillards, & ceux qui sont d'un tempérament foible, délicat, & phlegmatique, doivent s'en abstenir.

REMARQUES.

On cultive les citrouilles dans les jardins. Ce sont de fort gros fruits, entourés d'une écorce dure. Ils contiennent intérieurement une chair assez semblable à celle du concombre. Cette chair renferme une pulpe, ou une substance moëlleuse, dans laquelle Semences. on trouve des semences oblongues, larges, noires, rousses, ou rouges, & couvertes d'une écorce assez dure. Cette écorce étant séparée, laisse voir une amande blanche, d'un goût doux, & agréable, dont on tire par expression une huile adoucissante, & humectante.

La femence de citrouille eſt une des quatre grandes femences froides. Elle humecte, & rafraîchit beaucoup. On l'employe
dans les émulſions, dans les bouillons, &
dans les décoctions.

Comme les citrouilles contiennent à peu
près les mêmes principes que les concombres, & les courges; que la tiſſure, & l'arrangement de leurs parties font fort femblables; & que leurs vertus font les mêmes, nous n'expliquerons point ici de quelle maniere elles produiſent leurs bons, ou
leurs mauvais effets, puiſque nous l'avons
déja fait, en parlant de ces deux autres
fruits dans les Chapitres précédens. Cependant on peut dire en faveur des citrouilles qu'elles font plus aiſées à digérer, &
qu'elles font moins de mal que les concombres; apparemment parce que leur fuc eſt
moins groſſier, & moins viſqueux.

On dit que les citrouilles d'Egypte font   Citrouilles
incomparablement plus groſſes, & plus d'Egypte.
grandes, que celles qui viennent en Europe. Bellonius aſſure même qu'il y en a
qui font ſi peſantes par leur extrême groſſeur qu'un chameau n'en peut porter que
cinq ou ſix. Ces citrouilles contiennent une
liqueur que l'on mêle avec un peu d'eau
roſe, & de ſucre, & dont on fait une
boiſſon fort agréable, & fort rafraîchiſſante.

Citrouille, en Latin *Citrullus*, *a Citreo* Etymologie.
colore, parce que quand elle eſt mûre, ſon
écorce a une couleur de citron.

K vj

ADDITION I.

LES citrouilles viennent monſtrueuſes aux iſles de l'Amérique. Les longues ſont les moins eſtimées. Celles qui ſont rondes, ou preſque rondes, que l'on appelle girau-mons, ſont les meilleures. Leur peau eſt épaiſſe, & aſſez dure. Elles ſont rougeâtres quand elles ſont tout-à-fait mûres. Leur chair eſt plus ferme que celle des longues. On en donne à ceux qui ont le cours de ventre, & la dyſenterie. Elle adoucit les humeurs peccantes, & corroſives, qui exci-tent le flux de ſang, & on en voit des ef-fets ſurprenans.

ADDITION II.

SPERLINGIUS dit de ce fruit dans ſa Carpologie qu'il eſt tantôt rond, tantôt oblong, tantôt d'une autre forme, & qu'on l'oblige par art à prendre la figure que l'on veut. Il ajoute d'après Targus qu'il eſt d'un naturel froid, & humide, tellement que Pline l'a appellé *de l'eau corporifiée.* Il nour-rit peu. Tout le monde en fait uſage, ri-ches & pauvres. On le fait cuire avec du bouillon gras, & on le ſaupoudre de poi-vre. On le fait auſſi frire au beurre, ou à l'huile, après l'avoir couvert de farine, & on l'arroſe de verjus. D'où il conclut que cet aliment plait plus à raiſon de l'aſſai-ſonnement, & de la maniere de l'apprêter, que par ſon mérite propre.

On en fait auffi une purée, où l'on ajou-te du beurre, & des affaifonnemens, com-me le poivre, le fel, &c; ce qui le rend moins infipide. On y concaffe quelquefois l'amande qui fe trouve dans le pépin, & on met du fucre dans ce ragoût; ce qui le rend bien fade. L'ufage le plus ordinaire eft d'en faire des foupes avec le lait.

Il y a une efpece de courge longue, que les Italiens nomment *zuccha longa*, & que Jean Bauhin a nommée *cucurbita longa folio molli, flore albo*, à laquelle Pierre a Caftro attribue des grandes vertus contre la pleu-refie. Voici comme il confeille de s'en fer-vir.

Lorfque ce fruit eft parvenu à fa matu-rité, on le ratiffe comme on fait une ra-ve, de maniere qu'on enleve feulement la peau extérieure, & qu'on s'arrête quand on voit une couleur verte. On coupe en long le fruit en languettes d'environ fix lignes de large. On en fépare la pulpe blanche, qu'on rejette. On pefe l'écorce, & on la fait cuire dans le poids égal d'huile d'olives; meilleure elle fera, meilleur fera le remède. On fait bouillir le tout fur un feu de charbon dans un pot de terre fort, & neuf, jufqu'à ce que le fruit foit tout-à-fait deffeché. On paffe l'huile; on remet l'huile dans le pot, & on le porte chez un ouvrier en fer, qui fait rougir fix mor-ceaux de fer vierge, un peu plus grands qu'une demi-palme. Quand ils font bien rouges, on les éteint l'un après l'autre dans l'huile. On répete trois fois cette opération, & on met l'huile dans des bouteilles bien bouchées.

Il arrive quelquefois que l'huile prend feu ; mais on l'étouffe en couvrant le pot de son couvercle. Il arrive aussi quelquefois que le pot se creve quand on étouffe la flamme ; pour ne point perdre l'huile, il faut mettre le pot dans une terrine.

On verse un peu de cette huile sur une assiete, & on la fait chauffer le plus qu'il est possible de le souffrir. On frotte de cette huile la partie où reside la douleur de la pleuresie ; on met par dessus un peu d'étouppe, que l'on contient avec une serviete sale pliée en quatre, & chauffée autant qu'on peut le supporter. Si le malade ne commence pas à cracher au bout de cinq heures, on recommence l'embrocation ; mais il est rare d'avoir besoin d'y revenir. Quand la douleur change de place, & qu'elle passe à une autre côte, ou même de l'autre côté, on la suit à la piste, & on fait l'embrocation sur le nouveau siege qu'elle s'est choisi. B.

CHAPITRE XXII.

Des Oranges.

Especes. IL y a deux especes générales d'oranges ; les unes sont ameres, acides, petites, jaunâtres, & verdâtres. Les

autres font douces , plus groffes que
les ameres , & d'un jaune doré. On
fe fert de ces deux efpeces parmi
les alimens. Les ameres font plus
ufitées en Médecine que les douces. On doit choifir les unes , & Choix.
les autres , nouvelles , remplies de
fuc , d'une odeur très-agréable , &
ayant une écorce mince.

L'écorce d'orange amere fert beau- Bons effets.
coup dans les alimens , & en Méde-
cine ; on la confit , on en fait auffi
des zefts. Elle eft ftomacale , elle
réjouit le cœur , & le cerveau ; elle fait venir les mois aux femmes ;
elle ranime la maffe du fang , &
donne de l'appétit. On confit auffi
l'écorce d'orange douce , mais elle
n'eft pas fi ftomacale que l'autre.

Le fuc de l'orange douce , & amere , rafraîchit , humecte , appaife les
ardeurs de la fievre , fortifie le cœur,
& excite l'appétit.

L'écorce d'orange échauffe beau- Mauvais ef-
fets.
coup , & jette les humeurs dans une
forte agitation , quand on s'en fert
avec excès.

Le fuc de l'orange douce , immodérement pris, débilite l'eſtomac, & cauſe des vents. Pour le ſuc de l'orange amere, il incommode quelquefois l'eſtomac, & la poitrine, en picottant un peu rudement ces parties.

L'écorce d'orange amere contient beaucoup d'huile exaltée, & de ſel volatil.

L'écorce d'orange douce abonde moins en ces principes.

Le ſuc de l'orange amere contient beaucoup de phlegme, & de ſel acide, & peu d'huile.

Le ſuc de l'orange douce contient beaucoup de phlegme, médiocrement d'huile, & de ſel acide.

Les écorces d'oranges douces, & ameres, conviennent en tout temps, & à toute ſorte d'âge, aux perſonnes qui ont l'eſtomac foible, ou qui ſont d'un tempérament phlegmatique, & mélancholique. Pour les ſucs de ces fruits, ils ſont très-excellens dans les temps chauds, aux perſonnes bilieuſes, & à ceux, dont les humeurs ſont trop âcres, & trop agitées.

REMARQUES.

ON nous apporte les oranges de la Pro- Oranges.
vence, de la Cioutat, de Nice, de Portugal, de l'Amérique, de la Chine, & de
plusieurs autres endroits. Les meilleures,
& les plus estimées pour leur goût exquis,
sont celles qui croissent aux pays chauds;
non seulement parce que le terroir de ces
lieux étant chargé de beaucoup de soufres
exaltés, & de sels volatils, en commum-
que une grande quantité à ces fruits, &
leur donne une odeur agréable; mais encore parce que la chaleur du soleil y digere, & y mûrit, plus parfaitement leur suc,
& le rend d'un goût plus délicieux.

Le suc de l'orange amere est aigre,
parce qu'il contient beaucoup de sel acide, & que ce sel est peu embarrassé, &
retenu, par des parties rameuses; c'est pourquoi il fait sentir aux fibrilles nerveuses de
la langue presque toute son acidité. Pour
le suc de l'orange douce, comme il contient moins de sel que le suc de l'orange
amere, & que ce sel est lié, & enchaîné,
par une plus grande quantité de parties
huileuses, on conçoit aisément qu'il ne
doit faire qu'une legere impression sur les
endroits par où il passe.

Le suc de l'orange douce, & celui de
l'orange amere, produisent à peu près les
mêmes effets, comme nous l'avons marqué; cependant on préfére en Médecine le
suc de l'orange amere, pour rafraîchir, &

humecter, & pour calmer l'ardeur de la fievre ; parce que ce fuc eft plus chargé d'acide, & qu'il peut plus aifément épaiffir les liqueurs trop ténues, appaifer leur mouvement violent, & précipiter les matieres âcres, qui les jettoient dans une fermentation extraordinaire.

Orangeat. On exprime le fuc de l'orange amere ; on le méle avec du fucre, & de l'eau, & l'on en fait une boiffon fort agréable, appellée communément *Orangeat*, qui peut être donnée aux fébricitans dans le chaud de la fievre.

Zefts. On choifit pour faire des zefts la partie de l'écorce d'orange la plus fuperficielle, parce que c'eft elle qui contient plus de principes exaltés, qui font toute la vertu de cette écorce.

Etymologie. L'orange fe nomme en Latin, *Aurantium*, *ab aurco colore*, parce que l'écorce de ce fruit a une couleur jaune comme l'or. Elle eft encore appellée par la même raifon, *Aureum malum*, comme on le peut voir par ce vers de Virgile,

Aurea mala decem mifi, cras altera mittam.

ADDITION.

Les orangers ne font point naturels en Amérique ; ils viennent originairement de l'Afie. Les Efpagnols, & les Portugais, en porterent aux ifles de Madere, & des Canaries. C'eft de ces Ifles qu'on les a tranfportés dans la terre ferme, & dans les Ifles de l'Amérique. Ces arbres s'y font naturali-

fés , & produifent aujourd'hui de meilleurs
fruits que ceux dont ils defcendent. On y
trouve des oranges de plufieurs efpeces.
Les oranges aigres , que nous appellons
bigarrades , fe font adoucies. Quand on s'en
veut fervir pour les fauces, ou fur les viandes , il faut les prendre long-temps avant
leur maturité.

On fe fert des orangers pour faire des
haies pour enfermer les héritages , les
parcs, & autres lieux dont on veut empêcher l'entrée. Les orangers de la Chine
font depuis long-temps plus à la mode ,
& plus propres à faire des clôtures , parce
qu'ils pouffent de longues, & fortes épines, qui rendent leur approche très-diffi-
cile , & même impoffible aux hommes, &
aux beftiaux.

On appelle oranges de la Chine celles
qu'on connoît en France fous le nom d'o-
ranges de Portugal ; mais celles de l'Amérique , & furtout celles des Ifles , font infiniment meilleures. Leur peau eft très-mince, unie, & liffe ; leur chair eft pleine d'un
fuc fucré , agréable , & très-fain. On en
peut manger en tout temps, & en telle
quantité que l'on veut , fans craindre d'en
être incommodé. Cependant les Médecins
ont fait paffer en proverbe qu'elles font
de l'or le matin , de l'argent à midi , &
du plomb le foir. Je n'entre pas dans la
difcuffion de cet axiome.

Outre ces oranges ordinaires, les Anglois
en ont apporté du Mogol une efpece qui
eft extrêmement groffe ; &, comme ils l'ont

cultivée d'abord à l'isle de la Barbade, on lui a donné chez les François le nom d'oranges de la Barbade. Il n'est pas rare d'en trouver de sept à huit pouces de diametre, & même plus. Leur peau a plus d'un pouce d'épaisseur; elle est tendre, délicate, & pleine de suc. On les confit entieres, ou par quartier, après en avoir tiré la pulpe, qui est en petite quantité, & assez acide. Ces oranges étant confites font ce qu'on peut manger de plus excellent dans ce genre.

La fleur des oranges de Barbade est grosse comme le doigt, & exhale une odeur merveilleuse. On la confit. Si on avoit le secret d'en faire des fleurs à la prâline, ce seroit un commerce avantageux. On confit aussi les écorces des autres oranges. On prétend qu'elles font bonnes à l'estomac, pourvu qu'on en use modérement, parce qu'elles ont la réputation d'échauffer beaucoup. On connoît assez le goût des écorces d'oranges pour être convaincu qu'on les mange avec plaisir.

On coupe la superficie des oranges ameres, & douces, en zests, que l'on presse dans une fiolle, & on en tire un esprit huileux qui est extrêmement vif, & odorant. On l'appelle Cedra aux Isles. Quand il est reposé, il se précipite au fond de la fiolle ce qui se trouve de sédiment, & l'esprit huilleux nage dessus; il s'évapore aisement. Une once de cet esprit fait plus d'effet que seize onces de celui qui vient d'Italie, de Provence, & de Languedoc.

L'esprit que l'on tire des zests des oran-

ges de la Chine eſt plus rare, & plus recherché. Son odeur eſt exquiſe; il eſt auſſi
bien plus cher.

On en tire auſſi des citrons, & des berga-
mottes.

CHAPITRE XXIII.

De la fleur d'Orange.

On la doit choiſir blanche, belle, Choix.
& nouvellement cueillie.

Elle tue les vers, elle réjouit le Bons effets.
cœur, & le cerveau, elle fait ve-
nir les mois aux femmes, elle fortifie l'eſtomac, & elle aide à la digeſtion.

L'uſage immoderé de cette fleur Mauvais ef-
échauffe, rend la bile plus âcre, & fets.
peut cauſer par ce moyen différentes maladies.

Elle contient beaucoup d'huile Principes.
exaltée, de ſel volatil, & de phlegme.

La fleur d'orange convient en tout Letems, l'â-
temps, aux perſonnes âgées, aux ge, & le tem-
phlegmatiques, aux mélancholiques, pérament.
& à ceux dont l'eſtomac eſt foible,
& ne digere qu'avec peine.

REMARQUES.

Lᴀ fleur d'orange est employée dans les alimens, & en Médecine. On la confit toute entiere, ou l'on en fait des pâtes, & des conserves. On en tire encore par la distillation une eau de fort bonne odeur, & qui est très-usitée dans les potions cordiales, hystériques, & céphaliques. Son odeur agréable vient de ce que quelques soufres, & quelques sels, de la fleur d'orange se sont élevés avec l'eau, & s'y sont mêlés.

La fleur d'orange aide à la digestion par ses principes volatils, qui divisent, & qui atténuent les parties grossieres des alimens. Elle réjouit aussi le cœur, & le cerveau, & fait venir les mois aux femmes, parce que ces mêmes principes exaltés raniment la masse du sang, augmentent la quantité des esprits, & raréfient les sucs visqueux, qui empêchoient l'écoulement de l'humeur menstruale.

CHAPITRE XXIV.

Des Citrons.

Choix. Iʟ les faut choisir mûrs, assez gros, succulens, d'une odeur très-agréable. On ne les doit point manger au sortir de l'arbre, mais il faut atten-

dre quelque temps. Les meilleurs
font ceux qui viennent dans les pays
chauds.

L'écorce de citron mâchée rend **Bons effets.**
l'haleine agréable; &, étant prife in-
érieurement, elle aide à la digeftion;
elle réfifte au venin, & elle fortifie
le cœur, & le cerveau. On la confit comme celle de l'orange amere.

Le fuc de citron rafraîchit, défal-
tere, réfifte au venin, appaife le
mouvement trop violent du fang, &
des autres humeurs, & convient aux
fébricitans.

Ce fuc fe digere difficilement, don- **Mauvais ef-**
ne des vents, envoye des rapports. **fets.**
Pour l'écorce, elle échauffe beaucoup, quand on s'en fert avec excès.

L'écorce de citron, & principa- **Principes.**
lement fa partie la plus fuperficielle,
contient beaucoup d'huile exaltée,
& de fel volatil.

Le fuc de citron abonde en fel acide, & en phlegme, mais il contient
peu de d'huile.

Le fuc de citron convient dans les **Le temps, l'â-**
temps chauds, aux jeunes gens bi- **ge, & le tem-**
pérament.

lieux. Son écorce convient en tout temps, pourvu que l'on en ufe modérement, & que ce ne foit que pour aider à la digeftion, & ranimer le fang, & les efprits.

REMARQUES.

On cultive le citronnier en Languedoc, en Provence, en Italie, & dans les autres pays chauds. Il porte des feuilles qui reffemblent à celles du laurier; ce qui fait dire à Virgile, en parlant de cet arbre,

Si non alium jactaret odorem,
　Laurus erat.

Son fruit contient, auffi bien que l'orange amere, deux partics d'une vertu toute différente, fçavoir fon écorce, & fon fuc. En effet l'une échauffe, & l'autre rafraîchit. On peut dire encore que le citron a beaucoup de rapport avec l'orange amere, par les effets qu'il produit, par fon goût acide, & par fes principes. Il n'eft donc pas néceffaire de s'étendre fur l'explication des vertus du citron, puifque l'on ne répéteroit que ce qui a été déja dit en parlant des oranges ameres.

On mêle ordinairement le fuc du citron avec du fucre, pour le rendre plus agréable, & moins en état de produire de mauvais effets. Le fucre agit en cette occafion en liant par les particules rameufes de fon huile les acides du citron, & les empêchant thant de picotter trop fortement l'eftomac, ou les autres parties du corps.

On fe fert affez communément d'un ci- *Citron lar-* tron lardé tout au tour de cloux de géro- *dé de cloux* fle, pour le fentir, & pour fe préferver des *de gerofles.* atteintes de mauvais air.

La femence de citron eft employée en *Semence de* Médecine pour tuer, & pour chaffer les *citron.* vers. Elle eft cordiale, & elle réfifte au venin.

Le citron en Latin, *Citrum*, a κίτρο, *Etymologie.* qui vient d'un autre mot Grec, κέδρο, *Cedrus*, Cedre, parce que le citron, auffi bien que le cedre, eft fort odorant.

Il y a une autre efpece de citron qui *Autre efpe-* n'eft point aigre, mais qui a un goût dou- *ce de citron.* ceâtre, & fade; il eft plus gros que l'au-tre; & il eft peu en ufage.

ADDITION I.

Il y a plufieurs efpeces de citrons à l'A-mérique. Les plus communs font les plus petits. Leur peau eft fine, & délicate, & leur pulpe remplie de beaucoup de jus d'u-ne très-bonne odeur, mais fort acide. On s'en fert fur les viandes au lieu de fuc d'o-ranges.

Il y a auffi des limons, ou limes dou-ces. La qualité de tous ces fruits eft par-tout la même, & ne peut être mauvaife que par l'excès qu'on en feroit.

ADDITION II.

Le citron se nomme aussi par les Latins *pomum Medicum*, parce qu'on prétend que le premier fut apporté chez eux de la Medie, pays de l'Asie mineure.

Renou prétend que cette dénomination vient moins du pays originaire que de ses vertus médicinales, qu'il posséde en grand nombre. Car son odeur, son écorce, sa chair, sa pulpe, son suc, ses pepins, ont en Médecine de très-grandes vertus.

Sperlingius, qui n'adopte pas l'étymologie de Renou, raye le citron du nombre des alimens, pour le ranger uniquement dans la classe des médicamens. En effet, dit-il, il n'y a dans le citron rien qui nourrisse. Son écorce a de l'acrimonie, & elle ne fait que dessécher, & échauffer. Sa chair contient un suc épais, pituiteux, & froid. Son suc est acide & sec, & il aiguise plutôt l'appétit que de le diminuer. Sa semence est amere, digestive, & desiccative. Or toutes ces vertus appartiennent à la Médecine curative, & non à la diététique. Il ajoute que les feuilles, & le fruit préservent les habits des tignes, quand on a soin d'en renfermer dans les armoires où on les serre, & qu'ils leur donnent une odeur agréable.

Renou dit que tous les citrons rafraîchissent, résistent à la pourriture, réjouissent le cœur, & résistent aux poisons ; ce qu'il prouve par l'histoire suivante, tirée d'A-

thenée. Deux criminels , ayant été condam-
nés par un roi d'Egypte à être expofés aux
afpics , reçurent chacun d'une marchande
touchée de compaffion un citron qu'ils
mangerent en allant au fupplice. Ils furent
enfuite piqués par ces dangereux ferpens
fans en recevoir la moindre incommodité.
Etonné de ce phénomene , on s'informa de
ce qui l'avoit pu produire , & le lendemain on expofa encore les deux criminels
aux afpics , après avoir fait manger un
citron à l'un , & non à l'autre. Le premier ne fentit aucun accident de la bleffure des ferpens , & le fecond , devenu tout
à coup livide , mourut fur le champ. On
doit conclurre de-là que le citron réfifte
aux poifons ; mais , comme le remarque
fort bien Sperlingius , dans un cas fi criti-
que il ne faut pas fe fier à un reméde de
cette nature , pendant qu'on en connoît de
plus furs , & de plus puiffans.

Ajoutons que tous les alexipharmaques
ne font point appropriés à toutes les efpeces de poifons , & qu'il eft pour le moins
douteux que les poifons acides , ou corro-
ffs , puiffent ceder à ce reméde.

Les perfonnes voluptueufes employent le
fuc de citron au lieu de verjus. On s'en
fert auffi en place du vinaigre , ou de la
preffure , pour cailler le lait , & le petit lait
en eft plus agréable.

On fait infufer en maniere de thé les
feuilles du citronier. Elles donnent à l'eau
un goût agréable. C'eft une boiffon cordiale , & ftomachique ; mais elle eft beaucoup

moins gracieufe , & , je crois , moins efficace que l'écorce féche de citron employée
de la même maniere.

Il y a une autre efpece de citron , d'autres veulent que ce foit de limons , que l'on
nomme poncyre , en Latin *Poncerium* , *ci-*
trionatum , *pomum Adami* , *pomum Affyrium* ,
pomum Medicum , nom qui a été auffi donné
au citron ordinaire , comme on l'a vu ci-
devant. Cette efpece de citron eft incomparablement plus groffe que la commune ;
il y en a qui font gros comme de petits
melons. Son écorce , qui eft charnue , eft
quelquefois épaiffe d'un pouce. Elle eft plus
pâle que celle du citron , raboteufe , & inégale. Son fuc eft acide comme celui du
limon , mais dans un moindre degré. Il
rafraîchit , & refferre , en un mot il a
toutes les qualités du fuc de limon. Sperlingius veut qu'elles foient dans un degré
plus éminent , ce qui paroît difficile à croire , puifque le fuc eft moins acide.

Cet Auteur fe propofe au fujet du poncyre une queftion finguliere , fçavoir fi ce
font des limons femelles , & fe range du
parti de la négative ; fans doute avec raifon ; mais fur un fondement qui pourroit
être ruineux ; c'eft que les fruits comme les
plantes , n'ont point de fexe , & que chacune
fe fuffit à elle même , fans avoir befoin de
la focieté d'une autre. Les Botaniftes difent
pourtant le contraire du palmier , & fans
doute cet arbre n'eft pas le feul où il y
ait mâle & femelle.

Il fe propofe une autre queftion plus ins

téreſſante, ſi le poncyre eſt bon contre la galle. On coupe le fruit par le milieu, on le ſaupoudre de fleurs de ſoufre, &, après l'avoir mis dans les cendres chaudes, on en frotte les parties attaquées de la galle. Il répond que cette propriété ne ne lui eſt point particuliere, & que le limon eſt plus efficace. Puis il ajoute cette ſage réflexion, qu'il vaut mieux avoir la galle que de la guérir par ce moyen. Car on ne fait que repouſſer dans l'intérieur, au grand préjudice du malade, une matiere ennemie que la nature chaſſoit par l'habitude du corps. *Il vaut mieux*, ce ſont ſes paroles, *avoir la peau galleuſe que de nourrir un ſerpent dans ſon ſein.* B.

CHAPITRE XXV.

Des Limons.

Il y a deux eſpeces de limons, ſçavoir des doux, & des aigres. Les doux ſont peu en uſage, ſi ce n'eſt par leur écorce que l'on confit. Les aigres ſont beaucoup employés. On les doit choiſir aſſez meurs, bien colorés, ſucculents, & d'une odeur agréable. Ils ne doivent point être mangés, non plus que les citrons, au ſortir de l'arbre.

Eſpeces.

Choix.

L iij

L'écorce des limons aide à la coction, donne bonne bouche, résiste au venin, ranime la masse du sang, & des esprits.

Le suc de limon aigre rafraîchit, abbat la fougue des humeurs, excite l'appétit, arrête le vomissement, pousse par les urines, atténue la pierre des reins, & de la vessie, fortifie le cœur, & résiste au venin.

Ce suc incommode l'estomac, excite des coliques, & picotte quelquefois assez fortement les parties où il se rencontre. Pour éviter cet inconvenient, on le doit mêler avec du sucre, afin d'embarrasser un peu ses pointes, & d'en modérer l'action. Pour l'écorce de limon, elle produit les mêmes accidens, que celle du citron.

L'écorce de limon contient beaucoup d'huile exaltée, & de sel volatil.

Pour le suc du limon, il contient beaucoup de phlegme, & de sel acide, mais peu d'huile.

Le suc de limon convient dans

les temps chauds, aux jeunes gens ge, & le tempilieux, à ceux dont les humeurs pérament.
font âcres, & trop agitées ; mais il
ne convient pas aux vieillards. L'écorce de limon bien confite convient en tout temps, à toute forte
d'âge, & de tempérament, pourvu
que l'on n'en prenne que pour aider la digestion, & pour se fortifier
l'estomac.

REMARQUES.

L'ARBRE qui porte les limons est une
espece de citronnier. Il a les feuilles, &
les fleurs, toutes semblables à celles du véritable citronnier, & n'en diffère que par
la figure de son fruit, qui n'est qu'un peu
plus rond que le citron, & dont l'écorce est
ordinairement moins épaisse.

Le limon aigre ne ressemble pas seulement au citron par sa figure extérieure,
mais encore par ses principes, par l'arrangement de ces mêmes principes, & par ses
vertus. C'est pourquoi l'on substitue assez
ordinairement les citrons aux limons, &
les limons aux citrons.

On fait avec le sucre, l'eau, & le suc Limonade.
de limon aigre, une boisson agréable, que
l'on appelle communément *Limonade*. Elle est très-rafraîchissante. On prépare en- Sirop de licore avec le suc du limon aigre un sirop mons.
dont on se sert beaucoup en Médecine.

L iv

Semences de limons. Les femences de limon font ameres, & propres, auffi bien que celles du citron, à tuer les vers, & à préferver du mauvais air.

CHAPITRE XXVI.

Des Raifins.

Efpeces. Il y a trois efpeces de raifins ; des blancs, des rouges, & des noirs.

Choix. On doit choifir les uns, & les autres, gros, bien nourris, mûrs, fucculents, ayant une peau mince, & délicate.

Bons effets. Les raifins lâchent le ventre, donnent de l'appétit, nourriffent beaucoup ; ils font diurétiques, ils excitent la femence, & ils adouciffent les âcretés de la poitrine.

Mauvais effets. L'ufage trop fréquent des raifins produit les coliques, & des vents, qui font enfler la ratte, & qui lui caufent de fortes douleurs.

Principes. Ce fruit donne beaucoup de fel effentiel, & de phlegme, médiocrement d'huile, & un peu de fel volatil alkali.

Il convient à toute forte d'âge, & de tempérament, pourvu qu'on n'en faffe point d'excès. Les vieillards cependant doivent s'en abftenir ; car il les affoiblit trop, & leur augmente les fluxions aufquelles leur âge ne les rend que trop fujets. Le temps, l'âge & le tempérament.

REMARQUES.

Le raifin avant que de parvenir à cette parfaite maturité, dans laquelle il eft fi agréable au goût, paffe par des états bien différents ; car d'abord, la fermentation de ce fruit ne faifant que commencer, Il paroît âpre, & ftiptique, parce que fes principes actifs, & principalement fes fels, font engagés, & comme enchaînés, par des parties terreftres, & ne peuvent que racler defagréablement les nerfs de la langue. Le raifin eft plus aftringent dans cet état qu'en tout autre, à caufe de fes parties terreftres jointes, & unies, avec fes acides, de la manière dont nous venons de le marquer. Premier état du raifin.

Quand la fermentation eft devenue un peu plus forte, les fels fe dégagent infenfiblement des gaînes qui les retenoient, & qui les fixoient auparavant. C'eft alors que n'étant plus fi étroitement unis avec des parties terreftres, ils peuvent communiquer à la langue une bonne partie de leur acidité. Le raifin dans cet état n'eft plus fi aftringent qu'il étoit, quoiqu'il le Second état du raifin, quand il eft verjus.

L v.

soit encore ; non seulement par rapport aux acides qu'il contient, mais encore parce que ces mêmes acides n'ont pas été tout-à-fait dégagés des principes terrestres.

Enfin, la fermentation continuant de plus en plus à atténuer, & à élever, les principes du raisin, fait que ses parties huileuses, qui étoient auparavant fixées par la terre, prennent le dessus, & s'unissant étroitement avec les sels, leur ôtent une partie de leur activité, & de leur force, & ne leur en laissent que pour chatouiller par le plus subtil de leurs pointes les fibrilles nerveuses de la langue. Le raisin a pour lors un goût sucré, & agréable, & il est dans sa parfaite maturité. Les principes de ce fruit subissent encore plusieurs autres altérations, quand après avoir exprimé le raisin, on le laisse fermenter de nouveau pour faire le vin. Nous avons parlé de cette fermentation dans le traité des boissons.

Troisième état du raisin quand il est mûr.

Le raisin mûr, d'astringent qu'il étoit auparavant, devient laxatif, & émollient. La raison en est qu'il contient pour lors plus de parties aqueuses, & que ses principes huileux, n'étant plus retenus par d'autres principes grossiers, sont aussi plus en état de relâcher les fibres des intestins, & de délayer les excréments qui y sont contenus.

Le raisin mûr est pectoral, & il nourrit beaucoup par ses parties huileuses, & balsamiques, propres à adoucir les sels âcres qui picottoient la poitrine, & à s'attacher

aux parties solides qui ont besoin de réparation.

Les petits renards engraissent considérablement en automne dans les lieux où il
y a des vignobles ; & leur chair est dans
cette saison, tendre, délicate, & bonne
à manger ; mais on a observé que, quand les
vendanges sont faites, & que ces petits
animaux ne trouvent plus de raisin, ils
deviennent maigres, & leur chair perd le
bon goût qu'elle avoit auparavant. Il y a
encore plusieurs autres animaux qui engraissent considérablement dans le temps du raisin ; ce qui prouve que ce fruit nourrit beaucoup.

Le raisin contient un phlegme visqueux,
qui fermentant, & se raréfiant, dans l'estomac, & dans les intestins, excite des vents,
& des coliques. C'est pourquoi on doit user
sobrement de ce fruit.

On fait sécher les raisins au soleil, & au *Raisins secs.*
four, pour les garder. Ils sont appellés en
Latin, *Uvæ passæ, seu passulæ.* Les gros sont
appellés, *Uvæ Damascenæ*, raisins de Damas ; & les plus petits, *Uvæ Corinthiacæ*,
raisins de Corinthe. Les raisin secs sont plus
salutaires que les autres, parce qu'ils ont
été privés pu phlegme visqueux qu'ils contenoient auparavant.

On confit le raisin verd, ou le verjus, *Raisin verd*
pour le rendre plus agréable, & pour le *confit.*
conserver plus longtemps. Cette confiture
est rafraîchissante, & humectante.

On fait encore avec le suc du verjus, *Eau de ver-*
l'eau, & le sucre, une boisson rafraîchis- *jus.*

fante, dont on fe fert dans les grandes cha‑
leurs.

Liqueur qui diftille des fommités de la vigne. Quand on coupe au printemps les fom‑
mités de la vigne qui eft en féve, il en
diftille naturellement une liqueur, qui, étant
bue, eft apéritive, déterfive, & propre pour
la pierre, & pour la gravelle. Elle éclair‑
cit la vue, quand on s'en lave les yeux.

Etymologie. La vigne en Latin, *vitis*, *a vieo*, *flecto*,
je flechis; parce qu'elle fe plie, & s'en‑
tortille autour des échalas, ou des plantes
voifines.

ADDITION I.

On a apporté aux ifles de l'Amérique,
& dans la terre, ferme des feps de vignes
de plufieurs endroits. Ceux qu'on a appor‑
tés de France ont eu plus de peine à fe
faire dans ce climat, qui leur étoit nou‑
veau, que ceux qui font venus d'Anda‑
loufie, ou des ifles de Madere, & des Cana‑
ries.

Ce que les vignes d'Europe ont d'incom‑
mode eft que les grains meuriffent trop
vîte, de forte que la même grappe a des
grains en fleur, d'autres en verjus, &
d'autres en parfaite maturité. Cependant
depuis qu'elles fe font naturalifées au pays,
les fruits meuriffent bien mieux, & font
rès‑bons. Ce que ces vignes ont d'avanta‑
ge, c'eft que le même fep porte au moins
deux fois en douze mois, pourvu qu'on
ait foin de le tailler dès que la vendange
eft faite.

On a fait venir des seps, de vignes des isles des Canaries, & de Madere, qui ont infiniment mieux réussi que celles qui étoient venues de France, & dont les fruits sont aussi bons que ceux qui croissent dans les pays d'où on a apporté les premiers seps.

Il est certain que l'usage immoderé du raisin produit des coliques, des vents, & d'autres incommodités ; mais il est aussi très-certain que cela ne vient que de ce que les fruits ne sont pas assez meurs. Le climat des Isles corrige ce deffaut ; les raisins sont parfaitement meurs, ils ont un goût délicieux, & ne font jamais de mal.

ADDITION II.

Il y a tant de sortes de raisins différens, par la couleur, la grosseur, le goût, qu'il faudroit un volume entier pour entrer dans quelque détail. On peut réduire celui qui se recueille dans les environs de Paris, au raisin commun, blanc, & noir, au chasselas, & au muscat. Ce dernier est de plusieurs especes. Il y en a de blanc, de violet, & de noir. Il est rare qu'il meurisse parfaitement, tant par le deffaut de chaleur, que parce que les grains sont trop serrés, & cependant ils sont très-charnus. On réussit à leur procurer plus de maturité, en retranchant avec les ciseaux une partie des grains peu après qu'ils sont noués ; mais c'est une dépense de prince. Le chasselas, qui n'a point, à la vérité, le goût musqué comme le muscat, est, généralement partant le meilleur raisin qu'on recueille dans les environs de Paris. Il meurit ordinairement très-bien, ce qu'on connoît à sa couleur rouſſâtre.

Il n'eſt pas bien ſûr, ſuivant la remarque de Sperlingius, que les raisins ſoient bien nourriſſans; car, ſi les Meſſiers deviennent bien gros en mangeant beaucoup de raiſins, pendant qu'ils veillent à la vigne, il aſſure qu'ils ne tardent pas à maigrir quand le temps de la garde eſt paſſé, & que les chairs qu'ils acquerent pendant ce temps ne ſont ni fermes, ni ſerrées; & ſont plutôt lâches, & humides; ce qui les fait fondre en peu de temps.

Sperlingius ne veut pas qu'on avale, ni la peau, ni les pépins. Il eſt aiſé de ne point avaler la peau; mais il vaudroit mieux renoncer à manger du raiſin que de s'aſſujettir à ſéparer les pépins pour les rejetter. Il y a en Eſpagne des raiſins dont les grappes ſont fort groſſes, ainſi que les grains. Ils n'ont point de pépins, & la peau en eſt ſi fine que celle de tous les grains d'une grappe gardés dans la bouche ne ſont pas un objet ſenſible.

Plus les raiſins ſont acides, ou moins ils ſont mûrs, plus ils cauſent les maux dont parlent M. Lemery, & Sperlingius, qui ſe rapportent en ce point; mais ils ſont d'autant moins nuiſibles qu'ils ſont plus mûrs, & plus doux. Au reſte je doute que Sperlingius ait perſuadé à quelqu'un de manger le raiſin avant le diner, ce qu'il conſeille pour qu'ils deſcende plus aiſément, & lâche le ventre; au lieu, dit-il, que, si on en use après le repas, & plutôt encore s'il se rencontre de mauvais sucs dans l'estomac, il se corrompt aisément avec les autres alimens. Cela suppose qu'on en feroit excès, & Hippocrate, a dit, *omne nimium naturæ inimicum*; ainsi ce n'est pas l'excès du raisin seul qui est condamnable.

Sperlingius dit, ainsi que M. Lemery, beaucoup de bien des raisins secs. Il veut qu'on préfere ceux qui ont un peu d'austérité mélé avec la douceur. Il dit qu'ils sont plus chauds, qu'ils resserent modérémment, qu'ils fournissent un bon aliment, & que, s'ils ont un suc épais, c'est ce qui contribue à les rendre plus nourrissans. Il les dit amis de l'estomac, ou du foie, avec lequel il leur donne sympathie particuliere, & qu'ils font du bien à la poitrine, qu'ils adoucissent la toux, & fortifient des parties destinées aux mouvemens naturels, & vitaux. Il conseille d'en rejetter les pépins.

On fait sécher des raisins en plusieurs provinces de France; mais surtout en Provence, & en Languedoc. Les meilleurs se font à Frontignan, & aux environs, mais on n'en fait qu'une petite quantité, & le prix qu'il faudroit les vendre les mettoit hors de la portée de bien. des personnes qu'en usent. On en tire aussi beaucoup d'Espagne. Nous croyons faire plaisir au lecteur de lui décrire le procédé qu'on suit à Frontignan pour faire sécher les raisins. On les appelle dans le pays *passerilles*, nom probablement derivé du Latin, *paſſæ*, ou *paſſulæ*, qui vient de ce que *ſolem ſunt paſſæ*.

Il n'y a que deux eſpeces de raiſins qu'on puiſſe employer pour faire de la paſſerille ; la meilleure ſe nomme *augebic*, & l'autre *picardan*. L'augebic ſe diviſe en deux eſpeces, le ſimple, & le muſcat ; ce dernier a un leger parfum de muſcat qui manque au premier ; mais il eſt moindre en volume. L'un & l'autre de ces raiſins ſont pourtant fort gros ; leur grain eſt oblong, charnu, & blanc. Ils rendent peu de vin quand on les foule. On les employe communément à faire du raiſin ſec, ou du mouſt.

La ſeconde eſpece de raiſin, le picardan, ſe diviſe en blanc, & noir. Le noir eſt plus petit, & cependant fait une paſſerille que quelques perſonnes préferent à toute autre. Il eſt certain qu'on la préfere dans l'uſage médicinal. On la vend plus cher que la blanche. En général la meilleure paſſerille eſt celle qui ſe fait avec l'augebic ſimple. Elle eſt plus charnue, a moins de pépins, & ſe conſerve mieux que toute autre.

On peut auſſi faire de la paſſerille de muſcat, & de tout autre raiſin quel qu'il ſoit ; mais on ne mord que de pépins, & on n'avale que des peaux. Cependant on fait quelque peu de paſſerille de muſcat. Le muſcat de Frontignan étant extrêmement gros, s'il a ces deffauts étant ſec, on peut juger de ce que doivent être les raifins que quelque perfonnes font fécher dans ces pays-ci.

Voilà ce qui regarde le raifin, voici la maniere de l'apprêter.

On verfe environ quatre feaux d'eau dans une chaudiere , qui puiffe en contenir au moins cinq. On y met à difcretion une quantité de cendres de farment, s'il fe peut, bien faffées, & bien recentes. Enfuite on agite fortement cette eau , & , lorfqu'elle eft encore en mouvement , on jette dedans un œuf du jour. Si l'œuf, plongeant au fond, remonte jufqu'à trois fois fur la furface, on juge que la leffive eft comme il faut. Après cette épreuve, on la fait bouillir une demi-heure , après lequel temps on y trempe le raifin à fécher.

On a préparé des *lians* ; c'eft ainfi qu'on appelle les raifins attachés aux deux extrêmités d'un même brin de jonc. L'un fait ainfi pendant à l'autre. Il ne faut fouvent qu'une grappe à chaque bout pour le charger fuffifament. On en met plufieurs, quand cela eft néceffaire pour l'égalité du poids. Ces lians, placés fur des perches, font fournis à une perfonne entendue , & vigoureufe , qui fe place auprès de la chaudiere pour les tremper dans la leffive, qui continue à bouillir. Le trempeur reçoit les lians d'un côté , & les rend de l'autre ; & , pour aller plus vîte , il en charge fes deux mains. Son fçavoir faire confifte à plonger perpendiculairement un lian l'un après l'autre dans la leffive, de forte que le raifin demeure entierement plongé fous la fur-

face de l'eau , fans toucher aux cendres
qui font au fond de la chaudiere. Avant de
retirer le lian , il le couche une fois à droi-
te , & une fois à gauche , afin que la leffive penétre dans la grappe , qui fe trouve
fouvent trop fournie de grains. Cette opération ne doit durer pour chaque lian que
douze , ou quinze fecondes.

En retirant le lian , le trempeur obferve
fi chaque grappe à plufieurs grains fletris,
ou ridés. Alors il juge que l'opération eft
bonne ; on entretient le feu comme il eft,
& ce degré fe rencontre lorfque la leffivè
bien faite bout très lentement. Si on apperçoit quelque grain gerfé , ou entre-ou-
vert , on diminue le feu , & l'on tempere
la leffive ; autrement tout feroit perdu.

Ceux qui reçoivent les lians des mains
du trempeur , les plongent d'abord dans un
grand bacquet plein d'eau froide , &
tout de fuite dans un fecond , où ils ache-
vent de fe nettoyer , ayant dépofé dans le
premier un duvet de cendres pris dans la
chaudiere.

Au près du lieu où l'on trempe les raifins , on a dreffé un *trante* , c'eft-à-dire ,
un étalage , où l'on place le raifin qu'on
veut expofer au foleil , & furtout au vent
de nord-oueft , qui foufle à Frontignan dans
cette faifon. Cette expofition eft indifpen-
fable. L'étalage eft formé de plufieurs perches placées horifontalement , & paralel-
lement à elles mêmes , les unes au-deffus
des autres , à la diftance d'environ deux
pied. Cet étalage reffemble à une large

échelle , dont deux montans portent les
échellons. On l'applique contre un mur
orienté comme il eſt dit. il eſt cependant
mieux que ces perches ſoient ſoutenues par
des cables qui pendent des ſaillies des cou-
vertures ; ce qui met la paſſerille à l'abri
de la roſée , & d'une pluie imprevue. Lorſque le vent eſt favorable , en trois jours
tout eſt ſec , & l'on peut ſerrer la paſſerille , à l'exception de quelques grappes ,
que l'on ouvre , & que l'on expoſe encore
au ſoleil ſur des planches.

Quand on a retiré le raiſin ſec de l'étalage , il paroît encore trop frais à ceux
qui ne ſont pas connoiſſeurs. C'eſt ainſi
qu'il le faut ; on le met en tas , & on
l'encaiſſe avec du laurier franc.

Lorſqu'on ne l'emploie pas dans le cours
de l'année , il ſe candit , & devient trop
ſucré à l'œil , & au goût.

On fait auſſi de la paſſerille à Zairza ,
& tous les jardins qui entourent cette ville
la ont un pan de muraille du côté du vent
grec plus élevé que le reſte de leur clô-
ture. Ce mur eſt couronné d'un toît , qui
a environ deux pieds de ſaillie du côté du
ponent. Les ſolives qui le portent ſont armées de crochets de fer , où l'on attache
les cables qui portent l'étalage appellé *trante*.

On fait peu de paſſerilles à Frontignan ;
mais elle y eſt très-bonne , & ne cede qu'à
celles de Calabre , & d'Eſpagne.

J'ajouterai à ce détail que les raiſins ſecs
de tous les pays ſe candiſſent comme ceux
de Frontignan , quand ils ſont gardés trop

longtemps, cependant ils deviennent moins sucrés. Les épiciers qui en ont de pareils, les exposent à une douce chaleur, qui fait fondre le candi, & remet le raisin en état d'être vendu, pourvu que ce soit promptement; mais il est inférieur en qualité, à celui qui est de l'année.

Je terminerai cette addition par une remarque sur ce que M. Lemery dit du verjus. Il sembleroit aux termes dont il se sert que toute espece de raisin verd peut faire du verjus, ce qui n'est pourtant pas vrai; car le vrai raisin, lorsqu'il n'est point mûr, ne fournit qu'une liqueur douceâtre, & qu'il ne seroit pas possible de conserver. Il faut pour faire de bon verjus du raisin plus acide, même quand il a toute la maturité dont il est susceptible dans ces pays-ci. Il y en a de deux sortes, l'un rond, qu'on nomme simplement verjus, & dont la grappe n'est pas plus grosse que celle du raisin commun; l'autre oblong, qui se nomme *Goët*, ou *Bourdelat*, dont les grappes sont beaucoup plus grosses, & les grains beaucoup plus gros. Il paroît que c'est la seule espece qu'on cultive dans les environs de Paris pour faire le verjus, & c'est ce qu'on vend dans les marchés sous cette denomination. C'est aussi celui qu'on employe pour faire la confiture de verjus.

L'acide du verjus est différent pour le goût de celui du vinaigre, & on doit conclurre de-là que sa qualité n'est pas absolument la même. De Meuve, qui confond aussi le verjus avec le suc de raisins verds, dit qu'il differe du vinaigre en ce qu'il n'a aucune acrimonie, mais seulement une astriction. Suivant cet Auteur, il rafraîchit, dessèche, & resserre ; il éteint la chaleur excessive du corps, & étanche la soif. Une partie de ces vertus n'est point sensible dans les assaisonnemens, où il n'entre pas en assez grande quantité pour produire d'autre effet remarquable qu'une legere pointe d'acidité ; mais il n'en est pas de même de l'eau, du sirop, ou des confitures, de verjus. B.

CHAPITRE XXVII.

Des Meures.

IL y a de deux sortes de meures, *Différence.* çavoir de blanches, & de noires. On ne se sert point des blanches parmi les alimens. Pour les noires, elles sont très en usage. On les doit *Choix.* choisir grosses, bien nourries, très-meures, cueillies avant le lever du soleil, & qui n'ayent point été gâtées par les approches de quelques petits animaux.

Elles sont propres pour adoucir *Bons effets.* les âcretés de la poitrine. Elles ôtent la soif, elles appaisent les évacua-

tions haut & bas caufées par l'â-
creté des humeurs ; elles donnent de
l'appétit , & elles excitent le crachat. Avant leur maturité , elles font
déterfives , & aftringentes. On les
employe dans les gargarifmes pour
les maux de la gorge.

Mauvais ef- Elles font venteufes , & l'on ne
fets. doit point s'en fervir quand on eft
fujet à la colique.

Principes. Les meures contiennent beaucoup
d'huile , de phlegme , & de fel effentiel.

Le temps, l'â- Elles font convenables dans les
ge, & le tem grandes chaleurs , aux jeunes gens
pérament. bilieux , & fanguins.

REMARQUES.

Les meures, dans leur primeur, font acerbes , & aufteres ; & dans la fuite elles deviennent douces , & agréables , par les mêmes raifons que nous avons alléguées, en
parlant des différens états du raifin , qui
premierement eft auftere , & qui enfuite
acquert une faveur douce.

Origine des On dit que l'origine des meures blanches
meures blan- vient de ce qu'on enta des branches du meu-
ches. rier ordinaire fur le peuplier blanc. Ces
meures ont un goût mielleux , fade , &
defagréable. C'eft pourquoi on ne s'en fert

point parmi les alimens. Pour les meures noires, elles font fort en usage pour leur goût agréable. Elles font remplies d'un suc doux, & teignant en couleur de sang. Ce suc est pectoral, & humectant, & il appaise les évacuations immoderées causées par des humeurs âcres ; parce qu'il contient beaucoup de parties huileuses, embarrassantes, & propres à produire ces bons effets.

Les Poëtes donnent au meurier l'épithete de *Prudent*, parce qu'il ne commence à bourgeonner que quand le froid de l'hiver est entierement passé. En effet il ne bourgeonne ordinairement que dans le mois de mai, & il ne porte des fruits que dans les mois d'août, & septembre. Cependant il pousse plutôt dans les pays chauds. Horace fait l'éloge des meures, & recommande de les cueillir avant le lever du soleil.

> *Ille salubres*
> *Æstates peraget qui nigris prandia moris*
> *Finiet, ante gravem quæ legerit arbore solem.*

L'écorce, & la racine du meurier est déterfive, & apéritive. — **L'écorce, & la racine du meurier.**

La meure en Latin, *Morum*, a μαυρὸς, *niger*, noir, parce qu'elle est ordinairement noire. — **Etymologie.**

ADDITION.

On ne cultive le meurier blanc qu'en faveur des vers à soie, dont la nourriture est la feuille de cet arbre ; quant au meurier noir, on le cultive très-communément par rapport à son fruit qu'on mange tel qu'il est,

qui eft fort agréable au goût dans fa maturité ; & dont on fait un firop rafraîchiffent, qu'on employe en boiffon, & garga-
rifme, dans les chaleurs de la gorge. Au
refte il s'en faut de beaucoup qu'il foit auffi
gracieux que les meures dont il eft tiré.

Sennert dit des meures qu'elles humectent, rafraîchiffent, étanchent la foif, fe
digérent aifément, & appaifent les chaleurs
caufées par la bile ; mais qu'elles nourriffent peu. Si elles féjournent trop long-
temps dans l'eftomac, elles s'y corrompent
aifément, & prennent un mauvais caractere, comme les melons. D'où il conclud
qu'il faut les manger à jeun, & lorfque les
premieres voies ne font point farcies de
mauvaifes humeurs, pour éviter qu'elles ne
féjournent trop longtemps, & ne fe corrompent. Elles font auffi uriner ; mais Sennert
attribue plutôt cet effet à l'abondance de
leur humide qu'à une qualité diurétique.

La ronce porte un fruit qui reffemble
beaucoup à la meure, & qu'on appelle auffi
meure de ronce. Ce fruit eft beaucoup moins
rempli de fuc que la meure, & à toujours de l'âcreté, quelque meur qu'il foit.
Il n'eft par conféquent pas également rafraîchiffant ; il eft plutôt ftiptique.

La feuille de l'arbriffeau qui le porte à
de très-bonnes vertus médicinales. Elle eft
vulnéraire, & fuppurative dans un degré
éminent. Elle eft en état d'amener à fuppuration, & de guérir parfaitement les humeurs les plus rétives à la fuppuration,
comme les panaris. Je l'ai vu appliquer avec

un

un succès singulier sur un éryfipele opiniâtre furvenu à un bras qui avoit été affoibli par une bleffure qui avoit demandé long-temps le fecours de la Chirurgie. Elle produifit une fuppuration très-abondante qui nettoya totalement la peau. Il faut l'avoir fraîche, s'il eft poffible ; la nettoyer de fes picquans, & la faire macérer fur la cendre chaude, de maniere à pouvoir en former en cataplafme.

Peut-être cette addition auroit elle-été mieux placée au Chapitre des Framboifes ; mais l'identité de dénomination entre les deux efpeces de fruits, me l'a fait renfermer dans ce Chapitre. B.

CHAPITRE XXVIII.

Des Sorbes, ou Cormes.

ELLES doivent être choifies af- Choix. fez groffes, très-mûres, d'un goût vineux, & d'une odeur agréable.

Les forbes font aftringentes, pro- Bons effets. pres pour arrêter le vomiffement, les hémorrhagies, & les diarrhées ; elles donnent auffi bonne bouche.

L'ufage immoderé des forbes pro- Mauvais effets. duit quantité d'humeurs groffieres, & tartareufes, & caufe quelquefois des tranchées, & des coliques.

Principes. Elles contiennent peu d'huile, beaucoup de fel effentiel, joint avec quelques parties terreftres, & du phlegme.

Le temps, l'âge, & le tempérament. Elles conviennent en hiver, aux jeunes gens bilieux, & à ceux qui ont l'eftomac foible, pourvu qu'ils en ufent modérement.

REMARQUES.

L ES cormes ne meuriffent point fur l'arbre, comme les autres fruits ; on eft obligé de les cueillir en automne, & de les étendre fur de la paille. Quand elles y ont été quelque temps, elles changent beaucoup de confiftance, & de goût ; car de dures, acerbes, & defagréables qu'elles étoient, elles deviennent molles, douces, & agréables.

Les forbes font aftringentes, parce qu'elles contiennent des parties groffieres, & tartareufes, qui fixent, & qui embarraffent les humeurs âcres, & trop ténues, qui caufoient des diarrhées, des vomiffemens, & des hémorrhagies.

L'ufage immoderé des forbes eft fouvent pernicieux, parce que, contenant un fuc groffier, & terreftre, comme nous l'avons déja remarqué, elles produifent auffi beaucoup d'humeurs groffieres. De plus ce fuc, demeurant longtemps à fermenter dans l'ef

tomac, & dans les inteſtins, s'aigrit, picotte les fibres de ces parties , & cauſe des
tranchées , & des coliques. C'eſt apparemment pour cela que Galien veut que l'on
uſe de ce fruit avec la derniere modération ; & il prétend même que l'on ne s'en
doit point ſervir en qualité d'aliment, mais
de reméde.

Si l'on exprime le ſuc des ſorbes , & qu'on *Liqueur ſpi-*
le laiſſe fermenter quelque temps , il de- *ritueuſe des*
vient vineux, & ſemblable au poiré. Comme *ſorbes.*
nous avons expliqué dans le traité des Boiſſons comment cette ſaveur vineuſe ſe produit, en parlant du vin, & des autres liqueurs
ſpiritueuſes, nous y renvoyons le lecteur.

CHAPITRE XXIX.

Des Nefles.

ON les doit choiſir groſſes , bien *Choix.*
mûres, d'une chair tendre, & moëlleuſe.

Elles empêchent l'ivreſſe , elles *Bons effets.*
arrêtent les cours de ventre , elles
fortifient l'eſtomac, & appaiſent le
vomiſſement. Leurs oſſelets ſont employés dans pluſieurs compoſitions
aſtringentes par le ventre, & apéritives par les urines. On les tient

propres auffi pour détruire, & pour chaffer la pierre des reins, & de la veffie.

Les nefles prifes avec excès ne fe digérent pas facilement ; elles accablent l'eftomac, & empêchent la coction des autres alimens.

Elles contiennent peu d'huile, beaucoup de fel acide terreftre, & de phlegme.

Elles conviennent en hiver, aux jeunes gens d'un tempérament bilieux, & à ceux qui ont l'eftomac foible.

REMARQUES.

Il y a un affez grand rapport entre les nefles, & les forbes ; car toutes les deux meuriffent de la même maniere, & ont à peu près les mêmes vertus. Cependant les nefles, qui contiennent des principes plus unis avec des parties terreftres, que les forbes, font auffi plus aftringentes.

Plus les nefles deviennent mûres, & plus elles perdent de leur vertu aftringente. La raifon en eft qu'à mefure qu'elles meuriffent leurs fels s'élevent, & fe dégagent des parties terreftres qui les retenoient, & qui ne contribuoient pas peu à l'aftriction. De plus, les nefles étant vertes, leur fuc eft beaucoup plus épais, & plus groffier, que quand elles font meures, & enfin plus capable de donner de la confiftence aux liqueurs, & d'arrêter leur trop grand mouvement.

Les feuilles, & les fleurs du neflier, font aftringentes, & déterfives ; l'on s'en fert dans les gargarifmes pour les inflammations de la gorge. *Feuilles, & fleurs de néflier.*

Le neflier en Latin, *Mefpilus*, à μέσπιλ@, qui veut dire auffi neflier. *Etymologie.*

La nefle eft appellée, *Tricoccum*, *quafi Trioffum*, parce qu'on en trouve, qui ne contiennent que trois noyaux. Cependant ordinairement les nefles en ont quatre ou cinq.

CHAPITRE XXX.

Des Azeroles.

LES azeroles doivent être choifies molles, rouges, fucculentes, charnues, & très-meures. *Choix.*

Elles fortifient l'eftomac, elles arrêtent le vomiffement, & les cours de ventre. *Bons effets.*

Ce fruit, quand il eft bien meur, ne produit point de mauvais effets, à moins que l'on n'en ufe par excès ; car pour lors il pourroit rendre le ventre un peu trop pareffeux. *Mauvais fe.s.*

Les azeroles contiennent médiocrement d'huile, beaucoup de sel
acide, uni à des parties terreſtres,
& une aſſez grande quantité de
phlegme.

Le temps, l'â-
ge, & le tem-
pérament.

Elles conviennent en tout temps,
à toute ſorte d'âge, & de tempérament.

REMARQUES.

L'AZEROLIER eſt une eſpece de néſlier.
Son fruit eſt bien moins gros que la nefle
ordinaire. Il a une eſpece de couronne comme la nefle. Il eſt au commencement verd,
dur, d'une ſaveur âpre, & deſagréable;
mais en meuriſſant il devient doux, rouge,
& mou. Il renferme dans ſa chair trois
petits oſſelets fort durs. Il vient plus aiſément, & beaucoup plus délicieux, dans les
pays chauds que dans les autres. On le
cultive dans l'Italie, dans le Languedoc,
& dans pluſieurs autres pays chauds. On
le mange crud, ou confit dans du ſucre.

Ce fruit eſt longtemps à meurir, & à
devenir doux, rouge, & mou. La raiſon
qu'on en peut apporter eſt que ſes principes actifs, & particulierement ſes ſels
acides, ſe trouvent fixés, & comme abſorbés, par des particules terreſtes auſquelles
ils ont d'abord été très-intimement unis;
mais à meſure que la fermentation augmente dans ce fruit elle donne occaſion

aux sels acides de se dégager insensiblement des principes terrestres, & de se joindre étroitement aux particules huileuses du
même fruit, qui se sont aussi élevées par
le secours de la fermentation. Cependant
les sels acides des azeroles dans le temps
même qu'elles ont acquis toute la douceur,
& la maturité, dont elles sont capables, ne
se sont point encore tout-à-fait débarras-
sés des principes terrestres. C'est ce qui
fait que ces fruits, quoique meurs, conservent toujours une qualité astringente, &
produisent les autres effets qui leur ont
été attribués.

L'azerolier en Latin, *Azarolus*, a tiré
son nom du mot Napolitain *Azarolo*.

ADDITION.

Nous avons à l'Amérique une espece
d'azeroles, que l'on appelle Icaques. C'est
un petit fruit rougeâtre, dont la chair est
cotoneuse, acerbe, & stiptique. Quand on
le mange meur il lâche le ventre, & quand
il ne l'est pas assez, il le resserre.

CHAPITRE XXXI.

De l'Epine-Vinette.

On doit choisir l'épine - vinette   Choix.
tendre, succulente, très-meure, d'u-

ne aigreur réjouiffante , & d'une belle couleur rouge.

Bons effets. Ce fruit eft aftringent , & rafraîchiffant. Il fortifie le cœur , il appaife les vomiffemens involontaires caufés par le trop grand mouvement , & la trop grande âcreté , de la bile ; il defaltere , il excite l'appétit ; il eft propre dans les cours de ventre , & les hémorrhagies. On l'emploie dans les gargarifmes pour les inflammations de la gorge. Il tue les vers.

Mauvais effets. Les perfonnes attaquées de douleurs d'eftomac, ou de vents, caufés par une pituite froide , & falée , ne doivent point ufer de ce fruit. Il incommode encore ceux qui ont la poitrine foible , & qui ne refpirent qu'avec peine.

Principes. Il contient beaucoup d'acide , & de phlegme , médiocrement d'huile.

Le temps, l'âge, & le tempérament. Il convient dans les grandes chaleurs, aux jeunes gens d'un tempérament chaud , & bilieux, & à ceux en général dont les humeurs font trop âcres, & trop agitées.

REMARQUES.

L'ÉPINE-VINETTE eſt un petit fruit ong, & cilyndrique; l'arbriſſeau qui le porte ſt aſſez connu ; il croît aux lieux incul- es dans les hayes , & dans les buiſſons. Ce ſruit eſt beaucoup plus en uſage dans la Médecine que parmi les alimens ; on en ait des confitures très-agréables ; on en fait auſſi un ſirop fort employé en Médecine. Enfin on le mêle dans quelques ptiſanes rafraîchiſſantes, auſquelles il donne un pe- tit goût acide qui réjouit.

La principale vertu de ce fruit conſiſte dans ſes parties aqueuſes, & acides, qui ſont celles en quoi il abonde. Par le ſecours des premieres il étend, & deſunit les ſels âcres des humeurs, & modere leur fougue. Par les dernieres, il épaiſſit les humeurs trop ſubtiles, & trop agitées, qui cauſoient de hémorrhagies, des inflammations, des cours de ventre, & pluſieurs autres incom- modités pareilles.

L'épine-vinette ne convient point à ceux qui abondent en pituite froide, & ſaléc, parce qu'elle ne feroit qu'augmenter l'hu- meur dominante par ſes parties aigres, & aqueuſes. Elle ne convient point encore à ceux qui ont l'eſtomac, & la poitrine, foi- bles, parce qu'en picottant ces parties par ſes pointes acides, elle en augmente de plus en plus la foibleſſe. Ce dernier effet lui eſt commun avec tous les aigres.

L'épine-vinette eſt appellée , *Berberis* , Etymologie,

M v

mot .Arabe que l'on dit être une corruption de *Amyrberis.*

Ce fruit eſt encore appellé, *Oxyacantha,*
ab ὀξὺς, *acidus,* & ἄκανθα, *ſpina,* comme
qui diroit aigre épine.

CHAPITRE XXXII.

Des Noix.

Choix. O N les doit choiſir tendres, recentes, bien nourries, blanches, &
qui n'ayent aucune atteinte de pourriture.

Bons effets.　Elles tuent les vers ; elles ſont re-
putées propres pour réſiſter au ve-
nin ; elle excitent l'urine, & les
ſueurs. On tire par expreſſion des
noix ſéches une huile qui a la vertu de réſoudre, de digérer, de fortifier les nerfs, de chaſſer les vents,
& d'adoucir les tranchées des femmes nouvellement accouchées.

Mauvais ef-
fets.　L'uſage des noix, & principalement des ſéches, incommode le goſier, la langue, & le palais, excite la
toux, & des douleurs de tête. Les
noix ſe digérent auſſi très-difficilement.

Elles contiennent beaucoup de fel effentiel, & d'huile, & médiocrement de phlegme.

Elles conviennent en tout temps, à toute forte d'âge, & de tempérament, pourvu qu'on en ufe avec modération.

REMARQUES.

LES noix font des fruits d'un affez bon goût, quand ils font nouveaux; mais à mefure qu'ils vieilliffent ils deviennent huileux, & auffi defagréables que peu convenables pour la fanté. En effet ils perdent en féchant une humidité aqueufe qui fervoit à étendre un fel âcre, qui fe trouve naturellement dans les noix, & qui, devenant dans la fuite plus actif, & plus mordicant, produit beaucoup de mauvais effets, en picottant les parties où il fe rencontre.

Les noix féches font encore fort difficiles à digérer, parce que leur chair eft devenue maffive, compacte, & tellement refferrée en fes parties qu'elle ne cede qu'avec beaucoup de peine à l'action du ferment de l'eftomac.

On mange les noix, ou avant qu'elles ayent acquis toute leur maturité, ou quand elles l'ont acquis. Dans le premier cas elles font plus tendres, d'un meilleur goût, & plus phlegmatiques, & par conféquent plus aifées à digérer.

Écorces de noix. La noix est couverte de deux écorces, dont l'une est charnue, verte, & qui sert aux Teinturiers, l'autre est dure, & ligneuse. Celle-ci entoure immédiatement la noix; on l'appelle communément, coquille. Ces deux écorces sont sudorifiques, & dessiccatives. On emploie la seconde avec la squine, la sarcepareille, & le guaiac, dans les ptisannes.

Noix confites. Les noix confites sont fort agréables, & salutaires. Elles fortifient l'estomac, elles donnent bonne bouche, elles corrigent les haleines puantes, elles excitent la semence; mais elles ne produisent pas les mauvais effets des noix séches, parce que le sucre a adouci, & embarrassé, leur sel âcre.

Antidote de Mithridate. On prétend que la base de l'antidote dont Mithridate se servoit pour se garantir du poison étoit la noix, à laquelle il ajoutoit peu d'autres choses.

Dianucum de Galien. On dit encore que Galien préparoit son *diacaryon*, ou *dianucum*, avec le suc des noix, avec lequel il ne mêloit qu'autant de miel qu'il en falloit pour rendre la composition agréable.

Etymologie. Le noyer, & la noix, sont appellés en Latin, *nux*, *de nocere*, nuire; & cela pour plusieurs raisons; premierement, parce que la noix produit beaucoup de mauvais effets, comme nous l'avons remarqué; en second lieu, parce que l'odeur du noyer cause des maux de tête, & étourdit plusieurs personnes; enfin parce qu'on a remarqué que les plantes ne viennent que difficilement sous l'ombre du noyer. C'est pourquoi on le place d'ordinaire fur les chemins, & dans les lieux écartés. On le peut voir par les deux vers fuivans.

Me, fata ne lædam (quoniam fata lædere dicor)
Cultus in extremo margine fundus habet.

La noix eft encore appellée *Juglans*, *quafi Jovis glans*, parce que dans les premiers temps on fe fervoit du gland parmi les alimens ; &, comme dans la fuite on trouva les noix qui parurent plus agréables au goût que les glands, on les honora du nom de Glands de Jupiter.

Enfin la noix eft nommée *nux regia*, parce que le noyer fut tranfporté de Perfe par des Rois, & fut cultivé en plufieurs autres endroits.

ADDITION.

Les noix font un fruit dont on fait beaucoup d'ufage. On le mange fec, nouveau, & avant fa maturité. Alors il fe nomme *Cerneau*. Ce fruit mûr contient beaucoup d'huile d'une qualité chaude, & defficative. Cette huile a ces qualités dans un degré plus éminent quand le fruit eft fec. Enfin elles rancit à la longue dans le fruit même, & devient fort âcre. Quant au fruit employé en cerneaux, à peine donne-t'il des marques de fa qualité huileufe ; il a plus d'humidité, & de mucilage. Il s'enfuit de là que les cerneaux font en fait de noix ce qui convient le plus comme aliment. Cependant Sperlingius dit que la noix eft inutile à l'eſtomac. Il ne ſemble pas que ce ſoit le ſentiment de l'Ecole de Salerne qui dit,

Unica nux prodeſt, nocet altera, tertia mors eſt.

Par où l'on donne pourtant aſſez à entendre qu'on en doit uſer fort ſobrement. On pourroit aller plus loin ſans mériter de reproche. Car il eſt certain que la noix ne ſe digere pas, même mangée en cerneaux. Elle ne fournit donc point un aliment; ainſi elle eſt plus qu'inutile à l'eſtomac.

On prétend que la noix eſt propre pour réſiſter au poiſon. C'eſt ce qu'annoncent ces deux vers,

Allia, ruta, pyra, raphanus, cum theriaca nux,
Præſtant antidotum contra lethale venenum.

Si le *cum theriaca nux*, veut dire la noix employée avec la thériaque, je ſoupçonnerois bien le reméde de ne tirer ſon effet que de la thériaque. Cependant j'ai vu faire de grands éloges de l'eau diſtillée de noix vertes dans les maladies venéneuſes, Il faut s'en rapporter à l'expérience. Mais il ne faut point oublier que cette eau, ainſi que l'huile, a une qualité narcotique. C'eſt ce qui fait que l'huile eſt employée avec ſuccès dans les lavemens, lorſqu'il s'agit de calmer; & c'eſt ce qui fait dire à Sperlingius que la noix eſt ennemie de la tête.

Cet Auteur ſe propoſe la queſtion, ſi les noix ſéches ſont préférables aux vertes, & il répond que ni les unes, ni les autres, ne méritent point qu'on en faſſe cas, étant inutiles à l'eſtomac, nuiſibles à la poitrine, & ennemies de la tête. Il vaudroit donc mieux, dit-il, s'en abſtenir tout-à-fait. Cependant les ſéches ſont plus nuiſibles ; car on les digere plus difficilement ; elles irritent plus puiſſament la trachée artere, elle produiſent plus de bile, font plus touſſer, & augmentent davantage les maux de tête ; &, quoiqu'on les mange avec du ſel, cet aſſaiſonnement ne fait qu'empécher les obſtructions, mais ne remédie pas aux autres mauvais effets de ce fruit.

Il ne paroît pourtant pas qu'on doive tant redouter les mauvais effets des noix en aliment, ſi elles ne ſe digerent pas. Or le D. Cheyné, ayant avalé une noix bien arrondie, & bien liſſée, la rendit telle qu'il l'avoit avalée, ſans que l'action des cauſes de la digeſtion l'eût alterée en aucune maniere ; & j'ai obſervé bien des fois que les cerneaux, quoique bien machés, ſortoient ſans altération avec les excrémens groſſiers.

On fait avec les noix priſes dans différens états, l'eau-de-vie, le ſucre, & la canelle, une liqueur connue ſous le nom d'eau des trois noix, ou de ratafiat de noix, dont on vante beaucoup les qualités ſtomachiques.

Sperlingius dit que la noix s'appelle *juglans*, *quaſi Jovis glans*, par une autre raiſon que celle que M. Lemery rapporte, c'eſt-à-dire, parce que tout l'arbre eſt fort utile aux hommes. En effet le bois fait de fort beaux meubles ; ſon écorce & le tronc,

servent à la teinture ; & l'on tire du fruit
un aliment, ou au moins de quoi flatter le
goût, & de quoi compofer des remédes. B.

CHAPITRE XXXIII.

Des Avelines.

Choix **On** les doit choifir groffes, bien
nourries, contenant chacune une
amande prefque ronde, rougeâtre,
pleine de fuc, qui n'ait point été
gâtée par les vers. Les meilleures
avelines, & les plus eftimées, nous
viennent du Lyonnois.

Bons effets. Les avelines nourriffent davantage que les noix ; elles font pectorales, elle refferrent le ventre, &
pouffent par les urines.

Mauvais ef-
fets. Elles font venteufes, & fe digerent difficilement.

Principes. Elles donnent beaucoup d'huile,
une médiocre quantité de fel acide,
& de phlegme, & un peu de fel volatil alkali.

Le temps, l'â-
ge, & le tem-
pérament. L'ufage moderé de ce fruit convient en tout temps, à toute forte
d'âge, & de tempérament, pourvu
qu'on ait un bon eftomac.

REMARQUES.

L'AVELINE eſt un fruit aſſez connu. On l'appelle *Noiſette* ; il y en a de pluſieurs groſſeurs. Il naît ſur le coudrier ou noi-ſetier, qui eſt un arbriſſeau commun dans les hayes, & dans les bois ; on le cultive auſſi dans les jardins.

Les avelines, auſſi bien que les noix, contiennent une grande quantité d'huile, que l'on retire aiſément par expreſſion. Cependant les avelines ont un goût plus agréable que les noix ; parce que leur ſel eſt moins âcre que celui des noix, plus volatil, & plus intimement uni à des parties huileuſes.

Les avelines ſont pectorales, & nourriſſantes, à cauſe de leurs parties huileuſes. Elles reſſerrent auſſi le ventre par leurs principes terreſtres, qui donnent plus de conſiſtence aux liqueurs, & qui abſorbent les humidités trop abondantes qui relâchoient les parties ſolides. Cependant elles ſe digerent difficilement, quand on en uſe immodérement, à cauſe de leur ſubſtance ſolide, & terreſtre.

Les chatons du noiſetier ſont aſtringens, & propres pour reſſerrer le ventre, & exciter les urines. *Chatons du noiſetier.*

On couvre les avelines de ſucre, & on en fait des dragées fort agréables. Elles ſervent ordinairement au deſſert pour donner bonne bouche, & pour aider à la digeſtion. *Avelines en dragées.*

Le coudrier en Latin, *Corylus*, a καρύα, *nux*, nóyer; comme qui diroit petit noyer.

Les avelines, en Latin, *Avellanæ*, quaſi *Abellinæ*. Ce nom a été tiré de celui d'une ville de la Campagnie, que l'on nommoit autrefois *Abella*, où les coudriers ſont fort communs.

Les avelines ſont encore nommées, *Ponticæ*, parce que, ſuivant le rapport de Pline, on nous les a rapportées en premier lieu du Pont.

ADDITION.

JE ne ſçais pourquoi M. Lemery dit que l'aveline s'appelle *noiſette*. L'uſage les diſtingue, bien que l'aveline ſoit du genre des noiſettes. Au reſte elles ont à peu près le même goût, ſurtout ſi l'on parle des noiſettes franches, qu'on appelle dans quelques endroits de ſaint Gracien. Ces noiſettes ſont oblongues, & couvertes intérieurement d'une peau rougeâtre, comme l'aveline; ce qui les diſtingue des noiſettes ordinaires, qui ſont plus rondes, & dont la peau intérieure eſt blanchâtre.

La fleur du coudrier, ou noiſetier, produit une pouſſiere que Gauzlandus, premier Médecin à Dreſde, regardoit comme un ſpécifique contre l'épilepſie.

Sperlingius parle d'avelines qu'on apporte des Indes, qui reſſemblent à des muſcades, mais qui n'en ont point l'odeur. Il dit qu'elles rafraîchiſſent, calment les maux de dents, & raffermiſſent celles qui branlent. On les emploie auſſi avec ſuccès contre les dysenteries, & autres maladies ; ce qui fait qu'il les range plutôt dans la classe des médicamens que des alimens. B.

CHAPITRE XXXIV.

Des Amandes.

Il y a de deux sortes d'amandes, sçavoir de douces, & d'ameres. Elles ont chacune leur vertu particuliere. On les doit choisir nouvelles, larges, bien nourries, hautes en couleur, qui n'ayent point été gâtées par l'injure des temps, & qui ayent crû dans les pays chauds. Les meilleures nous viennent du Comtat Venaissin près d'Avignon. *Différence.* *Choix.*

Les amandes douces nourrissent beaucoup, sont très-adoucissantes, & pectorales, excitent le crachat, produisent le sommeil, augmentent l'humeur feminale, & sont apéritives. *Bons effets.*

Les amandes ameres détergent, atténuent, & raréfient, les humeurs grossieres, & visqueuses, poussent par les urines , & font fort employées en Médecine.

Mauvais effets. Les amandes douces & ameres, étant féches, fe digerent difficilement , demeurent longtemps dans l'eftomac , & caufent des maux de tête.

Principes. Les amandes douces, & les ameres, donnent beaucoup d'huile , médiocrement de fel acide , & de phlegme , & un peu de fel volatil alkali, Cependant les ameres contiennent un peu plus de fel que les douces.

Le temps, l'âge, & le tempérament. Les unés & les autres conviennent en tout temps , à tout âge , & à toute forte de tempéramens, pourvu que l'on en ufe modérement.

REMARQUES.

Amandes. Les amandes font des fruits fort en ufage parmi les alimens. Les douces le font néanmoins plus que les ameres. Les unes & les autres viennent fur un arbre appellé en Amandier , fes feuilles, & fes fleurs. Latin, *Amygdalus*, & en François, amandier. Ses feuilles font tellement femblables à celles du pêcher qu'à peine les peut-on diftinguer. Ses fleurs reffemblent auffi beaucoup à celles du pêcher, avec cette différence qu'elles font plus blanchâtres, & qu'elles ne font point purgatives.

L'amande est couverte de deux écorces comme la noix. Ces deux écorces étant encore tendres, & l'amande étant à peine formée, on mange le tout, à cause d'un etit goût aigrelet qu'il a. C'est le ragoût rdinaire des filles dans les pays chauds ; & 'on prétend que cela ne contribue pas peu ʼ leur causer les obstructions ausquelles elles ne sont déja que trop sujettes par leur constitution naturelle. On confit encore l'amande avec ses écorces tendres. Cette confiture est très-agréable.

On exprime des amandes douces pilées, & délayées dans de l'eau, un lait d'amandes, que l'on fait boire aux gens maigres, aux étiques, aux pleurétiques, & qui leur fait un bien très-évident. La raison en est que ce lait contient beaucoup de parties huileuses, balsamiques, & embarrassantes, propres à nourrir, & rétablir les parties solides, à modérer le mouvement impétueux des humeurs, & à adoucir leur âcreté. *Suc laiteux exprimé des amandes douces.*

La différence de goût qui se rencontre entre les amandes douces & les amandes ameres provient de ce que dans les douces il se trouve moins de sel, & que ce sel est parfaitement lié, & retenu, par des parties rameuses, de sorte qu'il ne peut faire qu'une impression très-légere sur la langue. Les ameres au contraire contiennent plus de sels âcres, qui, n'étant qu'à demi embarrassés par des parties huileuses, excitent une sensation plus forte, mais plus desa‑ gréable. Ce sont encore ces sels qui rendent les amandes ameres déterfives, apé‑

ritives, & capables de raréfier les humeurs groffieres, & vifqueufes.

On dit que les amandes ameres empoifonnent les renards, & les poulles. Elles paffent encore pour empêcher l'ivreffe, & Plutarque rapporte à ce fujet une hiftoire d'un certain Médecin, qui demeuroit chez Drufus, fils de l'Empereur Tibere & qui par l'ufage des amandes ameres, étoit devenu fi excellent buveur qu'il ne s'enivroit jamais, & qu'il furpaffoit tous les buveurs de fon temps.

Des amandes douces, & ameres. On tire par expreffion, des amandes douces, & ameres, une huile, dont on fe fert beaucoup en Médecine. Il faut remarquer que l'huile des amandes ameres fe rancit moins, & fe conferve plus longtemps, que celles des amandes douces. La raifon en eft, que, les amandes ameres contenant plus de fel que les douces, leur huile en eft auffi plus chargée, & moins fujette à fe fermenter, & à fe corrompre.

Dragées. On couvre de fucre les amandes douces, pour en faire des dragées, qui font fort agréables, & qui fervent ordinairement au deffert. On pile encore les amandes douces, & l'on mêle cette pâte avec du fucre. **Macarons.** On la forme en petits pains appellés *Macarons*. On fait avec les amandes cuites dans le miel, & enfuite étendues fur des ou- **Noga.** blies, un mets qu'on appelle *Noga*. Il y en a de deux fortes, un blanc, & un autre rouge. Enfin les amandes entrent dans la compofition de plufieurs autres mets délicieux, qu'il feroit trop long de décrire ici.

ADDITION I.

On a transporté aux isles de l'Amérique
des amandiers de Provence. Ils y sont venus en perfection quant au bois ; mais, faute
d'avoir été taillés, & bien cultivés, ils
n'ont point porté de fruit. Nous nous servons des noix d'Acajou au lieu d'amandes, & assurément on n'y perd rien, comme je l'ai marqué ci-devant.

ADDITION II.

Les amandes ameres, *amygdalæ amaræ,*
sont irritantes, détersives, apéritives, diurétiques. Elles préviennent la formation de
la gravelle. Elles levent les obstructions du
foie, des reins, & empêchent l'ivresse. Elles causent la mort aux cicognes, aux pi-
geons, aux chats, aux chiens, aux perroquets. Leur l'huile n'est pas aussi amere que
le fruit. On ne les emploie gueres seules
en aliment, mais pour relever le goût des
choses doucereuses.

Les amandes douces, *amygdalæ dulees,*
deviennent âcres en vieillissant, parce que
leur huile s'exalte. On les monde, ce qui
les rend plus agréables, en les faisant ma-
cerer dans l'eau bouillante. Elles conviennent lorsqu'il est question de nourrir, de
faire des émulsions, de corriger l'âcreté des
liqueurs, de ramollir les fibres roïdes, de
relâcher les fibres trop serrées.

Les massepains, *panes martii,* ou *marci-*

panes, fe font avec les amandes pilées, le fucre, & l'eau de rofe. Les macarons fe font avec les mêmes amandes pilées, le fucre, l'amidon, & les œufs. Les amandes couvertes de fucres blanc, s'appellent dragées; quand on les couvre avec du fucre grillé, on les nomme prâlines.

Les amandes vertes confites font non feulement propres à l'ornement des defferts, mais à donner des forces aux malades, en leur en donnant de temps à autre.

On fait de la pâte d'amandes douces pour les mains. Celle des amandes ameres eft plus déterfive.

Sennert dit des amandes que l'expérience fait connoître, & tant d'efpeces d'alimens qu'on en prépare, qu'elles fournifent beaucoup de nourriture, qu'elles font d'un bon fuc, & temperé; & qu'elles ne font jamais nuifibles, quoi qu'elles s'écartent un peu de la médiocrité. Il leur attribue aufi une vertu atténuante, & déterfive. Ce qui fait qu'elles conviennent parfaitement aux perfonnes émaciées; qu'elles fourniffent une nourriture convenable, & qui ne fe corrompt point aifément, à l'eftomac, au foie, à la rate, au poumon, au cerveau, en un mot à tout le corps. Elles nettoyent la poitrine, facilitent les crachats, debarraffent les voies de l'urine, & procurent le fommeil. Il prétend qu'il faut en donner avec précaution aux perfonnes bilieufes, & furtout dans les fievres bilieufes, de peur qu'elles n'augmentent la bile.

Sperlingius

Sperlingius dit, que c'eſt aux amandes douces qu'il faut appliquer tous les éloges, que les Sçavans donnent aux amandes en général. Il ajoute cependant que les ameres ſont atténuantes, & déterſives, qu'elles remédient aux vices de la peau du viſage, & qu'appliquées ſur le front avec du vinaigre elles appaiſent le mal de tête.

Il dit enſuite que huit ou dix amandes ameres, avalées avant les repas, préviennent en quelque maniere l'ivreſſe, ce qu'il attribue à leur vertu diurétique ; raiſon qu'il trouve plus probable que celle de Sennert, qui veut que leur amertume abſorbe les humidités, & les empêche de monter à la tête.

Malgré tous les éloges qu'on donne aux amandes, il eſt certain qu'elles ſont un aliment indigeſte, & par conſéquent peu convenable aux malades, & à ceux qui ont l'eſtomac mauvais. B.

CHAPITRE XXXV.

Des Piſtaches.

On doit choiſir les piſtaches peſantes, bien pleines, nouvelles, d'une odeur agréable, & d'un goût délicieux, & aromatique.

Les piſtaches ſon humeĉtantes, & Bons effets. peĉtorales ; elles fortifient l'eſtomac, elles excitent l'appétit, & augmentent l'humeur séminale ; elles sont apéritives, & très-salutaires aux personnes atténuées, & aux néphretiques.

Mauvais effets. L'usage immoderé des pistaches échauffe beaucoup, cause des vertiges, & des maux de tête.

Principes. Elles contiennent médiocrement de sel essentiel, & beaucoup d'huile.

Le temps, l'âge, & le tempérament. Elles conviennent en tout temps, à toute sorte d'age, & de tempérament, pourvu qu'on en use modérement.

REMARQUES.

LES pistaches appellées en Latin, *pistaciæ*, ou *phistaciæ*, ou *fistici*, sont des fruits assez ressemblants, en grosseur, & en figure, aux amandes vertes. On nous les envoie séches de Perse, d'Arabie, de Syrie, des Indes. Pline rapporte que Vitellius fut le premier qui en apporta de Syrie en Italie ; comme Flaccus Pompeius, Chevalier Romain, fut aussi le premier qui en porta en Espagne. Elles naissent par grappes sur une espece de Térébinthe des Indes décrit par Théophraste. Ce fruit a deux écorces, la premiere est tendre, de couleur verdâtre, mêlée de rouge. La seconde est blanche, dure, & cassante. Son amande est de cou-

leur, verte, mêlée de rouge en dehors, &
verte en dedans. On la mêle dans pluſieurs
ragoûts à cauſe de ſon goût agréable, &
aromatique.

Les piſtaches ſont humectantes, pectorales, & convenables aux phthiſiques, & aux
néphrétiques, par leurs parties huileuſes,
& balſamiques, propres à produire ces bons
effets. Elles fortifient l'eſtomac, & elles
excitent l'appétit, parce qu'elles contiennent quelques ſels volatils qui communiquent une chaleur douce, & agréable, dans
les endroits où ils ſe rencontrent. Quand on
uſe des piſtaches avec excès, elles échauffent beaucoup, & cauſent d'autres accidens, parce que la chaleur que leurs ſels
volatils excitent s'augmente à proportion
de la quantité de ces ſels, & devient enſuite incommode.

Les confiſeurs couvrent de ſucre les pi- Piſtaches en
ſtaches, après les avoir bien mondées. Quand dragées.
elles ont été accommodées de cette manie-
re, on les appelle *piſtaches en dragées*. Elles ſont d'un goût excellent.

ADDITION I.

On donne à l'Amérique fort improprement le nom de piſtaches à de certains
fruits qui viennent dans la terre. Ce ſont
des fruits ovales, verds avant leur maturité, & gris quand ils ſont meurs. Quand
on les mange cruds, ils ont un goût de
gland peu agréable; mais quand ils ſont
meurs, & rôtis, ils ſont aſſez bons. Ils exci-

tent l'appétit, & font boire. Ils échauffent beaucoup ; qualité affez inutile, dans un pays auffi chaud que celui-là.

ADDITION II.

L E piftachier vient dans une terre aride, & pierreufe. Il n'a pas befoin d'être arrofé ; mais il faut labourer la terre deux ou trois fois l'an, comme l'on fait celle des vignes. Quand les jeunes piftachiers font environ de la hauteur de quatre pieds, on les greffe avec de vieux. Le vent d'eft en été leur eft fort contraire en Egypte. Il les brûle, & leur fait jetter une gomme, qui fait connoître qu'ils font malades. De deux années il y en a toujours une qu'ils portent peu. Quelquefois ils font trois ans fans rapporter. On en a planté en Provence ; mais les piftaches ne font pas auffi bonnes à beaucoup près que celles des environs d'Alep, qu'on appelle *Beledines.* Quand on les plante, il faut les mettre en terre la pointe en bas.

On en fait la récolte au mois de feptembre, quand elles font un peu plus meures que les noix, que l'on mange en cerneaux. Alors c'eft pour être mangées fur le champ, car elles ne font pas affez meures pour être confervées. On les met, après avoir ôté la peau qui couvre la coquille, dans une faumeure affez forte de fel, pour qu'un œuf y furnage. On les y laiffe trois ou quatre jours ; puis on les retire pour les étendre, & les laiffer fécher à l'ombre. B,

CHAPITRE XXXVI.

Des Pignons.

On les doit choisir assez gros, blancs, tendres, & nouveaux; car ils acquerent en vieillissant une saveur fade, & huileuse. *Choix.*

Ils nourrissent beaucoup, ils adoucissent les âcretés de la poitrine, ils sont convenables aux étiques, & aux phthisiques; ils appaisent les ardeurs d'urine causées par des humeurs âcres, & picottantes, ils excitent le lait, & la semence. *Bons effets.*

Ils se digerent difficilement, & produisent beaucoup d'humeurs grossieres; c'est pour cela qu'on ne s'en doit servir que fort modérement. *Mauvais effets.*

Ils contiennent beaucoup d'huile, & médiocrement de sel essentiel. *Principes.*

Ils conviennent en tout temps aux jeunes gens d'un tempérament sec, & bilieux. *Le temps, l'âge, & le tempérament.*

N iij

REMARQUES.

Pignons.

LES pignons appellés en Latin, *strobili*, ou *pinei*, ou *nuces pineæ*, ou *coccali*, font des coques offeufes, oblongues, enveloppées d'une pellicule mince, legere, & rougeâtre. Chacune de ces coques renferme une amande oblongue, à demi-ronde, blanche, tendre, & douce au goût. On les trouve dans les pommes écailleufes du pin; & on ne les en fépare qu'en mettant au four ces pommes, qui, étant enfuite échauffées, s'ouvrent d'elles-mêmes, & laiffent voir les coques qu'elles contiennent.

Les meilleurs pignons nous viennent des pays chauds, comme de Catalogne, de la Provence, & du Languedoc.

Ces fruits, par leur fubftance onctueufe, fourniffent aux vaiffeaux fanguins un fuc chyleux, propre à réparer les parties folides, à tempérer l'âcreté des humeurs, & à exciter le lait. Cependant, les pignons ayant une chair un peu maffive, ils ne font pas aifés à digérer, & ils produifent beaucoup d'humeurs groffieres.

Huile des pignons. Pignons en dragée.

On peut tirer des pignons une huile par expreffion, qui eft pectorale, & adouciffante.

Les confifeurs couvrent les pignons de fucre, après les avoir laiffés quelque temps enveloppés dans du fon chaud, afin de les dégraiffer. Ce font les pignons en dragée.

ADDITION.

L A graine de pin fe feme au commencement de mars, dans une terre labourée quelques mois avant, afin qu'elle foit meuble, & nette de bruyeres, & autres mauvaifes herbes, qui pourroient étouffer le jeune plant. La terre la plus mauvaife eft affez bonne pour cette efpece d'arbre, qui n'eft point délicat, & n'a point befoin de culture.

Comme il n'en coute pas plus de femer avec ordre, on fait faire fur le terrain uni des rayons très-peu profonds, qui forment des allées de la largeur qu'on les fouhaite. On met dans chaque rayon, à deux ou trois pieds, l'un de l'autre, les grains un à un. Comme ils feroient de beaucoup trop près, on enleve les excedans avec une bêche, ou truelle, pour remplacer ceux qui auroient manqué, ou les placer ailleurs. On les enleve en motte. En dix ans ils ont dix-huit à vingt pieds de haut.

La graine ne doit être couverte que d'environ un demi-doigt de terre. Les Mulots en font fort friands; mais on l'en garantit en mettant un peu de fuie fur la terre qui les recouvre. Les lapins mangent le jeune plant; mais ils en laiffent toujours affez, & n'y touchent plus quand il a deux ans. Le jeune plant peut fe tranfporter, mais il faut qu'il puiffe fe replanter au plus tard dans trois femaines. La graine fe conferve plus de vingt ans.

Garmann obſerve ſur la fleur du pin qu'au printems, quand il vient à pleuvoir lorſqu'il fait du vent, la pouſſiere de ſes étamines ſe mêle avec l'eau de la pluie, & imite une pluie de ſoufre. Il ſoupçonne que cette eau ſeroit fort bonne contre le ſcorbut, le pin étant un puiſſant antiſcorbutique. B.

CHAPITRE XXXVII.

Des Châtaignes.

Eſpeces. Il y a de deux ſortes de châtaignes, ſçavoir de cultivées, & de ſauvages. Les cultivées ſont plus groſſes, & d'un meilleur goût que les Choix. autres. On doit choiſir les unes, & les autres les plus groſſes qu'il ſe pourra, les mieux nourries, & les plus charnues.

Bons effets. Elles nourriſſent beaucoup, & elles ſont aſtringentes. On ſe ſert de leur écorce pour arrêter les fleurs blanches des femmes.

Mauvais effets. Les chataignes ſe digerent difficilement, produiſeut des humeurs groſſieres, & excitent des vents.

Principes Elles contiennent beaucoup d'huile, & de ſel eſſentiel.

Elles conviennent dans les temps froids, aux jeunes gens bilieux, & à ceux qui ont un bon eſtomac : mais les mélancholiques, les vieil-lards, & ceux qui abondent en hu-meurs groſſieres, & tartareuſes, doi-vent s'en abſtenir.

REMARQUES.

L E S châtaignes ſont des fruits qui vien-nent en abondance dans pluſieurs lieux, & qui ſervent à nourrir beaucoup de monde. Elles ſont couvertes d'une peau dure, & armée de pointes de tous côtés ; cette peau s'ouvre en trois ou quatre parties, mollet-tes en dedans comme de la ſoie, & elle contient une ou pluſieurs châtaignes. Cel-les qui ont été cultivées, & qui ſont groſ-ſes, ſe nomment *marons* par excellence ; les autres gardent le nom de chataigne. La plu-part des marons que nous avons ici nous ſont apportés du Vivarez, & de Limoge.

Les châtaignes nourriſſent beaucoup, par rapport aux parties huileuſes qu'elles con-tiennent. Elles ſont auſſi aſtringentes, par leur ſubſtance groſſiere, terreſtre, & peu raréfiée, qui fixe, & qui appaiſe le mou-vement impétueux des humeurs. Cette mê-me ſubſtance rend les châtaignes difficiles à digérer, propres à produire des humeurs groſſieres, & à exciter des vents. C'eſt pour-quoi l'on doit toujours faire bien cuire les

N v

châtaignes, avant de s'en fervir, & les mêler avec quelques matieres qui aident à leur
digeftion dans l'eftomac.

Quand on a cueilli les châtaignes, on
les garde quelque temps avant de les manger, & elles deviennent enfuites plus agréables, & plus convenables pour la fanté ;
parce qu'il s'y excite une petite fermentation, qui exalte, & éleve un peu les parties des châtaignes, & qui les rend plus aifées à digérer.

Pain de châ-
taignes.

Dans les endroits où il ne vient point de
blé, on fait du pain avec les châtaignes,
que l'on a mis fécher fur des claies ; &
qu'on a reduites en farine. Ce pain eft lourd,
péfant & fort difficile à digérer.

Etymologie.

Châtaigne en Latin, *Caftanea*, de *Cafta-
num*, ville d'une province appellée Magne-
fie, d'où l'on apportoit autrefois les châtaignes. Galien dans fon livre fecond des
facultés des alimens met les châtaignes au
nombre des glands, parmi lefquels il leur
fait tenir le premier rang. Théophrafte, &
Diofcoride les appellent, Διὸς βαλάνυς, c'eft-
à-dire glands de Jupiter.

ADDITION.

Sperlingius dit que les châtaines crues caufent beaucoup de vents, & par cette raifon
qu'il faut les manger cuites. Cependant,
ajoute-t'il, le trop grand ufage de celles qui
font cuites engendre auffi des vents, & caufe
des maux de tête. Il les donne comme aftringentes, & propres à arrêter les flux de l'ef-

tomach, & du bas ventre. Pour moi, je crois que, si elles produisent cet effet, c'est plutôt parce qu'elles épaississent les liqueurs à raison de leur mucilage épais, qui peut aussi calmer les irritations qui produisent les flux.

Feu M. Guisard, Médecin de Montpelier, que la mort nous a enlevé trop tôt, dans un fort bon ouvrage intitulé *Pratique de Chirurgie*, imprimée en 1747, vante beaucoup le chocolate fait avec des marons, dans la sécheresse de poitrine, dans le crachement purulent, & dans tous les cas où il est question de jetter dans le sang un baume convenable. Il ajoute que rien n'est plus propre à rétablir un malade, à le retirer d'un épuisement, & à lui donner de l'embonpoint. C'est un remede qu'il vante pour en voir tous les jours les plus heureux effets dans la pratique. Voici la maniere de faire ce chocolate.

On prend huit beaux marons frais, que l'on fait cuire dans une suffisante quantité d'eau. Lorsqu'ils sont bien cuits, ou en ôte la premiere peau, & on les dépouille entierement de la pellicule qui se trouve au-dessous. On les met ensuite dans le même pot après en avoir jetté l'eau, & on les fait bouillir légerement dans un poisson de lait. On passe ensuite au travers d'un tamis de crin, ou d'une passoire ordinaire, & on remet cette pulpe claire dans le même pot. On y ajoute un nouveau poisson de lait pour l'éclaircir encore, & un petit morceau de canelle pour rendre la boisson plus agréable.

N vj

On fait bouillir encore un moment & l'on y diffout un morceau de fucre. Alors on agite la liqueur avec le moulinet à chocolate pour la faire mouffer, & on remplit la taffe.

La malade avalera ce chocolate auffi chaud qu'il pourra le fupporter.

Si l'on n'a que des marons fecs, il faut fe contenter de couper le lait avec l'eau dans laquelle on les aura fait cuire. Elle fe trouve chargée de parties douces & balfamiques, capables d'adoucir, & de tempérer les acretés du fang ; les marons frais au contraire qu'on fait bouillir avec leurs enveloppes, les feuls qui peuvent fe réduire en pulpe, & par conféquent les feuls propres au chocolate ci-deffus décrit, ne fourniffent rien du tout, & l'eau dans laquelle on les fait cuire eft une eau inutile, & qui n'a nulle vertu.

Il eft affez difficile de concevoir que les marons fecs ne puiffent fe réduire en pulpe, en bouillant dans l'eau un temps fuffifant : c'eft à l'expérience à en décider.

Le maron fe diftingue de la châtaigne parce que venant ordinairement feul dans fon hériffon, il n'eft point applati d'un côté comme la chataigne qui vient ordinairement couplée. Les meilleurs marons fe recueillent à Loir, village aux environs de Lion, ce qui fait qu'on les appelle marons de Lion ; mais il s'en voit beaucoup plus qui viennent du Vivarez, & du Dauphiné.

Dans le Dauphiné, & les autres pays, où les châtaignes font communes, on les fait fait fécher pour les conferver toute l'année. Cette opération confifte à les expofer à une

douce chaleur, soit qu'il y ait dans les che-
minées des jambages creux, & grillés, préparés pour cet effet, soit qu'on en emplisse
de grandes claies préparées à dessein. On les
retourne de temps à autre, jusqu'à ce qu'ils
soient assez secs pour que la pellicule puisse
s'en détacher. Alors on les met dans un sac
que l'on bat contre quelque corps dur. Cette collision monde la châtaigne de son écorce, & de sa peau. Dans cet état, on la conserve pour le besoin.

On en met une quantité à volonté dans
un chaudron avec une suffisante quantité
d'eau; & quand elles sont assez cuites pour
être réduites en marmelade, ou purée, on y
met du lait, si on veut, ou on mange la purée telle qu'elle est. Cela fait une partie
considérable de la nourriture des paysans
du Dauphiné, & d'autres Provinces, surtout
le matin. Elle doit être pesante; cependant
je sçai des gens qui en ont mangé très-souvent le matin, sans y être faits de jeunes-
se, & sans avoir un estomach à l'épreuve,
& qui n'en ont jamais été incommodés; même une écuellée prise au déjeuner ne faisoit
aucun tort au dîner. B.

CHAPITRE XXXVIII.

Des Olives.

ON les doit choisir assez grosses, Choix.
charnues, bien confites, & qui ayent

été cultivées dans les pays chauds.

Bons effets.　Elles donnent de l'appétit, elles refferrent, & fortifient l'eftomac, elles repriment les naufées.

Mauvais effets.　Elles ne produifent de mauvais effets, qu'autant que l'on s'en fert avec excès.

Principes.　Elles contiennent beaucoup d'huile, de phlegme, & de fel effentiel.

Le temps, l'âge, & le tempérament.　Elles conviennent en temps froid, à toute forte d'âge, & de tempérament.

REMARQUES.

Olives.　LES olives font des fruits oblongs, ou ovales, fucculents, plus ou moins gros, fuivans les lieux où il naiffent. Les olives qui croiffent en Provence, & en Languedoc, font groffes comme un gland de chêne; mais celles qui viennent en Efpagne font groffes comme une mufcade. On a foin de cueillir les unes, & les autres avant leur maturité, & pour lors elles ont un goût âpre, amer, acerbe, & infupportable. Pour leur ôter ce mauvais goût, on les prépare de plufieurs fortes de manieres. Nous en décrirons ici quelques-unes des plus ordinaires, & des plus ufitées. Voici celle des Picholines. On met tremper des olives vertes pendant vingt-quatre heures dans une

leſſive de chaux vive, & de cendres de bois
de chêne, ou de vigne. Cette leſſive prend
pour lors une couleur rouge, parce qu'elle
a diſſout, & atténué un ſouffre groſſier, &
ſalin, des olives, dont elle s'eſt chargée;
enſuite l'on tire les olives de la leſſive: &
comme elles ont une ſaveur âcre, & piquante, qui leur a été communiquée par
cette leſſive, pour les adoucir parfaitement,
on les met tremper dans de l'eau douce,
que l'on a ſoin de changer tous les jours
juſqu'à ce que les olives ayent perdu toute
leur âcreté, & qu'elles ſoient même devenu fades; ce qui arrive ordinairement en
huit ou neuf jours. Quand elles ſont en cet
état, on les met dans la ſaumure, où elles
acquérent leur degré de perfection dans l'eſ-
pace d'environ un mois. Cette ſaumure ſe
fait en faiſant fondre dans de l'eau autant
de ſel qu'il en faut pour qu'elle puiſſe
ſoutenir un œuf.

Dans les pays où viennent les olives,
quand on les veut conſerver longtemps ſans
les confire, on les met dans de la piquette,
ou dans de l'eau ſalée; mais ce dernier
moyen eſt de beaucoup inférieur au premier;
car, outre que les olives prennent un mauvais goût dans l'eau ſalée, elles s'y pour-
riſſent auſſi très-ſouvent, ce qui n'arrive
point dans la piquette. C'eſt ainſi que les
gens du pays des olives les conſervent,
pour les confire enſuite, & les manger,
quand bon leur ſemble. Voici comme ils
ont coutume de les accommoder pour eux.

Ils prennent des olives vertes, & nouvel-

lement cueillies, ou bien de celles qu'ils
ont confervées dans de la piquette, ou de
l'eau falée; ils les écachent; enfuite ils les
mettent tremper pendant quelques jours
dans de l'eau douce, qu'ils changent très-
fouvent. Quand elles ont été confidérablement adoucies, ils les retirent de l'eau, &
ils les mettent dans des pots de grais, faifant plufieurs couches les unes fur les autres ; fçavoir une d'olives faupoudrée de
fel, & l'autre de graines, & de tiges de
fénouil coupées menu. Ils rempliffent les
vuides de toutes ces couches avec de l'eau.
Ces olives ainfi accommodées peuvent fe
manger fept ou huit jours après. Quelques-
-uns pour les rendre plus agréables, au lieu
de fel entremêlent des couches d'enchois.

On prépare encore de la même maniere
les olives qui commencent à devenir noires fur l'arbre ; & l'on dit qu'elles font en
cet cet état d'un goût exquis.

Dans le Levant on ne mange que les olives noires , & bien meures. On les fait un
peu fécher au foleil, ou bien on amaffe
celles qui fe trouvent fous les arbres ; on
en remplit des jattes, faifant plufieurs couches , les unes d'olives, & les autres de fel
commun. On n'y ajoute point d'eau; au
contraire l'on affecte de les bien preffer.

Les picholines fe confervent plus long-
temps que les olives préparées d'une autre maniere. Une des raifons principales
qu'on en peut apporter eft que la leffive
dans laquelle elles ont trempé en a enlevé
un foufre chargé d'acide , & uni intimé-

ment à des parties groffieres , & terreftres.
Ce foufre étant encore dans les olives ,
non feulement eft la caufe de leur faveur
amere , & infupportable, mais encore en fe
développant , & s'élevant infenfiblement , il
y excite une fermentation qui les détruit ,
& les corrompt, au bout d'un certain temps.

Dans les olives que l'on prépare fur les
lieux fans leffive , l'eau douce emporte à
la vérité une partie du foufre falin , dont
on vient de parler ; mais elle ne les en prive pas auffi parfaitement que la leffive. C'eft
ce qui fait que ces dernieres fe corrompent
plutôt que les picholines. On a foin de les
écacher, afin que l'eau fe diftribue plus
vîte , & plus profondément dans toute leur
fubftance.

La faumure produit dans les olives plufieurs effets confidérables. Le premier eft de
les empêcher de fe corrompre , en bouchant
par fes pointes falines les pores de ces
fruits, & empêchant que l'air n'y entre avec
trop de liberté , & n'y excite une fermentation qui les feroit bien-tôt pourrir. Le
fecond , de relever un peu le goût fade, &
douceâtre, que les olives ont acquis par les
différentes lotions qu'on leur a faites. Le
troifiéme, de précipiter quelques parties terreftres , & groffieres , qui ne contribuent
pas peu à leur ftipticité naturelle , & qui
reftent moins abondamment dans les picholines que dans les autres olives , à caufe
de la leffive.

Ce dernier effet de la faumure paroît clairement dans l'expérience fuivante. Les pru-

nelles auffi-bien que les olives vertes, ont
un goût très-acerbe, & ftiptique. Pour leur
faire perdre ce mauvais goût, on n'a qu'à
les laiffer quelque temps dans de la faumure, & elles deviennent enfuite fi agréables
qu'en plufieurs pays on s'en fort comme
nous nous fervons ici des olives. Or il me
paroît que dans cette occafion les pointes
du fel marin ne font autre chofe que de
précipiter en quelque forte des parties terreftres, & groffieres, qui, étant jointes intimement avec les fels acides des prunelles,
rendoient ces fruits d'une ftipticité infupportable.

Nous avons remarqué que, lorfqu'on veut
conferver les olives, pour les confire enfuite, quand on le juge à propos, la piquette
eft préférable à l'eau falée. La raifon qu'on
en peut apporter eft que les acides de la
piquette font plus fubtils que ceux du fel
marin, & par conféquent plus propres à
s'infinuer dans tous les pores de ces fruits,
& à les boucher exactement. De plus, la piquette contenant plus de parties rameufes,
& fulfureufes que le fel marin, elle eft
auffi plus en état d'empêcher l'entrée libre
des particules aëriennes dans les pores des
olives.

Les olives bien confites excitent l'appétit, en picottant un peu les parois de l'eftomac, non feulement par les fels acides qu'elles contiennent naturellement, mais encore
par ceux que la faumure leur a communi-
qués. Elles refferrent encore, & fortifient
l'eftomac, par leur fubftance fpongieufe,

& terreſtre, propre à abſorber les humidités qui relâchoient les fibres de cette partie.

On ſe ſert beaucoup parmi les alimens
de l'huile tirée par expreſſion des olives.
Elle eſt adouciſſante, émolliente, anodine,
réſolutive, déterſive, propre pour la colique, & la dyſenterie. Voici comme on la
prépare. Huile des olives.

On amaſſe au mois de novembre, & de
décembre, une grande quantité d'olives bien
meures, on les met à couvert pendant quelque temps en un coin de la maiſon, où elles ſe dépurent un peu de leur humidité
aqueuſe. Enſuite on les écraſe ſous la meule, & on les met dans des cabats de jonc,
ou de palmier, que l'on place les uns ſur
les autres au preſſoir. La premiere huile
qui en ſort eſt la meilleure ; elle eſt appellée, *huile vierge.*

On arroſe les olives d'eau chaude, & en
les repreſſant de nouveau, & aſſez forte-
ment, il en vient encore une bonne huile. Huile vierge, Seconde hui-le.

On agite enſuite les olives déja preſſées ;
on y verſe encore de l'eau chaude ; on les
preſſe plus fortement qu'auparavant, & il
découle une huile chargée de féces, &
moins bonne qu'aucune. Troiſiéme huile.

Ces huiles ſe ſéparent facilement de l'eau,
parce qu'elles nagent deſſus, mais il ſe précipite au fond une féce d'huile, que les
anciens appelloient *Amurca.*

On laiſſe meurir, même juſques à la
pourriture, les olives que l'on deſtine pour
en faire de l'huile. La raiſon en eſt que
dans celles-là les parties ſulfureuſes ont

eu le temps de se débarraffer des principes grossiers qui les fixoient auparavant ; ce que l'on connoît par le goût douceâtre, & huileux, qu'élles ont pour lors. Il est à remarquer que l'on ne tire pas une goutte d'huile des olives vertes, mais seulement un suc visqueux ; parce qu'en cet état leurs principes huileux sont très-étroitement unis avec les autres principes.

Feuilles d'olivier. Les feuilles de l'olivier sont astringentes, & propres pour arrêter les hémorrhagies, & les cours de ventre.

Gomme d'olivier. Il croît proche de la Mer Rouge certains oliviers sauvages, d'où il découle une gomme qui arrête le sang, & qui guérit les plaies.

Etymologie. Olivier, en Latin, *olea*, vient du nom Grec, ἔλαια, qui signifie aussi la même chose.

ADDITION I.

Les Oliviers que l'on a transportés d'Europe en Amérique sont venus en perfection ; mais ils ne portent point de fruits, peut-être est-ce faute d'attention, & de culture, de la part des habitans. Le pays produit naturellement des oliviers sauvages, qui portent des olives petites, dont le noyau est beaucoup plus gros qu'il ne devroit être naturellement, & qui sont d'une amertume extraordinaire. Les ramiers, les grives, les perroquets, & autres oiseaux, qui en mangent, contractent une amertume si grande qu'il est impossible d'en manger, à moins que les Chasseurs n'ayent soin d'arracher le croupion, & les intestins, de ces oiseaux, dès qu'ils

les ont fait tomber à terre. Sans cette précaution, ces parties infectées de cette amertume la communiquent au reste de la chair,
& la rendent abſolument inutile, ou hors
d'état d'être mangée.

ADDITION II.

L'ʜᴜɪʟᴇ d'olives tient un rang conſidérable
pour les alimens, & les médicamens. Il faut
la choiſir claire & limpide, legere, &
n'ayant point de goût, ou n'ayant que celui du fruit, & qui ne ſoit point graſſe à la
langue & à la main. La meileure ſe tire de
Provence : il s'en fait auſſi de fort bonne au
Languedoc.

On ſe ſert de l'huile d'olives pour les ſalades, pour en faire des roties, pour frire,
mais dans ce dernier emploi il eſt aſſez inutile d'uſer de la meilleure. La friture eſt plus
ſeche, & plus ambrée, que celle qui ſe fait
au beurre. Celle qu'on employe pour des roties ne peut être trop bonne, parce que la
chaleur du pain la rancit aiſément. On les
ſaupoudre d'un peu de ſel, ou de ſucre. Elles
ſont plus légeres que celles qui ſe font au
beurre.

L'huile doit être nouvelle, parce qu'elle
rancit en vieilliſſant. Cependant il faut qu'elle ait eu le temps de ſe dépurer de ſon marc,
qui ſe nomme *pied* en langage d'Epicier.
L'huile, dit *Sperlingius*, eſt un aliment qui
eſt très-convenable à notre corps, qui fait
un bon ſang, & qui, mêlé avec les autres alimens, corrige leurs qualités exceſſives, &

les réduit à une température convenable.
On dit même, ajoute-t'il, qu'elle résiste au
poison.

Il est certain que l'huile garantit des impressions des poisons acides, ou corrosifs,
lorsqu'on en avale beaucoup avant que le
poison ait fait de fortes impressions, &
cela lui est commun avec le lait, & les
autres substances grasses. L'huile embarrasse les pointes du poison, relâche les
membranes qui en seroient irritées, &,
excitant au vomissement, fait rejetter une
partie considérable de cette substance ennemie. Elle fait même de bons effets, lorsque le poison a fait de fortes impressions, en
servant de baume sur les excoriations qu'il a
pu produire.

On peut employer la bonne huile d'olives
à tous les usages où les Médecins employent
l'huile d'amandes douces, & ses effets sont
presque également bons; je dis presque,
parce qu'elle est moins émoliente, étant
moins grasse. On l'employeroit avec beaucoup plus de succès dans les embrocations sur
les parties blessées qui sont attaquées d'in-
flammation, si la chaleur ne la rendoit ré-
sineuse. Au reste, on peut remédier à cet inconvénient en faisant les embrocations plus
fréquemment. B.

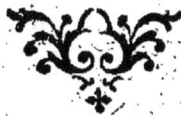

CHAPITRE XXXIX.

Des Dates, ou Dactes.

On les doit choisir nouvelles, Choix.
grosses, douces, pleines de suc,
meures, d'une chair ferme, le noyau
s'en séparant aisément, & qui n'ayent
point été gâtées des vers. Les meilleures sont celles qui viennent du
royaume de Thunis.

Les dactes sont humectantes, & Bons effets.
adoucissantes, elles nourrissent beaucoup, elles appaisent la toux, elles
sont un peu détersives, astringentes, & propres pour les maladies de
la gorge. On les estime propres pour
fortifier l'enfant dans le ventre de
sa mere.

Elles produisent quantité d'hu- Mauvais ef-
meurs grossieres; c'est pourquoi ceux fets.
qui vivent de dactes deviennent
scorbutiques, & perdent leurs dents
de très-bonne heure ; elles sont difficiles à digérer, & causent des obstructions dans les visceres.

Elles contiennent médiocrement Principes.

d'huile, beaucoup de phlegme, & de sel essentiel.

Le temps, l'âge & le tempérament. Elles conviennent en tout temps, à tout âge, & à toute sorte de tempérament, pourvu que l'usage en soit moderé.

REMARQUES.

LES dactes sont des fruits oblongs, ronds, charnus, jaunes, un peu plus gros que le pouce, & assez agréables au goût. Ils renferment un noyau fort dur, long, rond, de couleur grise, & enveloppé d'une pellicule déliée, mince, & blanche. Ils naissent à un grand arbre appellé en Latin *palma*, & en François palmier.

Ces fruits ne sont guere en usage ici que pour la Médecine ; ils servent cependant de nourriture à beaucoup de peuples en Egypte, en Syrie, en Afrique, & dans les Indes. On dit qu'ils ne viennent point à maturité dans l'Italie, & qu'ils ne deviennent jamais doux dans les endroits de l'Espagne situés vers le bord de la mer ; mais qu'ils y conservent un goût âpre, & desa**Pain, & vin de dactes.** gréable. Quelques Auteurs rapportent que chez plusieurs peuples d'Orient on en fait du vin, & même du pain. La Provence nous fournit d'assez bonnes dactes, mais elles ne peuvent se conserver ; car les vers, qui s'y engendrent aisément, les gâtent très-vite.

Les dactes sont composées de parties huileuses, & embarrassantes, qui les rendent humectan tes

humectantes, nourriffantes, propres à adoucir les âcretés de la poitrine, & à appaifer la toux. Elles font auffi déterfives, aftringentes, & convenables pour les maladies de
la gorge, parce qu'elles contiennent un fuc
groffier, & terreftre, chargé de fels effentiels, & capable de produire ces bons effets.

On appelle la dacte en Latin, *dactylus*, Etymologie.
parce que fa figure reffemble beaucoup à
celle du doigt, que l'on nomme en Grec
δάκτυλος.

Elle eft encore appellée en Latin, *phœ-
nicobalanus.* Ce mot eft compofé du Grec
φοῖνιξ, *palma*, palmier, & du Latin, *Bala-
nus*, gland, comme qui diroit gland de
palmier.

Palmier en Latin, *palma*, *a* παλάμη, *ma-
nus*, main, parce que les feuilles de cet arbre
font difpofées en main ouverte.

ADDITION I.

LES dactes fraîches font infiniment meilleures que quand elles font feches. On en mange
de fraîches en Efpagne; il y en croît; mais elles ne meuriffent jamais parfaitement, & ne
font bonnes que confites. Celles qu'on y mange, & qui font excellentes, viennent de la côte de Barbarie, & furtout de Tunis, où croiffent les meilleures. Elles ne laiffent pas d'ê-
tre bonnes étant feches, pourvu qu'elles
foient vertes, bien groffes, & qu'elles ayent
été cueillies dans leur maturité parfaite;
car, quand on les a cueillies avant ce temps-

là, elles confervent quelque chofe de ftiptique & d'acerbe. C'eft une très-bonne nourriture, pourvu que l'on en mange fobrement.

Les palmiers dactiers croiffent en Sicile, dans le Royaume de Naples, & dans l'Amérique, qui eft entre les deux Tropiques. Mais toutes ces dactes ont le deffaut defcelles d'Efpagne. Elles ne meuriffent jamais parfaitement. Ce n'eft pas la chaleur qui leur manque, furtout dans l'Amérique, c'eft que le terroir eft trop gras, & trop humecté par les pluies, & les rofées. Ces fruits, & les arbres qui les portent, veulent une terre féche, fabloneufe, & très-chaude.

Les dactes de l'Amérique font excellentes étant confites. On prétend que leur ufage trop fréquent, & immoderé, échauffe beaucoup. C'eft ce qui oblige les Médeçins de le deffendre aux jeunes gens, & à ceux qui font d'un tempérament chaud, & bilieux; mais ils le confeillent aux vieillards, & à ceux qui font d'un tempérament froid, humide, & mélancholique. On peut dire en général que les dactes confites, ou fraîches, font une très-bonne nourriture, & très-faine.

ADDITION II.

Il y a deux fortes de palmiers au Royaume de Juda. L'un eft grand comme un fapin, a le bois tendre, avec une moëlle au milieu, des branches & des feuilles fort longues. Il vient dans les pays fecs, & porte un fruit long, & gros comme une noix. De ce fruit on tire une huile que l'on mange

dans le pays, & qui eſt bonne pour le rhumatiſme, en la faiſant diſſoudre dans l'eſprit de vin, & en frottant la partie malade :
c'eſt ce qu'on nomme huile de palme. Il y
a dans le fruit un noyau dont on fait un charbon qui chauffe auſſi-bien que le charbon
de terre. Ce noyau renferme une amande
que l'on mange, & qui a bon goût. Les Portugais tirent de cette amande une huile auſſi claire que l'huile d'olives.

La ſeconde eſpece de palmier vient à la
hauteur d'un pommier. Elle a auſſi le bois
tendre, avec une moëlle au milieu, de grandes branches, & la feuille longue. Elle croît
dans les endroits marécageux. Elle porte
une graine rougeâtre groſſe comme le doigt,
unie d'un côté, & raboteuſe de l'autre. On
tire de la feuille une eſpece de chanvre
qu'on ſépare en petits filets, dont on fait de
la toile. Les Négres de la Côte d'Or ſe ſervent de ces feuilles pour couvrir leurs maiſons.

On tire de ce palmier du vin qui eſt blanc
comme du lait. On coupe pour cet effet la
tête de l'arbre, & l'on y met une feuille
pour faire couler le vin. Il a de la liqueur, & enivre quand on en boit beaucoup. B.

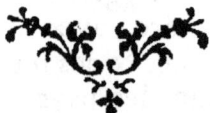

CHAPITRE XL.

Des Capres.

Choix. ELLES doivent être choisies vertes, tendres, & bien confites.

Bons effets. Elles font apéritives, elles font venir les mois aux femmes, elles font convenables aux afthmatiques, aux rateleux, & à ceux qui ont quelques vifceres obftrués ; elles donnent de l'appétit ; elles fortifient l'eftomac, & elles tuent les vers.

Mauvais effets. Les capres prifes en une quantité médiocre ne font point de mal ; mais quand on s'en fert avec excès, elles échauffent, raréfient un peu trop les humeurs.

Principes. Les capres contiennent beaucoup de fel effentiel, & un peu d'huile.

Le temps, l'âge, & le tempérament. Elles conviennent dans les temps froids, aux vieillards, & aux perfonnes d'un tempérament phlegmatique, & mélancholique.

REMARQUES.

LES capres font des boutons, ou fleurs, qui viennent aux fommités de quelques pieds particuliers du caprier. Quand ces boutons ont acquis une certaine groffeur, on les cueille, & on les confit dans du vinaigre. Si l'on attendoit plus longtemps à les cueillir, ils s'épanouiroient en des fleurs blanches, ou gris-de-lin, à quatre feuilles, difpofées en rofe, & ils ne feroient plus en état d'être confits. On cultive le caprier en Provence, principalement vers Toulon.

Les capres bien confites fervent beaucoup dans les ragoûts, & plutôt pour exciter l'appétit qu'en qualité d'aliment. On les confit pour deux raifons; premierement pour leur faire perdre un certain goût defagréable qu'elles ont, & en fecond lieu pour les conferver plus longtemps.

La principale vertu des capres confifte dans les fels effentiels qu'elles contiennent, qui, ayant beaucoup de mouvement, & de folidité, fe font un paffage partout, en brifant, & atténuant les matieres groffieres qui s'oppofent à leur mouvement. C'eft pour cela que les capres levent les obftructions, font apéritives, & font venir les mois aux femmes. Elles excitent auffi l'appétit, en picottant les parois de l'eftomac par ces mêmes fels.

L'écorce du caprier, & celle de fa racine, font employées en Médecine. Elles ont les mêmes vertus, & elles contien-

Ecorce du caprier, & celle de fa racine.

O iij

nent les mêmes principes que les capres.

Les fleurs encore vertes du geneft d'Efpagne, étant confites comme celles du caprier, ont à peu près le même goût, & produifent les mêmes effets.

ADDITION I.

Les capres viennent dans tous les pays chauds. L'arbriffeau qui les porte ne demande ni une bonne terre, ni beaucoup de culture; il vient de bouture. Un bout de branche mis dans un trou de muraille, ou féche, ou maçonnée, y prend racine, & pouffe promptement des feuilles, des fleurs, & des fruits.

Les fleurs & les fruits doivent être confits dans le vinaigre avec un peu de fel, &, quand on les veut faire excellens, on y mêle un peu de poivre concaffé. Elles croiffent naturellement dans quelques endroits des Ifles de l'Amérique. Si les habitans étoient un peu plus attachés qu'ils ne font au jardinage, ils en auroient pour eux, & pour leurs voifins. On ne peut pas regarder les capres comme une nourriture par elles-mêmes, mais comme un affaifonnat pour les ragoûts & pour toutes fortes de chairs, & de poiffons. Elles excitent l'appetit, & ne font jamais de mal.

ADDITION II.

Le Caprier de Saint Domingue eft un arbriffeau dont la feuille eft fort épaiffe,

& le bois tout tortu. Le bouton des fleurs vient comme une capre. Sa fleur eſt blanche , de bonne odeur , & a beaucoup de reſſemblance à celles du chevrefeuille. Cet arbriſſeau vient dans les lieux arides.

Sa racine rapée , & infuſée dans l'eau , eſt bonne pour la gravelle. Cette infuſion ne ſe corrompt point. Elle eſt très diurétique , fait jetter des pierres , & même on s'en ſert utilement dans la gonorrhée virulente. B.

CHAPITRE XLI.

Des Féves.

IL y a deux eſpeces de féves. On Eſpeces. cultive la plante de la premiere dans les jardins , & celle de la ſeconde dans les champs. Les féves de la premiere eſpece ſont applaties ; tantôt plus groſſes , tantôt moins groſſes , d'une couleur ordinairement blanche , & quelquefois d'un rouge purpurin. Elles ſont renfermées au nombre de quatre ou cinq dans une groſſe gouſſe , longue , charnue , & compoſée de deux coſſes. Les féves de la ſeconde eſpece ſont rondes , & oblongues ; noirâtres , blanchâtres , ou jaunâtres ; contenües, auffi bien que celles de la premiere efpece, dans des gouffes, mais qui font plus petites, & d'une figure oblongue, **Choix.** arrondie. On doit choifir les unes, & les autres, tendres, bien nourries, nettes, & qui n'ayent point été gâtées par les approches de quelque petit animal.

Bons effets. Les féves provoquent le fommeil, adouciffent l'âcreté des humeurs, excitent l'urine, appaifent la migraine, & nourriffent beaucoup. Elles détergent, & refferrent, étant prifes en décoction. On en fait encore de la farine, dont on fe fert dans les cataplafmes, pour réfoudre, amollir, digérer, & hâter la fuppuration.

Mauvais effets. Les féves font venteufes, & excitent des coliques.

Principes. Elles donnent beaucoup d'huile, & de fel acide. On en retire auffi par la diftillation beaucoup de fel volatil alkali.

Le temps, l'âge, & le tempérament. Elles conviennent en tout temps, aux jeunes gens d'un bon tempérament, & furtout à ceux qui ont un bon eftomac.

REMARQUES.

L ᴇ s féves font des légumes fort employés parmi les alimens. Elles contiennent un fuc huileux, & balfamique, qui provoque le fommeil, en embarraffant un peu les efprits animaux, & les jettant dans une efpece de repos. Ce fuc eft encore propre à nourrir beaucoup, & à appaifer la migraine, en adouciffant les humeurs âcres qui la caufoient.

Cependant les féves font chargées d'une fubftance un peu vifqueufe, qui, fermentant, & fe raréfiant, dans les inteftins, y excite quelquefois des vents, & des coliques.

On fait fécher les féves pour les garder; Féves féches. mais elles ne font plus d'un fi bon goût qu'elles l'étoient auparavant; apparemment parce qu'en féchant elles perdent quelques parties volatiles, & exaltées, qui contribuoient à les rendre d'une faveur plus agréable.

Les tiges, les feuilles, les gouffes, & les fleurs, des féves prifes en décoction, font adouciffantes, apéritives, & rafraîchiffantes.

Il vient en Amérique une efpece de féve Féves d'Amérique. de même figure, & couleur, que les nôtres, mais plus petite. Cette féve eft féparée par le milieu d'une petite peau déliée. Elle a des vertus oppofées à celles de nos féves ordinaires; car elles purgent par haut & par bas très-violemment.

O v

ADDITION.

LES féves, pois, lentilles, &c, font des
légumes bons & très nourriſſans, quoique venteux & d'aſſez difficile digeſtion Leurs bonnes
qualités augmentent, & leurs mauvaiſes diminuent, quand on les mange frais; car, quand
ils font fecs, la chaleur en a fait exhaler ce qu'ils avoient de meilleur, & pour
lors il eſt plus expédient d'en faire de la
purée, qui eſt toujours plus aiſée à digérer.

On eſt exempt de ces inconvéniens à
l'Amérique. On a des pois, & des féves
fraîches tous les mois, pourvu qu'on ait
foin d'en femer ou planter tous les mois,
furtout les pois verds, que l'on appelle pois
de France pour les diſtinguer de ceux dont
les différentes eſpeces font venues d'Afrique. Il y en a qui croiſſent en arbriſſeaux
de cinq juſqu'à huit pieds de hauteur. Il y
en a qui durent juſqu'à fept ans, & qui ont
toujours de feuilles, des fleurs, & des fruits.
Il y en a qui rampent comme le lierre, &
qui s'attachent à tout ce qui fe trouve à
leur portée. Il y a de ces fruits qui font
plats, & orbiculaires, comme nos féves, qui
cuifent en peu de momens, qui font un
bouillon perlé, & qui fondent ſi aiſément
qu'elles font une purée fans être écrafées.
Ils font d'un très-bon goût, & fort fains.

Il eſt difficile de fçavoir pourquoi on a
donné le nom de pois à toutes ces eſpeces,
vu qu'il y en a beaucoup qui ont réellement la figure de nos féves.

Il y a trente ans qu'on ne s'étoit pas encore avifé dans ce pays-là d'y cultiver les lentilles. Il eft pourtant certain qu'elles y croîtroient en perfection, & qu'elles feroient très-bonnes.

CHAPITRE XLII.

Des Pois.

IL a de trois fortes de pois. Les pre- Efpeces. miers font prefque ronds, de couleur verte au commencement, & ils deviennent en féchant anguleux, blancs, ou jaunâtres. Ces pois font renfermés dans des gouffes longues, cylindriques, & compofées de deux coffes. Les féconds font gros, anguleux, de couleur variée, blanche, & rouge, & ils naiffent dans de grandes gouffes fucculentes. Les derniers font blancs, petits, & ils font renfermés dans de petites gouffes. Les pois de la premiere & de la troifiéme efpece viennent dans les champs, & ceux de la feconde font cultivés dans les jardins. On doit Choix. choifir les uns, & les autres, tendres, nouveaux, & qui n'ayent point été gâtés par les vers.

Bons effets. Les pois adouciffent les âcretés de la poitrine, appaifent la toux, nourriffent beaucoup, font émollients, & un peu laxatifs, principalement par leur premier bouillon.

Mauvais effets. Les pois font venteux, & mauvais pour ceux qui font fujets à la gravelle.

Principes. Ils contiennent beaucoup d'huile, de fel effentiel, & de phlegme. On en retire par la diftillation beaucoup de fel volatil alkali, mais pas tant que des féves.

Le temps, l'âge & le tempérament. Ils conviennent en tout temps, principalement aux jeunes gens, & à prefque toute forte de tempérament, pourvu qu'on en ufe modérement. Cependant les perfonnes chargées d'humeurs groffieres ne s'accommodent pas bien de l'ufage des pois.

REMARQUES.

Pois verds. Les pois font des légumes fort employés parmi les alimens. Plus ils font petits, & verds, & plus ils ont bon goût; on les fert en cet état fur les tables les meilleures, &

les plus délicates. On fait auffi fécher les pois, pour les conferver plus longtemps ; mais ils n'ont plus, étant fecs, ce goût qu'ils avoient auparavant, pour la même raifon que nous avons apportée en parlant des féves féches.

Les pois produifent la plupart de leurs bons effets par le fecours de leurs parties huileufes, & balfamiques, qui embarraffant les âcretés de la poitrine, appaifent la toux, & qui, fe condenfant aifément dans les vuides des parties folides, les réparent, & les nourriffent. Le premier bouillon des pois eft émollient, & laxatif, parce qu'il fe charge des fels les plus diffolubles de ce ces légumes. Ces fels, irritant, & picottant, les glandes inteftinales, les obligent à laiffer paffer par leurs pores plus de férofité qu'ils n'ont coutume dans l'état ordinaire.

Les pois contiennent un fuc vifqueux, & épais, qui excite des vents, & qui produit des humeurs groffieres ; c'eft pourquoi leur ufage ne convient point à ceux qui font attaqués de la gravelle.

J'ai remarqué que les pois, les féves, & les haricots pilés, & laiffés chacun féparement dans un vaiffeau bien bouché, fermentent beaucoup, & acquerent une odeur forte, defagréable, & urineufe. Quand on les diftille enfuite, leurs fels volatils montent d'abord ; au lieu que, fi ces légumes n'euffent point fermenté avant la diftillation, leurs fels volatils ne feroient montés qu'à la fin de l'opération ; d'où l'on peut conclure que, quand on en mange beaucoup, comme ils excitent de grandes fermentations dans le corps, ils doivent aussi échauffer beaucoup, & produire d'autres mauvais inconvéniens, que l'on ne remarque que trop dans ceux qui ont vécu de ces légumes pendant le carême.

ois chiches. Il y a d'autres especes de pois, que l'on nomme, *pois chiches*. Ces pois sont blancs, ou roux, ou noirs, ou rouges, ou purpurins, de même goût que les pois ordinaires. Ils ont à peu près la figure de la tête d'un belier, ce qui fait appeller la plante, *cicer arietinum*. Ils sont renfermés dans des gousses courtes, qui ressemblent à des vessies. On se sert peu des pois chiches parmi les alimens, mais on les employe en Médecine. Les rouges sont préferés aux autres.

Les pois chiches excitent l'urine, & les mois aux femmes, & adoucissent les âcretés de la poitrine. On s'en sert en décoction pour la pierre, & pour la colique néphrétique.

Etymologie, On dit que le mot Latin *pisum*, pois, vient de la ville de Pise, où la plante qui porte les pois, croissoit autrefois abondamment.

ADDITION.

Sperlingius dit que les pois nourrissent peu, qu'ils sont moins venteux que les féves, & qu'ils fournissent un aliment moins excrementeux. Selon lui, les pois verds sont d'une substance excrementeuse, & sujette à la corruption, ils sont moins ven-

teux quand ils font fecs, & fourniffent un
aliment plus fain. Il préfere la purée, parce
que cette maniere de les apprêter diffipe
les vents, & corrige leur mauvaife difpofition. En général les pois verds lui paroiffent nuifibles, & même les pois fecs, quand on
n'en a pas féparé l'écorce. Il cite pour s'ap-
puyer l'école de Salerne qui dit,

Pifum laudandum nunc fumpfimus, ac reprobandum.
Eft inflativum cum pellibus, atque nocivum.
Pellibus ablatis, funt bona pifa fatis.

Quant aux pois chiches il prétend qu'ils
ne font point nourriffans, mais feulement
altérans. Suivant Sennert, les pois chiches
font un médicament chaud & fec, & plus
déterfif que les féves. Ils pouffent par les
urines, brifent les pierres, provoquent le
flux menftruel, nettoyent la poitrine, & le
poumon, enfin augmentent la femence ;
mais pour tous ces ufages on préfere communément la décoction aux pois mêmes pris
en fubftance.

Il vient au royaume de Juda une efpece
de pois qu'on appelle pois de terre. Ils font
gros comme les plus gros pois. Il y en a de
jaunes, & de noirs. On les plante au mois
d'août dans un terrain fec. Ils pouffent une
herbe affez haute qui ne fleurit pont, & il
fe produit de chaque grain dans la terre une
touffe de pois, contenant vingt ou vingt-
cinq grains renfermés dans une gouffe. On
ne les leve que quand l'herbe, après avoir
jauni, commence à fe flétrir. Ces pois font
environ trois mois à venir. Ils ont le goût
de châtaigne.

Ceux qui veulent les manger plus tendres, les mangent verds, & les levent de terre aussi-tôt que la plante commence à jaunir.

Ces pois demandent une bonne terre, mais qui ne soit point trop grasse. On en fait grand usage. On les écosse comme nos pois ; mais ceux qui en ont beaucoup les battent.

Il y a encore au royaume de Juda un fruit nommé Bonbon. Il vient gros comme un pois de France, & en a la figure. Il y en a de jaunes, & de noirs. On le mange, & il a bon goût. On en tire aussi un lait avec lequel on fait cuire le ris. B.

CHAPITRE XLIII.

Des Haricots, ou Féveroles.

On mange les féveroles, ou jointes avec leurs gousses, ou sans gousses. On se sert de leurs gousses, quand elles sont vertes, tendres, & dans leur primeur ; mais aussi-tôt qu'elles sont devenues dures, & blanchâtres, & que les féveroles qu'elles contiennent ont acquis une certaine grosseur, on sépare les féveroles de leurs gousses. Ces féveroles représentent chacune la figure d'un petit rein.

Elles font ordinairement blanches,
& quelquefois rouges, noires, ou
marquetées. On les doit choifir ten- Choix.
dres, affez groffes, qui n'ayent point
été corrodées par les vers, & qui fe
cuifent facilement.

Les féveroles excitent l'urine, & Bons effets.
les mois aux femmes, nourriffent
beaucoup, réfolvent, & amoliffent.
On fe fert de la farine des féveroles
dans les cataplafmes.

Les féveroles font venteufes, char- Mauvais ef-
gent l'eftomac, & excitent quelque- fets.
fois des naufées, ou des envies de
vomir.

Elles contiennent beaucoup d'hui- Principes.
le, & de fel effentiel. On en retire
par la diftillation une affez grande
quantité de fel volatil alkali.

Les gouffes des féveroles donnent
plus d'acide, & de phlegme, que les
féveroles, mais moins d'huile, &
de fel volatil alkali.

Ces légumes conviennent en tout Le temps, l'â-
temps à ceux qui ont l'eftomac bon, ge, & le tem-
& qui font jeunes, & robuftes; mais pérament.
les perfonnes délicates doivent s'en
abftenir.

REMARQUES.

On feme les haricots au printemps, &
quelquefois après la moiffon; car c'eft un
légume dont on fe fert beaucoup dans fa
primeur. Ils ont alors un bon goût; mais
quand on les a fait fécher pour les garder,
ils n'ont plus cette faveur agréable qu'ils
avoient auparavant; de même que les féves, & les pois fecs.

Les féveroles blanches font les plus communes; mais les rouges font beaucoup meilleures pour le goût, & pour la fanté; car
elles font moins venteufes, & plus aifées à
digérer. On pourroit apporter pour raifon
de cette différence que dans les féveroles rouges les principes paroiffent être plus exaltés;
ce que l'on connoît par leur couleur rouge,
qui vient ordinairement d'une forte atténuation, & raréfaction des parties fulfureufes.

Les féveroles qui fe cuifent le plus facilement font les plus falutaires; parce que
celles-là font d'une fubftance médiocrement
unie, & refferrée dans fes parties, & qui fe
digere aifément dans l'eftomac.

Les haricots contiennent les mêmes principes, & produifent les mêmes effets que
les pois. On peut donc, pour expliquer leurs
vertus, raifonner de la même maniere que
nous avons fait en expliquant celles des
pois. Toute la différence qui fe rencontre
entre ces deux légumes, c'eft que les féveroles font un peu venteufes, & plus difficiles à digérer que les pois.

Les haricots font nommés en Latin, *pha-* | Etymologie.
feoli, ou *phafeli*, *a phafelo*, *petit navire*; parce qu'on a prétendu que la femence de ce
légume reffembloit en quelque façon à un
petit navire.

CHAPITRE XLIV.

Des Lentilles.

Il y a deux efpeces de lentilles. | Efpeces.
Les premieres font petites, orbiculaires, minces vers les bords, &
élevées vers le milieu, rondes, dures, applaties, blanches, jaunâtres
ou noirâtres, contenues au nombre
de deux ou trois dans de petites
gouffes. Ces lentilles font appellées
en Latin *lentes minores*. Les fecondes font deux ou trois fois plus groffes que celles de la premiere efpe-
ce. On doit choifir les unes, & les | Choix.
autres, nettes, bien nourries, & qui
fe cuifent en peu de temps.

Les lentilles nourriffent médiocre- | Bons effets.
ment, appaifent la trop grande ef-
fervefcence du fang, détergent, &
refferrent, quand on les mange tout
entieres; mais elles lâchent le

ventre quand on se sert de leur simple décoction.

Mauvais ef-fets. Les lentilles produisent des humeurs grossieres, & tartareuses, cau-
sent des obstructions dans les visceres, & passent pour affoiblir la vue.

Principes. Elles contiennent beaucoup de sel
essentiel, & d'huile. On en retire
par la distillation peu de sel volatil
alkali.

Le temps, l'âge, & le tempérament. Les lentilles conviennent en tout
temps, & à tout âge, aux person-
nes d'un tempérament chaud, & bilieux, & aux phlegmatiques; mais
les mélancholiques, & ceux qui ont
des humeurs terrestres, & grossieres, doivent s'en abstenir.

REMARQUES.

LEs lentilles sont des légumes fort usités parmi les alimens du carême. Elles resserrent, & temperent le trop grand mouvement des humeurs, par leur suc grossier,
& terrestre, qui épaissit les liqueurs, & qui
leur donne plus de consistance qu'elles n'a-
voient.

Les lentilles lâchent le ventre, quand on
se sert de leur décoction, parce que l'eau
ne dissout que les sels essentiels de ces légumes, qui sont propres à produire cet effet;

laiſſant leurs parties terreſtres, dont elles
ne peut ſe charger, & qui contribuent principalement à rendre les lentilles aſtringentes, comme nous venons de le remarquer.

Ces légumes ne nourriſſent pas à la vérité autant que les pois, & les féves ; mais en
récompenſe on a reconnu par expérience
qu’elle échauffoient moins, & qu’on ſe
trouvoit bien moins incommodé de leur uſage. Cela vient de ce qu’elles contiennent
moins de principes volatils, & exaltés, &
plus de parties terreſtres.

ADDITION.

Pendant que tout le monde s’accorde
en France à regarder les lentilles comme
l’aliment le plus ſain que fourniſſent les
légumes ſecs, il paroít qu’en Allemagne on
en penſe bien différemment. Sperlingius
dit que ce légume eſt froid, & ſec, difficile à digérer, d’un ſuc épais, & mal ſain,
& qu’il fait un très-mauvais aliment. Sennert n’en penſe pas plus avantageuſement.
Il dit que les lentilles ſont preſque la plus
mauvaiſe eſpece d’alimens, & ajoute aux
mauvaiſes qualités ci - deſſus rapportées
qu’elles rempliſſent la tête de vapeurs épaiſſes, qu’elles nuiſent aux yeux, qu’elles font
un ſang épais, nuiſent ſurtout aux mélancholiques, arrêtent les urines, & le flux
menſtruel, & qu’il n’y a gueres moyen de
corriger par l’art leurs mauvaiſes qualités.
Dioſcoride encherit encore, puiſqu’il veut
qu’elles ſoient fort venteuſes, qu’elles exci-

tent des fonges tumultueux, & qu'elles foient inutiles à la tête, aux nerfs, & aux poumons.

Malgré ces décifions d'Auteurs graves, il fe trouve de leur aveu beaucoup de Médecins qui prétendent s'en trouver fort bien dans les maladies, non feulement chroniques, comme la fievre quarte, l'éblouiffement, le vertige, le mal de tête opiniâtre ; mais aiguës, comme la pleuréfie, la rougeole; & la petite vérole. Mais Cardan s'éleve beaucoup contre eux, & dit que, s'il y a quelque Médecin affez peu raifonnable pour donner cet aliment, même dans le déclin, & que le malade vienne à mourir le lendemain, il n'eft pas douteux que le Médecin ne l'ait tué. Ce qu'il y a de fingulier, c'eft qu'on en ufoit dans la petite vérole par préférence, à caufe de la reffemblance des lentilles avec les boutons qui caractérifent cette maladie. Les Médecins avoient cette efpece de fuperftition d'employer bien des remédes à caufe de quelque reffemblance, qu'ils nommoient fignature ; mais Sennert remarque par rapport à la petite vérole, que, comme il y a des remédes plus efficaces pour procurer l'éruption des puftules dans cette maladie, & des efflorefcences de la rougeole, il juge qu'il vaut mieux y avoir recours ; d'autant plus qu'il ne fe retracte pas fur le jugement défavantageux qu'il en a porté. Cependant il dit ailleurs que les Médecins Arabes, qui ont recherché avec une grande éxactitude les vertus des remédes, recommandent beau-

coup l'ufage des lentilles d'après leurs expériences répétées. Il faut appliquer à ces
légumes comme alimens tous les mauvais
effets qu'on leur attribue ; mais rien n'empêche qu'elles ne faffent du bien , comme
médicament dans la petite vérole, en fa-
cilitant l'éruption, pourvu qu'on n'emploie
que la décoction, qui ne fera fimplement
chargée que de ce que ces légumes contiennent de plus fubtil.

Je n'ai jamais oui dire que l'on donnât
dans les maladies autre chofe que quelques
cuillerées de purée de lentille dans les foupes, ou les bouillons, encore quand la maladie n'eft point accompagnée d'accidens
qui font interdire l'ufage des alimens folides. Mais quant aux perfonnes faines l'expérience prouve, contre le préjugé des anciens Médecins, que c'eft un des légumes fecs
les plus falutaires. B.

CHAPITRE XLIV.

Du Ris.

ON doit choifir le ris net, blanc, nouveau, affez gros, dur, & qui s'enfle aifément quand il a bouilli. — Choix.

Le ris eft adouciffant, il épaiffit les humeurs, il modere les cours de ventre, il augmente la femence, il reftaure, il fournit une très-bonne — Bons effets.

nourriture aux parties, il arrête les crachemens de fang, & il convient aux étiques, & aux phthifiques.

Le ris eft un peu venteux, & pefant fur l'eftomac. Son ufage trop fréquent peut caufer des obftructions.

Principes. Il contient beaucoup d'huile, médiocrement d'acide, & un peu de fel volatil alkali.

Le temps, l'âge, & le tempérament. Le ris convient en tout temps, & à tout âge, aux perfonnes dont les humeurs font trop âcres, & trop agitées, & à ceux qui, ayant perdu leurs forces, ont befoin de quelque aliment qui les répare.

REMARQUES.

ON cultive la plante qui porte le ris dans les lieux humides, & marécageux, parce que comme le ris doit abonder en principes huileux, ces terres graffes lui en fourniffent beaucoup plus que d'autres. De toutes les parties de cette plante, il n'y a que la graine dont on fe ferve parmi les alimens. Cette graine eft blanchâtre, ovale, ou oblongue, difpofée en bouquets, & enfermée chacune dans une capfule jaunâtre, rude, & terminée par un filet. On nous l'apporte féche du Piémont, de l'Efpagne, & de plufieurs autres lieux.

Notre

Notre manicre la plus ordinaire d'accommoder le ris, est d'en faire une bouillie avec du lait; nous le mêlons aussi quelquefois dans la soupe; mais les peuples d'Orient l'employent partout, & ils en font un usage beaucoup plus fréquent que nous.

Le ris est adoucissant, restaurant, & il nourrit beaucoup par ses parties huileuses, balsamiques, & embarrassantes; il modere aussi les cours de ventre, & arrête les crachemens de sang, en épaississant un peu, par son suc visqueux, & gluant, les humeurs âcres, & tempérant par ce moyen leur mouvement trop violent.

Cependant le ris, étant d'une substance assez compacte, & resserrée en ses parties, pese quelquefois sur l'estomac; &, comme il ne s'y digere pas aisément, & qu'il demeure longtemps dans les premieres voies, il s'y fermente, se raréfie, & excite des vents. Le ris peut encore causer des obstructions par son suc lent, & grossier, qui, s'arrêtant dans les petits tuyaux, empêche les liqueurs d'y circuler.

Le ris en Latin *Oriza*, *ab* ὀρύσσω, *Fodio*; parce qu'on a coutume de fouir, & de labourer, la terre avant que d'y semer le ris. Etymologie.

ADDITION.

Le ris sert de pain, & d'aliment ordinaire à plus de la moitié de l'ancien monde. C'est une très-bonne nourriture. La maniere dont nous l'accommodons en France ne me paroît pas la meilleure. Nous en faisons une bouillie , à peu près comme on la fait avec la farine de froment. Il semble qu'on devoit imiter les peuples qui sont plus en état d'en juger que nous , & qui assurément le connoissent mieux. Les Turcs l'appellent Pilau , soit qu'ils l'accommodent avec de la chair , ou simplement avec du lait. Voici leur manière.

Ils trient avec soin le ris , & le lavent dans de l'eau tiéde , & ensuite dans plusieurs eaux tiédes ou froides , jusqu'à ce qu'ils ne blanchisse plus l'eau. Ils le mettent ensuite dans un pot de terre ou marmite de cuivre étamé , & versent dessus un bon bouillon de volaille , ou de mouton , bien gras , & point salé , en sorte que le bouillon surpasse le ris de quatre doigts. Ils mettent la marmite sur le feu , & le font bouillir pendant un bon quart d'heure , en le rémuant légerement trois ou quatre fois avec une cuiller. Après quoi , la marmite étant bien bouchée , ils la mettent sur les cendres chaudes , & l'y laissent une bonne heure. Le ris consomme tout le bouillon , s'en nourrit , enfle en cuissant , sans perdre sa figure dont il ne fait qu'augmenter le volume. Un moment avant que de le servir , on y mêle une pincée de saffran en poudre , & un peu de sel ; on le remue avec la cuiller , & on a un ris bien gros , bien nourri , bien succulent. C'est une des meilleures nourriture que l'on puisse prendre , aisée à digérer quand on y est accoutumé , & très propre pour réparer les forces.

CHAPITRE XLVI.

Du Gruau.

ON le doit choisir nouveau, bien mondé, net, blanc, sec, qui ne sente point le relan, & qui ait été fait avec de bonne avoine. *Choix.*

Il est humectant, & adoucissant, propre pour embarrasser les sels âcres du sang, & des autres humeurs, il excite le sommeil, il rafraîchit, il restaure dans les maladies de consomption, & donne une bonne nourriture aux parties ; on le prend en décoction dans de l'eau, ou dans du lait. *Bons effets.*

Le gruau est un peu pesant sur l'estomac, & excite des vents. *Mauvais effets.*

Il contient médiocrement d'acide, beaucoup d'huile, & un peu de sel volatil alkali. *Principes.*

Il convient en tout temps, à tout âge, & à toute sorte de tempérament, & principalement à ceux dont les humeurs sont trop subtiles, trop *Le temps, l'âge, & le tempérament.*

P ij

âcres, & dans un mouvement extraordinaire.

REMARQUES.

Le gruau n'eſt autre choſe que de l'avoine bien mondée de ſa peau, & de ſes extrémités, & reduite en farine groſſiere par le
moyen d'un moulin fait exprès. On nous
apporte le gruau de la Tourraine, & de la
Bretagne.

On s'en ſert ici fort communément. On
le prend en décoction dans de l'eau, ou dans
du lait. Il rafraîchit, & humecte beaucoup,
& produit pluſieurs autres bons effets; parce qu'il contient, auſſi-bien que le ris, des
parties huileuſes, balſamiques, & embarraſſantes, qui agiſſent de la maniere que celles du ris.

Orge mondé.
On prend auſſi en décoction dans de l'eau,
ou dans du lait, l'orge mondé. Cet aliment
ainſi préparé, eſt fort agréable, & a les
mêmes vertus que le gruau. Cependant il
ne nourrit pas tout à fait tant. On doit choiſir l'orge mondé nouveau, bien nourri,
blanc, & ſec. Le meilleur nous eſt apporté
Vitri-le-François.

L'orge mondé ne contient pas tout-à-fait
tant d'huile que le gruau, mais il lui eſt
très-ſemblable par ſes autres principes.

On fait encore avec le lait, & la farine
de froment, une bouillie très-uſitée, qui
humecte, & nourrit beaucoup. On en donne
à manger aux enfans qui tètent. C'eſt un
aliment agréable, & fort ſain.

Le Gruau, en Latin, *grutum*, à γεῦτα,
qui veut dire aussi gruau.

CHAPITRE XLVII.

Du Millet.

L E millet doit être choisi blanc, Choix.
gros, dur, luisant. Celui dont on se
sert ici le plus communément vient
de la forêt d'Orléans.

Il est anodin, très-adoucissent, Bons effets.
propre à détruire, & à embarrasser
les âcretés de la poitrine ; il resserre un peu le ventre, & il tempere
le trop grand mouvement des humeurs.

Il est un peu venteux, il se di- Mauvais ef-
gere difficilement, & pese sur l'esto- fets.
mac.

Il contient beaucoup d'huile, mé- Principes.
diocrement d'acide, & un peu de sel
volatil alkali.

Il convient en tout temps, & à Le temps, l'â-
toute sorte d'âge, aux personnes ge, & le tem-
d'un tempérament bilieux, & dont pérament.
l'estomac digere facilement : mais les
mélancholiques, & ceux qui abon-

dent en humeurs groſſieres, doivent s'en abſtenir.

REMARQUES.

La plante qui porte le millet, croît facilement dans les lieux humides, ſablonneux, & qui ont de l'ombre. Sa graine, dont on ſe ſert beaucoup parmi les alimens, eſt petite, preſque ronde ou ovale, jaune ou blanche, enfermée dans des petites coques minces, & tendres. Elle nous vient de la forêt d'Orléans. On fait avec ces graines & le lait une bouillie, qui reſſemble beaucoup par ſon goût à celle que l'on prépare avec le ris. Le millet a auſſi beaucoup de rapport avec le ris par ſes principes, & par les effets qu'il produit. Toute la différence qui ſe rencontre entre ces deux ſortes de graines, c'eſt que le ris eſt encore plus agréable, & plus nourriſſant que le millet.

On peut faire avec pluſieurs autres graines des bouillies différentes, que nous paſſerons ſous ſilence, parce qu'elles ne ſont point en uſage, du moins en France.

La ſemence du millet, étant réduite en farine, eſt employée dans les cataplaſmes anodins, & réſolutifs.

Etymologie. Le millet en Latin, *milium*, parce que les graines de millet viennent en grand nombre, & comme par milliers, ſur la plante qui les porte.

ADDITION.

Il croît au royaume de Juda une plante nommée le petit mil. Elle pousse un tuyau de sept à huit pieds de haut, au bout duquel tout à l'entour se trouve le grain. Cette plante vient dans toutes les terres séches.

Les Negres le pilent dans un mortier de bois, le reduisent en farine, & en font du pain, qu'ils font cuire dans des fours faits de terre, & de pots cassés. Ce pain est assez bon, & fort nourrissant.

On cultive aussi cette plante à S. Domingue. B.

CHAPITRE XLVIII.

De l'Anis, & du Fénouil.

La semence d'anis doit être choisie grosse, nette, récemment séchée, d'une bonne odeur, d'un goût doux, mais cependant mêlé d'une petite acrimonie agréable. *Choix.*

L'anis fortifie l'estomac, chasse les vents, est cordial, appaise les coliques, excite le lait aux nourrices, & donne bonne bouche. *Bons effets.*

L'usage trop fréquent de l'anis *Mauvais effets.*

rend les humeurs âcres, & trop agitées.

Principes.

La semence d'anis contient beaucoup d'huile exaltée, & de sel volatil.

Le temps, l'â-
ge, & le tem-
pérament.

Elle convient en tout temps aux
vieillards, aux phlegmatiques, & à
ceux qui font sujets aux vents, à la
colique, & qui ont l'estomac foible.

REMARQUES.

Anis vert.

L'ANIS est une petite semence, de couleur grise verdâtre, qu'on appelle communément anis vert, pour la distinguer du petit Verdun, ou de l'anis à la Reine, qui est
une petite dragée, ou de l'anis vert, couvert de sucre. Il nous vient une grande

Anis en dra-
gée.

quantité d'anis vert de la Tourraine; cependant le meilleur, & le plus gros, vient de
Malthe, & d'Alicante. Ce dernier est moins
vert que l'autre.

Biscuits ani-
sés.

Les Pâtissiers font des biscuits fort agréables, où ils font entrer l'anis. On mêle encore l'anis dans plusieurs autres compositions, pour leur donner un goût, & une
odeur aromatique.

L'anis aide la digestion, & fortifie l'estomac, par ses principes volatils, & exaltés,
qui excitent dans cette partie une chaleur
douce, & temperée, & qui brisent, & atténuent, les alimens qui y sont contenus. L'anis
chasse aussi les vents, en raréfiant les sucs

viſqueux qui, par leur lenteur, & leur groſſiereté, bouchoient le paſſage aux vents, & qui les empêchoient de s'échapper au de-hors. C'eſt encore par cette raiſon que l'anis appaiſe la colique, qui, étant très-ſouvent cauſée par des vents, doit ceſſer auſſi-tôt que ces vents ſe ſont diſſipés. Enfin, l'anis donne bonne bouche, par ſon goût, & ſon odeur, aromatiques, qui proviennent de ce qu'il contient des ſels volatils, joints à des ſoufres exaltés, & capables de chatouil-ler, ou plutôt de picotter avec beaucoup de légereté, & de délicateſſe, les fibrilles ner-veuſes de la langue, & de la tunique inté-rieure du nez.

Il y a une autre eſpece d'anis, que l'on nomme anis de la Chine, ou de Siberie. Il a la figure, & la groſſeur de la ſemence de coloquinte, & le goût, & l'odeur de notre anis, mais plus fort. Il eſt ici très-rare. Les Chinois le mêlent dans le thé, & dans le ſorbet, pour rendre ces boiſſons plus agréables. Cet anis a les mêmes vertus, & contient à peu près les mêmes principes que le nôtre. Anis de la Chine.

La ſemence de fénouil produit les mê-mes effets, & contient les mêmes princi-pes que celle d'anis; c'eſt pourquoi nous n'en ferons point un Chapitre particulier. On l'emploie auſſi-bien que l'anis dans quel-ques mets, à cauſe de ſon goût, & de ſon odeur, aromatiques. Fénouil.

P v

ADDITION I.

On voit par expérience que l'anis, & le fénouil, qui croiſſent dans les pays chauds ſont infiniment meilleurs, & plus doux, que ceux qui viennent dans les pays temperés, & plus froids. Ceux-ci ont toujours de l'aigreur, & de l'amertume; & c'eſt la raiſon pourquoi on n'en fait que peu d'uſage dans ces pays-là; au lieu qu'on en conſomme beaucoup dans les pays chauds. Les Napolitains regarderoient un feſtin comme très-médiocre ſi on n'y avoit pas ſervi du fénouil vert à l'entre-mets, ou au deſſert.

On prétend que ces deux ſimples ſont excellens pour la poitrine, & pour l'eſtomac, qu'ils aident à la digeſtion, qu'ils chaſſent les vents, qu'ils conſervent, & qu'ils augmentent, la chaleur naturelle. On mange en Italie le fénouil vert avec du ſel; dans d'autres endroits on n'y en met point; c'eſt l'habitude qui regle cela Le ſimple en lui même eſt toujours excellent. Il n'y auroit que l'uſage immoderé qui pouroit produire trop de chaleur.

ADDITION II.

L'ANIS eſt appellée par les Latins, *aniſum*. On ne ſe ſert que de ſa graine, qui n'a beſoin d'autre préparation que d'être bien vannée; ce qui eſt ſurtout vrai de celui de Veniſe, ou de Malthe. Il rend la bouche bonne quand on le mâche. Il eſt aromati-

que, propre pour diſſiper les vents, fortifier l'eſtomac, exciter aux plaiſirs de l'amour,
faire uriner, donner du lait aux nourrices.
Il eſt bon dans les diarrhées, & les fleurs
blanches, cauſées par le relâchement, &
l'excès d'une mucoſité tenace ; dans les maladies de poitrine cauſées par le refroidiſ-
ſement, pour inciſer les phlegmes épais.
Il empêche les tranchées quand on le mêle
aux purgatifs. Ce qui lui fait donner le
nom de *ſolamen inteſtinorum.* C'eſt une des
quatre ſemences chaudes majeures.

Il entre dans beaucoup d'aſſaiſonnemens.
Il entre dans des remédes, en poudre, & en
infuſion. On le met dans le thé, & le caffé,
pour empêcher l'eau chaude de relâcher
trop l'eſtomac , & pour donner de l'agrément. Donné en poudre avec les yeux
d'ecreviſſes, il calme les tranchées des enfáns
cauſées par l'acide des premieres voies. Her-
nius en donnoit un ſcrupule dans la premiere cuillerée de bouillie , ce qui purgeoit
l'enfant comme la rhubarbe eut fait une
perſonue âgée.

La raiſon eſt qu'il diſſout les glaires, &
excite les fibres à faire ſortir ce qui, étant
arrêté dans les inteſtins , cauſe des obſtructions, des vents , & des tranchées.

On fait entrer l'anis dans les biſcuits de
mer. On vend auſſi ſons le même nom une
eſpece de biſcuit ſans ſucre où entre une
aſſez grande quantité d'anis , & dont on ſe
ſert pour prendre le chocolat. Mais, comme
il altere le goût de cette boiſſon, bien des
gens préferent le pain ordinaire. On fait à

Abbeville des bifcuits, qui portent le nom du pays, où il entre de l'anis, du fucre, & quand on veut y mettre le prix, de l'écorce de citron vert. Ces bifcuits, formés de farine de feigle, font très-fecs, & caffans, & d'un goût fort agréable. On met auffi infuser l'anis dans l'eau-de-vie, pour en faire avec le fucre une liqueur nommée eau d'anis, qui eft propre à échauffer l'eftomac. L'anis entre encore dans l'eau des fix graines, dont l'effet eft le même. Mais, dans l'ufage de ces liqueurs, qu'on prend ordinairement pour aider la digeftion, il faut diftinguer le deffaut de digeftion caufé par trop de plénitude d'alimens, ou par trop de tenfion de l'eftomac, de celui qui vient du relâchement de cette partie. Au dernier cas on peut fe fervir utilement de ces liqueurs, qui feroient fort nuifibles dans les autres. L'eau tiéde réuffiroit beaucoup mieux.

L'anis étoilé, autrement dit *Badiane*; en Latin, *anifum ftellatum*, *Chinenfe*, &c, vient des Philippines. Il eft formé en étoile, dont le centre eft une femence, qui, non plus que fon enveloppe, n'a gueres de goût; mais les rayons de l'étoile en ont un mélangé d'anis, & de fénouil, doux, & peu piquant. Ses vertus font les mêmes que celles de l'anis ordinaire, ou ne les furpaffent gueres. Son goût, & fon odeur agréables, les font macher par bien des gens pour fe donner une bonne haleine. Les Chinois en mettent dans leur thé. Voici les proportions du mélange qu'ils employent. Un gros d'anis, deux gros de ginfeng, une demi-once de thé. On fait à la Chine un efprit de vin anifé, que les Hollandois appellent *anis arak.* B.

CHAPITRE II.

Du Pain.

LE pain différe fuivant les différentes matieres qu'on a employées pour le faire, fuivant leurs proportions, & fuivant la préparation de la pâte, & la maniere de la cuire. Le meilleur eft celui qui a été fait avec de bonne farine de froment où l'on a laiffé un peu de fon ; qui a été bien pêtri, qui a été fuffifamment fermenté, & qu'on a fait cuire à propos, par une chaleur convenable, en forte qu'il ne foit ni trop dur, ni trop mou. On ne doit point le manger trop tendre, parce qu'alors il gonfle l'eftomac ; il vaut mieux attendre qu'il foit raffis. *[Différence.]* *[Choix.]*

Le pain nourrit beaucoup, & produit un bon aliment. La croute de pain rotie refferre, & fa mie employée en cataplafme ramollit, digere, adoucit, & réfout. *[Bons effets.]*

Le pain ne produit de mauvais effets qu'autant qu'on en uſe avec excès, ou qu'il eſt mal fait. Par exemple, quand il eſt trop cuit, ou qu'il ne l'eſt pas aſſez, il ſe digere difficilement, & peſe ſur l'eſtomac.

Le pain contient beaucoup de ſel acide, d'huile, & de phlegme, & médiocrement de ſel volatil alkali.

Le pain convient en tout temps, à tout âge, & à toute ſorte de tempéramens.

Mauvais effets.

Principes.

Le temps, l'âge, & le tempérament.

R E M A R Q U E S.

Le pain n'eſt autre choſe qu'une pâte cuite, fort nourriſſante, parce que les matieres qu'on emploie pour le faire ſont toutes chargées de particules onctueuſes, huileuſes, & balſamiques. La mie de pain appliquée en cataplaſme, ramollit, adoucit, digere, & réſout, parce qu'elle contient beaucoup de principes huileux, & phlegmatiques, propres à rendre les fibres de la partie plus molles, & plus ſouples; & que de plus par ſes ſels volatils elle ouvre les pores de cette même partie, & briſe, & atténue, les ſucs groſſiers qui s'y étoient amaſſés. La croute de pain rôtie reſſerre. La raiſon en eſt qu'étant devenue fort poreuſe, & fort ſpongieuſe, par une eſpece de calcination qu'elle a ſoufferte, elle abſorbe les humidités abondantes qui relâchoient les parties, &, qu'élle donne plus de confiſtance aux liqueurs tenues, qui s'échappoient avec trop de facilité au dehors.

Le pain eſt un aliment ſi néceſſaire que nous ne pouvons nous en paſſer. Nous ne mangeons preſque rien ſans pain, & même ſans lui la plupart des viandes nous donneroient un dégoût qui nous les feroit haïr en peu de temps. Il y a peu de nations qui ne ſe ſervent de pain ; mais, comme le blé ne vient pas partout, pluſieurs peuples ſe font du pain, ou quelque autre choſe qui tienne lieu de cet aliment, avec des matieres équivalentes.

On dit qu'autrefois on ſe ſervoit en place de froment, des glands de chêne, & de hêtre. On aſſure même qu'il y a encore des endroits où ces glands ſont employés pour le même uſage. *Pain de glands de chêne, & de hêtre.*

Les châtaignes, & les dactes, ſervent auſſi à faire du pain, comme nous l'avons remarqué en parlant de ces alimens. *Pain de châtaignes, & de dactes.*

Les Américains ſe font du pain aſſez bon avec des racines nommées *Caſſaves.* Cependant le ſuc de ces racines empoiſonne, & ne perd cette mauvaiſe qualité que par la coction. *Pain de racine.*

Quelques Auteurs rapportent qu'en certains endroits on tire de terre une eſpece de plâtre, que l'on réduit en une fine farine, dont les habitans du lieu font du pain, & des gâteaux. Ce fait eſt un peu étonnant, & mérite confirmation. *Pain de plâtre.*

Dans les iſles Moluques, & dans pluſieurs *Pain de moel-*

le d'arbre. autres endroits d'Orient, on se sert de la moelle d'un certain arbre pour faire du pain. Les habitans de ce lieu l'appellent *Sagou*.

Pain fait avec des poissons. Les Islandois, les Lapponois, & plusieurs autres nations, font durcir au froid des poissons, dont ils se servent, comme nous du pain. Quelques habitans du Golfe Arabique préparent aussi du pain avec des poissons rôtis à la chaleur du soleil, & ils mourroient de faim, s'ils n'avóient trouvé cette invention ; car leurs terres sont si stériles qu'il n'y peut rien croître.

D'autres peuples font durcir différentes chair d'animaux, qu'ils mêlent avec des écorces d'arbre, & dont ils font du pain. On en fait encore en quelques endroits avec Pain de co- des écorces de certaines noix. Enfin on ne quilles de finiroit point si on vouloit rapporter toutes noix. les matieres différentes dont on est obligé de se servir en différens lieux pour faire du pain, ou parce que les terres n'y produisent point de froment, ou parce qu'il survient tout d'un coup des famines cruelles. Le Pere du Terre, dans son Histoire Naturelle des Antilles, en rapporte une arrivée dans l'isle de la Guadeloupe, qui contraignit les habitans dans la crainte de mourir de faim, de faire du pain avec les fruits d'un arbre qui croît chez eux, appellé *Courbaril.*

Blé. De toutes les especes de blé le froment est celle qui fait de meilleur pain, & que nous employons davantage.

Différence, Ce froment différe beaucoup, suivant les Choix. pays où il croît. On le doit choisir net, sec, pefant, & bien nourri. On le garde quelque temps avant de l'employer, afin qu'il depofe une certaine humidité, & que fes principes actifs fe dégagent un peu des matieres groffieres qui les embarraffent.

Moins on laiffe de fon avec la farine de froment employée pour faire du pain, & plus ce pain eft nourriffant, & agréable au goût; mais il eft en récompenfe plus difficile à digérer, & plus pefant fur l'eftomac, parce que les parties fubtiles de la farine s'uniffent fi étroitement les unes aux autres qu'elles ne fouffrent entr'elles prefqu'aucuns pores; ce qui rend le pain compacte. Quand au contraire il y a un peu de fon mêlé dans le pain, ce fon par fes parties groffieres empêche l'union trop étroite des parties de la farine, rend le pain plus poreux, & plus aifé à être attenué par le ferment de l'eftomac. De plus, le fon déterge, rafraîchit, & produit d'autres bons effets.

Le fegle eft une autre efpece de blé, dont Segle. les Montagnards, & les peuples Septentrionaux, fe fervent ordinairement pour faire du pain. Nous l'employons auffi, mais non pas fi fouvent que le froment. Nous en mêlons quelquefois avec lui, pour donner au pain un certain goût, qui plaît à plufieurs perfonnes. Il ne nourrit pas tant que le froment, & il lâche un peu le ventre. On le Etymologie. nomme en Latin *Secale*, *a Secare*, *couper*, parce qu'on le coupe au temps de la moiffou.

L'orge eft auffi employé pour faire du Orge.

pain. Ce pain eſt rafraîchiſſant, mais il nourrit moins que celui de froment, & de

Etymologie. ſegle. L'orge eſt appellé en Latin *Hordeum*, qui eſt un nom corrompu; car autrefois on diſoit, *Forbeum*, à φορβὴ, *nutrimentum*, *nourriture*, parce que l'on ſe ſert de l'orge pour la nourriture.

Avoine. Il y a deux eſpece d'avoine, une cultivée, & une ſauvage. La ſauvage nourrit moins que la cultivée. Galien prétend que l'avoine n'eſt bonne que pour les chevaux. Cependant, malgré la déciſion de ce grand homme, nous ne laiſſons pas de nous en ſervir auſſi, comme il a été marqué dans le Chapitre du Gruau. A la verité nous en faiſons rarement du pain ; mais quelques peuples ſeptentrionaux, chez qui les autres eſpeces de froment ne croiſſent point, font du pain d'avoine, qui eſt aſſez nourriſſant, & dont ils s'accommodent bien.

Blé noir, ou Sarraſin. Le blé noir, ou Sarraſin, ſert auſſi dans pluſieurs endroits à faire du pain, qui ſe digere facilement, mais qui nourrit peu. Le nom en Latin de cette eſpece de blé eſt *Fagopyrum*, qui eſt compoſé du *Fagus*, Hêtre, & du Grec περὸς, *blé*, comme qui diroit, blé qui a la ſemence ſemblable à celle du hêtre. Il ſe nomme encore *Sarracenicum*, parce qu'il croiſſoit autrefois en abondance chez les Sarraſins.

Blé de Turquie. Il croît en pluſieurs endroits de l'Afrique, de l'Aſie, & de l'Amérique, une eſpece de blé appellé *Mays*, & que nous nommons communément blé de Turquie. On en fait du pain qui ſe digere difficilement, qui pefe fur l'eftomac, & qui ne convient qu'aux perfonnes d'un tempérament fort robufte.

On fait encore plufieurs fortes de pain avec le millet, le ris, le panis, le blé barbu, qui eft une efpece de millet, l'efpeautre, & plufieurs autres grains : mais ces pains font difficiles à digérer, & ils n'ont pas à beaucoup près le bon goût de notre pain ordinaire.

Pain de millet, de ris, de panis, de blé barbu d'efpeautre.

Toutes les graines différentes qui viennent d'être marquées, & avec lefquelles on peut faire du pain, étant analyfées, donnent beaucoup d'huile, & d'acide, & un peu de fel volatil alkáli.

Principes.

Pour bien faire le pain, on doit premierement mêler une fuffifante quantité de levain avec la farine. Ce levain eft pour l'ordinaire une pâte aigrie, laquelle, étant compofée de fels volatils acides, agite, & divife, les parties infenfibles de la farine par une fermentation qu'elle y excite, & rend le pain plus leger, plus poreux, & plus facile à digérer.

En fecond lieu, on doit obferver le degré de chaleur de l'eau que l'on verfe fur la farine ; car, fi l'eau étoit trop froide, la fermentation ne fe feroit qu'imparfaitement ; fi au contraire elle étoit trop chaude, la matiere, fermentant trop vîte, & avec trop de violence, pourroit fe corrompre, & devenir aigre, comme nous l'expliquerons dans la fuite.

En troifiéme lieu, il faut bien pétrir la pâte pour la mêler exactement avec le levain, & de plus pour aider par ce moyen au mouvement intérieur de ſes parties inſenſibles.

En quatriéme lieu, il faut la laiſſer quelques heures bien couverte dans un lieu modérement chaud, afin qu'elle ſe puiſſe aſſez fermenter, & gonfler. Mais, ſi elle reſtoit trop longtemps dans cet état, les ſels acides de la farine s'élevant conſidérablement au-deſſus des autres principes, & ſe débarraſſant des parties huileuſes qui les retenoient, rendroient dans la ſuite le pain aigre.

Enfin, il eſt néceſſaire de faire attention au degré de chaleur qu'on emploie pour faire cuire le pain; car, ſi la chaleur eſt trop forte, il ſe durcit; ſi elle eſt trop foible, il reſte pâteux, peſant ſur l'eſtomac, & difficile à digérer.

Pain à chanter. Le pain à chanter, en Latin *Panis azimus*, n'eſt autre choſe que du pain ſans levain.

Pâtiſſeries. Pour rendre la pâte dont on fait le pain d'un goût plus relevé, & plus agréable, on la mêle avec différens ingrédiens, & on en forme pluſieurs ſortes de pâtiſſeries, dont il ſeroit trop long de parler ici. Je dirai ſeulement qu'on ne doit point trop s'accoutumer à leur uſage, non ſeulement parce qu'elles ſont preſque toutes peſantes ſur l'eſtomac, & difficiles à digérer, mais encore parce qu'il faut toujours préférer autant que l'on peut les alimens les plus ſimples aux compoſés.

Etymologie. Le pain en Latin *Panis*, a πάομαι, edo,

je mange; ou bien *à π ᾶν*, *omne*, *tout*, parce que, quand on a du pain, on peut se passer de tout autre aliment.

On se sert fort communément dans la Provence, & dans l'Italie, d'une pâte faite avec de fine farine, & de l'eau, à laquelle on ajoute quelquefois du sucre, du safran, & des jaunes d'œufs. On forme cette pâte en petits filets avec des seringues percées de plusieurs trous ; &, comme ces petits filets ressemblent assez à des vers, on a donné à cette pâte le nom de Vermicelli ; en François vermicel, ou vermichel. Elle est blanche ou jaune, suivant qu'elle a été faite seulement avec de la farine, & de l'eau, ou bien avec les autres ingrédiens qui ont été marqués.

Vermichel.

Le vermichel doit être choisi nouveau, bien séché, & d'une belle couleur. Le blanc est plus en usage que l'autre. On fait avec le vermichel des soupes fort agréables.

ADDITION I.

LE pain est la nourriture la plus naturelle de l'homme ; mais le terme de pain est équivoque, & peut se prendre pour toute nourriture distinguée de la chair des animaux terrestres, des poissons, & des volatiles. On se tromperoit si on réduisoit l'idée du pain à la composition qui se fait avec la farine de froment, & l'eau qui sert à tenir unies les parties de la farine, & qui en fait une pâte qui, étant cuite par la chaleur du feu, devient une très-bonne nourriture dont il n'y a que l'excès qui puisse produire des effets dangereux suivant cet axiome ,

Omnis repletio mala , repletio panis pessima.

Ce n'est pas que la trop grande quantité du pain renferme quelque espece de poison : point du tout. Elle n'a rien que de très-bon ; mais il renferme tant de substance nutritive que, la chaleur de l'estomac ne la pouvant cuire suffisamment , elle cause des indigestions qui ont quelquefois des suites très-fâcheuses , & même mortelles. Il faut donc en user modérément , surtout quand on y joint quelqu'autre nourriture , soit viande , soit poisson , soit fruits.

C'est abuser du nom du pain quand on le prend pour les chairs, & les poissons, sechés au feu , au soleil, ou à la gelée , dont se nourrissent quelques peuples septentrionaux, chez lesquels il ne croît aucune sorte de grains propres à faire du pain. Ces chairs desséchées leur tiennent lieu de toute chose.

Les chasseurs, & les boucanniers François, & Espagnols , & les coupeurs de bois de Brésil, qui sont à Saint Domingue, à Cuba, dans la presqu'isle de Jucatan, & en beaucoup d'autres endroits de l'Amérique , la plûpart des Iroquois , & des autres Sauvages du Canada , & de la Louisiane, ne mangent pas de la chaire bouillie, rotie, ou boucannée sans en être incommodés. On remarque même que la chair des cochons sauvages ou sangliers , est d'une digestion aisée, qu'ils en mangent communément neu ou dix livres par jour sans sentir la moindr indigestion. Il est vrai que leur travail est grand. Ils courent dans les bois depuis le matin jusqu'au soir, & reviennent chargés d'un gros cochon de cent ou cent cinquante livres, qu'ils apportent de trois ou quatre lieues. Ce grand travail, & l'eau qu'ils boivent, leur est un puissant dissolvant. Ces gens se portent à merveille, sont gros & gras, & ne se lassent point de cette nourriture. Leur déjeuné ordinaire est de sucer la moelle des gros os des premiers bœufs qu'ils mettent par tetre, & cela les soutient toute la journée. Quand ils se trouvent dans des endroits où il y a des plantains que les François appellent Bananes, ils en font bouillir avec leurs viandes. Voila ce qui leur tient lieu de pain. Ils vivent de la sorte des années entieres dans les forêts sans revenir dans les villes, & la plûpart n'y reviennent jamais sans tomber malades dès qu'ils se remettent à la nourriture ordinaire des autres habitans. On croit encore avec raison que les débauches d'eau de vie qu'ils font dans les villes contribuent beaucoup à leurs maladies, dont la reméde le plus assuré, & le plus prompt, est de retourner aux bois, & d'y recommencer leur vie ordinaire.

Le pain le plus ordinaire de l'Amérique est la Cassave. C'est la racine d'un arbrisseau de sept à huit pieds de hauteur, que les Espagnols, & les Portugais appellent Mandiocha, & les François Manioc.

Cet arbrisseau n'a jamais porté le nom de cassave. On fait la cassave avec la manioc, comme on fait le pain avec le blé;

& , comme ce feroit parler improprement fi
on difoit qu'un laboureur feme ou recueille
du pain, au lieu de dire qu'il feme , & recueille du blé, c'eft auffi parler très improprement de dire que les Américains fe font
du pain avec des racines que l'on appelle
caffaves. Ceux qui voudront être inftruits
plus particulierement fur ceci peuvent confulter le voyage du Pere Labat aux ifles
de l'Amérique , Tome I , page 379 , & fui-
vantes.

L'ifle du Guam, qui eft la capitale des
Ifles des Larrons , produit un grand arbre
comme nos plus gros pommiers ; qui porte
des fruits qui ont affez la figure de nos groffes pommes de rambour , c'eft-à-dire de la
groffeur d'un pain d'un fol , quand le blé
eft à un prix médiocre. Ce fruit eft couvert d'un écorce affez épaiffe , & affez forte , qui eft brune , & qui jaunit quand le
fruit eft meur. Les Européens lui ont donné le nom de fruit à pain , fans s'embarraffer du nom que lui donnent les Infulaires
Nous avons de ces fruits dans l'ifle Guade
loupe. On les appelle pommes de perro
quet , parce que les perroquets à qui on le
a abandonnés , en mangent beaucoup.

Ces fruits, étant bien meurs, fe mettent a
four. Leur premiere écorce fe grille , & f
noircit. On leve aifément ce qui eft grillé
& on trouve deffous une feconde écorce con
me une croûte mince , & tendre , qui re
ferme une mie blanche & tendre , comme
mie de pain blanc , fans pepins , fans noyau
fans filamens ; en un mot comme une vér
tab

table mie de pain de froment , d'un goût
approchant de celui des noifettes. Ce pain
eft nourriffant , & ne peut nuire que par
un ufage immodéré; mais il faut le manger frais , & dans les vingt-quatre heures
qu'il a été cuit ; après ce terme, il fe durcit , devient fec, prend à la gorge , & devient de mauvais goût.

Les Guamois ne mangent point d'autre
pain pendant les huit ou neuf mois que
ces arbres portent. Ils s'en trouvent fort
bien , ainfi que les étrangers qui vont dans
ce pays , & qui en ufent.

Ces arbres viennent en perfection dans
toutes les Ifles de Larrons , & rapportent
beaucoup.

Les habitans de Mindenao, & des autres
Ifles où croiffent les épiceries, du moins les
pauvres employent pour leur nourriture la
moelle d'un arbre appellé Libby.

Cet arbre croît ordinairement fur les bords
des rivieres , & des lacs. Il reffemble beaucoup au palmifte à chou des ifles de l'Amérique, dont le Pere Labat a parlé dans fa
relation. Son écorce , qui eft très-dure, &
très-mince , renferme une fubftance blanche , tendre , & à peu près comme la moelle du fureau d'Europe. Lorfqu'on a coupé
cet arbre, on le fend d'un bout à l'autre,
& on en tire toute la moelle. On la bat
dans un mortier avec un pilon de bois dur,
& on la réduit en bouillie. On la met enfuite dans une paffoire , & par le moyen
de l'eau que l'on jette deffus en remuant
la matiere avec une cuiller, comme quand

Tome I. Q

nous faifons de la purée, on recoit toute la matiere dans un baquet, où l'on la laiffe repofer. On jette l'eau qui furnage, & l'on prend la matiere dont on fait des tourteaux, que l'on fait cuire au four, ou fur des pierres bien chaudes. Ces tourteaux fervent de pain à ces infulaires, pendant quatre ou cinq mois de l'année. On les appelle Sagou. Ils font très-bons, d'un goût agréable, &, quand ils font bien cuits, on les peut garder affez longtemps.

On fait de cette matiere des dragées, que l'on tranfporte dans bien des endroits des Indes Orientales. C'eft une bonne nourriture, & un reméde prompt, & fpécifique, pour ceux qui font malades de cours de ventre, dyfenteries, & même des autres flux de fang. On les délaye dans un lait d'amandes; ils deviennent alors fort aftringens.

J'ai dit ci-devant que les plantains, o bananes, fervoient aux chaffeurs de pai pour manger avec leurs viandes; il fau ajouter ici, que ces fruits dont, on trouver une ample defcription dans la relation d Pere Labat, peuvent être regardés comm un pain commun à l'Amérique, à l'Afri que, & à l'Afie. On les mange cruds quan ils font entierement meurs, & cuits ave la viande quand ils ne le font pas tout-à fait.

Souvent pour les diverfifier on en man ge de rôtis, & de cruds enfemble, cela tiei lieu de pain, & de beurre.

Les Anglois les prennent bien meurs, 1 pêlent, les écrafent, & en font un poude

en y mélant ce qu'ils jugent à propos. Cette
nourriture est bonne.

On les mange cuits sous la cloche avec
du vin, du sucre, & des aromats, comme
on accommode les poires en Europe.

On les fait sécher au four, ou au soleil,
& ils se conservent longtemps, & sont aussi
bons que les figues, &, les poires séches.

Les Indiens qui ont quelque voyage à
faire en font sécher, & quand ils veulent
s'en servir, ils en prennent un morceau
qu'ils délayent dans de l'eau, & boivent cette
eau épaissie, qui les nourrit, & les desaltere.

Les plantains bien meurs servent encore
à faire une boisson beaucoup meilleure, &
plus agréable, que la bierre. On en écrase
une douzaine dans dix ou douze pintes d'eau,
dans un vaisseau de terre ou de bois, que
l'on bouche ; l'eau fermente dans quelques
heures, jette une écume que l'on enleve,
& après avoir laissé reposer la liqueur on
la boit. Elle est nourrissante; elle désaltere,
elle rafraîchit ; mais elle enivre si on en
fait excès. Cette liqueur gardée plus de
vingt-quatre heures s'aigrit, & devient
un excellent vinaigre.

Voilà un fruit dont on tire bien des avantages. C'est dommage qu'il ne peut pas croître en Europe.

Il croît dans les isles de Nicobar un arbre qui est tout-à-fait particulier à ces
Isles. Les insulaires l'appellent Melory. Il
est de la grandeur, & de la grosseur, de nos
plus grands pommiers. Il a les feuilles grandes, & obscures, & porte un fruit de la gros-

feur de nos plus grosses pommes. Il est
couvert d'une écorce noirâtre assez épaisse.
Quand ce fruit est meur, on le pele, & on
l'écrase dans un mortier, & puis on le passe
dans une passoire, pour en ôter les filamens
dont il est rempli. On pétrit le marc, & on
en fait des pains, depuis quatre jusqu'à
douze livres, que l'on fait cuire au four.
C'est la nourriture la plus ordinaire de
ces insulaires pendant une bonne partie de
l'année. Ce pain se conserve longtèmps. Il a
bon goût, &, quoiqu'il paroisse pesant, il
ne laisse pas d'être facile à digérer.

Les Isles & la terre ferme de l'Amérique, du moins ce qui est entre les Tropiques, produisent des arbres grands, gros,
très-durs, & très-pesans, que l'on appellent courbaris. Ils portent des fruits ovales
de sept à huit pouces de longueur, sur quatre à cinq de largeur, & environ un pouce
d'épaisseur, dont l'écorce est ligneuse, dure,
& coriace. Elle renferme une substance
molle, mêlée de quelques semences, ou
graines, qui sont fort dures. La substance a
le goût, l'odeur, & la couleur, de notre pain
d'épices. Elle est très-nourrissante, & fort
astringente. Elle peut tenir lieu de pain
dans une nécessité; mais les habitans ne se
font jamais avisés de la pétrir, & d'en faire
du pain de quelque maniere que ce soit, &
l'Auteur que l'on cite s'est trompé s'il la
avancé, à moins qu'on ne soit du sentiment
d'un Médecin célèbre qui dit qu'on
peut mentir quand un autre a menti avant
soi.

Le mahis que l'on connoît en Europe sous
le nom de blé de Turquie, & que les Italiens appellent *grand Turco*, est d'une ressour-
ce infinie dans tous les lieux où on le peut
cultiver, & on le peut cultiver dans tous
les climats tempérés. Il y en a de deux sortes, de gros, & de petit, & de plusieurs
couleurs. Le blanc, qui est jauneâtre, est le
plus commun. Quand il est encore verd, on
en fait un lait épais que l'on accommode
avec du sucre, & des aromats. C'est une
excellente nourriture, très-délicieuse, &
très-bonne. Lorsqu'il est presque meur, on
le mange grillé sur les charbons, & il est
très-bon, & très-sain ; &, quand il est tout-
à-fait meur, on le reduit en farine, on en
fait des gâteaux, du pain, de la bouillie ;
on l'accommode en une infinité de manieres, qui sont toutes très-bonnes. On prétend que le pain de mahis est pesant, & d'u-
ne digestion assez difficile ; cependant ceux
qui en ont mangé n'y ont point trouvé ce
deffaut, surtout quand on y est un peu accoutumé.

ADDITION II.

Il y a plusieurs especes d'arbres qui produisent des glands, le chêne ordinaire, l'ieu-
se, le rouvre, le hêtre, le liege, & d'autres. Toutes ces especes de glands différent
par leur figure, ou leur grosseur. Il n'est
point douteux que le gland n'ait autrefois
servi de nourriture aux hommes. Le nom
Latin du hêtre, *fagus*, en est une preuve
évidente, puisqu'il vient du mot Grec

φάγω, qui signifie manger ; mais depuis que l'on cultive différentes sortes de graines, on a abandonné les glands, qui ne donnent point une nourriture agréable au goût, ni fort convenable au corps. En effet ils sont dessicatifs & astringens. Sperlingius rapporte que dans une grande disette il a vu des pains faits de glands, & ceux qui en faisoient usage maigres, & desséchés. Autrefois, ajoute-t'il, les Arcadiens, & les Espagnols, les regardoient presque comme un mets délicieux. Ils ne connoissoient rien de mieux. Pline dit que de son temps on en servoit encore au dessert en Espagne,& qu'ils deviennent plus doux en les faisant cuire sous la cendre. On n'en fait aujourd'hui usage que pour engraisser les porcs. Pline, dans ce cas, donne la préférence aux glands du hêtre, qui donne de la gaieté au porc, & lui fait une chair aisée à digérer, & légere. On peut voir dans cet Auteur les différences que les diverses especes de glands produisent dans la chair de ces animaux. Mais il s'en faut de beaucoup que le gland en général leur fasse d'aussi bon lard, & aussi ferme, que quand on les nourrit avec du grain. On nomme *feine* le gland du hêtre, & on en tire de l'huile qu'on nomme huile de feine ; qui sert à brûler, & qu'on dit même n'être pas désagréable au goût ; ce qui fait que les gens peu délicats la substituent à l'huile d'olives. On doit conclure de ce que je viens de dire des glands qu'il n'y a que la nécessité qui puisse en faire faire du pain.

Heureusement on recueille en France di-

verfes efpeces de grains qui nous mettent
dans le cas de nous paffer de glands pour notre nourriture.

La premiere, par rapport à l'excellence ,
eft le froment, graine dont on ne peut dire
trop de bien. Il eft, dit Sperlingius, chaud ,
& humide ; il fournit une abondante nourriture , qui dure longtems , & qui eft extrêmement faine ; mais il faut pour cela qu'il
ait été choifi bien conditionné , réduit en farine , & la farine en pain ; car les grains de
froment mangés tels qu'ils fortent de l'é-
pic n'ont pas les mêmes avantages.

Il y auroit bien des chofes à dire fur la
maniere de faire le pain , & fur celle de remédier à fes mauvaifes qualités ; mais après
avoir vu ce qu'en dit M. Lemery, il faut que
le Lecteur ait quelque chofe deviner ; cependant nous croyons lui faire plaifir de
rapporter ici ce qu'en dit l'Ecole de Salerne , & le commentaire qu'en fait Sperlingius.

> *Panis non calidus , nec fit nimis inveteratus ;*
> *Sed fermentatufque , oculatus , fit bene coctus ;*
> *Et falfus modice , ex granis validis electus.*
> *Non comedas cruftam, choleram quia gignit aduftam.*
> *Et panis falfus , fermentatus , bene coctus ,*
> *Purus fit , non talis fit tibi vanus.*

La premiere attention que demande l'Ecole de Salerne eft que le pain ne foit pas mangé chaud. Dans cet état il gonfle , caufe des
obftructions, remplit beaucoup, altere , &
fe digere difficilement. La vapeur du pain
chaud eft au contraire fort falutaire, s'il eft

vrai , comme le rapporte Diogène Laër-
ce, que Démocrite ait foutenu fa vie pendant trois jours fans employer d'autre fecours.

La feconde eft que le pain ne foit pas trop
fec ; parce qu'il fait de moins bon fang
que celui qui eft dans un état mitoyen. Mais
il faut furtout fe garder du pain moifi, qui
n'eft propre qu'à corrompre le fang.

La troifiéme eft qu'il foit bien levé, fans
quoi il forme un chile collant, & tenace ,
& qui ne fe corrige que très-difficilement.
Il ne faut pourtant point que le pain foit fi
levé qu'il en devienne aigre. Les principes
qui rendent le pain un aliment excellent ,
font trop défunis, & le goût en devient défagréable.

La quatriéme eft que le pain ait des yeux,
c'eft-à-dire qu'il foit léger , poreux , &
rempli d'air ; ce qui prouve qu'il eft bien levé , & ce qu'il ne ne faut pas entendre de
quelques grands yeux qui fe trouvent par-ci
par-là dans le pain qui n'eft pas bien levé ;
mais de beaucoup de petits yeux répandu
dans toute la maffe.

La cinquiéme eft qu'il foit fuffifamment
cuit, autrement il eft difficile à digérer, pefant fur l'eftomac., & caufe des obftructions,
furtout à ceux qui menent une vie fédentaire.
Le boulanger a befoin d'art pour y réuffir.
Le four trop chaud brûle la croute fans cuire
fuffifamment la mie, & s'il n'eft pas affez
cuit le pain eft pâteux.

La fixiéme eft qu'il foit modérément falé.
Un peu de fel en rend le goût plus agréable ;

mais on peut s'en paſſer, ſi le pain eſt bien pé-
tri, & qu'il ſoit ſuffiſamment levé.

La ſeptiéme eſt qu'il ſoit ſoit fait de bons
grains. Car pour faire de bon pain, il faut de
bonne farine, & pour avoir de bonne farine
il faut choiſir de bon grain, c'eſt-à-dire qui
ne ſoit ni trop nouveau, ni trop vieux.

La huitiéme attention eſt de ne pas manger de croute, parce qu'elle engendre de la
bile, & des humeurs mélancholiques ; ce qui
fait dire à l'Ecole de Salerne que c'eſt avec
raiſon que les perſonnes de diſtinction, qui,
naturellement ſont bilieuſes, font chapeler
leur pain, comme font auſſi les perſonnes
conſtituées en dignités Eccléſiaſtiques., &
les maîtres en fait de délicateſſe. Mais,
ajoute Sperlingius, ſi l'on rejette la croute,
que fera-t'on de la mie, qui eſt fort humide,
engendre des vents, & peut cauſer de la
pourriture dans le ſang ? Il veut en conſéquence qu'on ne mange pas de mie ſans croute, ni de croute ſans mie, l'une remédiant
aux deffauts de l'autre, & leur réunion pro-
curant un effet ſalutaire qu'on ne peut attendre des deux priſes ſéparément. Au reſte
il faut chapeler les endroits de la croute qui
peuvent être brulés.

Sperlingius ajoute une neuviéme attention,
c'eſt qu'il faut toujours manger plus de pain
que de viande, de fromage, ou de beurre ; à
quoi l'Ecole de Salerne ajoute qu'il faut
manger une quantité de pain d'autant plus
grande que les alimens qu'on y joint ſont
plus humides ; ainſi plus avec le poiſſon, les
légumes, les fruits, qu'avec la viande & les

œufs; avec la viande qu'avec les œufs; &
avec les œufs à la coque qu'avec les durs.

La farine de froment ne fert pas feulement
à faire du pain, elle fert à préparer bien des
fortes d'alimens qui, tous, font agréables au
goût, mais dont la plûpart ne font pas fi fains
à beaucoup près. Car le mélange du beurre,
du lait, du fucre, ne fait qu'augmenter la
vifcofité naturelle de la farine, au lieu de la
corriger, comme la fermentation du pain
le fait. Autant donc on flatte le goût, autant on préjudicie à fa fanté : car tous les
alimens où entre la farine de froment non
fermentée font beaucoup plus indigeftes par
eux-mêmes, & d'ailleurs parce qu'ils font
moins cuits. On ne les expofe qu'à un feu
doux, & à peine font-ils tirés du four qu'on
les mange. Or, dit le célèbre Sennert, fi ces
alimens font bien nourriffans, s'ils ne font
pas naturellement d'un mauvais fuc dans
un eftomac affez fort, comme ils fe digerent
avec peine dans les eftomacs délicats, & qui
n'ont point une chaleur fuffifante, ils produifent infailliblement un chyle crud, & vifqueux, qui engorgera furtout les petits vaiffeaux du foie, fournira de la matiere à la
génération des pierres, & dérangera confidérablement la nutrition de tout le corps.

Cette doctrine n'a pas de quoi furprendre.
Autrefois, dit Sperlingius, on faifoit beaucoup d'ufage du pain fans levain ; mais ce
pain eft collant, pefant, difficile à digérer,
& produit des humeurs crues. Car, quelque
éloge que mérite le froment, il eft gluant,
& vifqueux ; deffauts que la fermentarion eft

feule en état de corriger, & fans laquelle le
pain eft moins fain, & ne convient qu'à des
payfans, & à des gens de travail. Ce qu'il y
a de fingulier, c'eft que s'il y a des perfonnes
qui ayent un goût décidé pour les pâtifferies,
ce font juftement celles à qui elles font le
plus contraires, & qui font moins en état de
les digérer; comme font les femmes, les
enfans, & en général toutes les perfonnes
délicates. Il eft pourtant de leur intérêt de
faire férieufement attention à ces obfervations.

Nous finirons par une remarque qui fait
bien l'éloge du pain, c'eft qu'il convient en
aliment, foit qu'on le mange feul, ou avec
de la viande, ou avec du beurre, ou avec
quelqu'autre chofe que ce puiffe être ; que,
pendant que les meilleurs alimens tirés des
viandes, du poiffon, des fruits, des liqueurs,
pendant que le vin même caufe du dégoût,
le pain n'en caufe jamais ; enfin que le goût
pour le pain eft celui que les malades perdent
le dernier, & qui leur revient le premier.
Auffi y a-t'il des Médecins de nom qui préferent dans la convalefcence le pain aux bifcuits, & à tous les alimens quelconques qu'on
peut donner pour flater le goût.

Le feigle, dit Sperlingius, eft une efpece
de froment d'une nature tempérée, qui fournit une nourriture folide, & durable, mais
qui eft un peu difficile à digerer. Cette difficulté ne vient que de ce que le feigle eft plus
vifqueux que le bled. Pline n'aimoit point
cet aliment; car il dit que le feigle fait du
pain bis, qui ne convient qu'aux gens de la

campagne, qui eſt amer & viſqueux, & dont
la ſubſtance ſe digere aiſément. Mais Sperlingius n'eſt pas de ſon avis. Il dit que dans
toute l'Allemagne on ſe ſert du pain de ſeigle, & qu'on l'emploie utilement avec la
viande, le poiſſon, les fruits, & les légumes. Je ne ſçais ſur quel fondement Pline dit
que le ſeigle fait du pain amer. On eſt bien
mieux fondé à lui reprocher de le faire trop
douceâtre. Auſſi, pour corriger les vices du
ſeigle, faut il le mêler avec au moins deux
tiers de froment; c'eſt ce qu'en terme de
marché on nomme *le bled méteil*, qui fait du
pain de très-bon goût, quoique moins blanc
que celui de froment pur.

On fait griller le ſeigle comme on fait le
caffé, on le moud, & on en fait une décoction dans l'eau, qui étant rappurée, forme
un caffé de ſeigle, qui eſt plus fade que le
caffé ordinaire, mais qui ne met pas le ſang
dans un ſi grand mouvement, qui engraiſſe,
ſurtout en le faiſant au lait, & qui tient le
ventre libre. On peut le ſubſtituer au caffé
ordinaire lorſque celui-ci eſt nuiſible aux
perſonnes qui en ont pris l'habitude.

Suivant Sperlingius l'orge eſt rafraichiſ-
ſante, deſſiccative, & un peu déterſive, ce
qui fait que le pain d'orge ne ſéjourne pas
longtems dans les premieres voies; mais ce
pain eſt peſant, & engendre des ſucs froids
& épais; ce qui fait qu'il conſeille de mêler
à la farine d'orge celle de froment, ou de ſeigle; & en général qu'il diſſuade de l'uſage
du pain d'orge tous ceux qui n'ont pas l'eſtomac vigoureux.

Ce qu'il y a de fingulier, c'eft qu'il fait autant de cas de l'orge mondé qu'il en fait peu de la farine d'orge. Car il dit qu'il fournit un bon fuc, qui n'a rien de vifqueux ni de gluant, & qu'il convient également pour nourrir les perfonnes faines, & les malades. Il eft vrai, ajoute-t'il, que cette nourriture eft froide, & par conféquent qu'elle paroît peu convenable aux tempérammens froids ; mais on remédie à ce deffaut au moien du poivre, du gingembre, ou de quelque autre affaifonnement. Cette préparation de l'orge eft ce que les Médecins Grecs nommoient *ptifanna*, & c'eft de-là que vient le mot de ptifanne, pour défigner les boiffons qu'on faifoit prendre aux malades, & dont la bafe étoit l'orge mondé.

On a depuis étendu cette fignification à la crême d'orge, dont on fait beaucoup de cas, parce qu'elle tient lieu d'aliment, & de boiffon, qu'elle produit de bons fucs, qu'elle ne caufe point d'obftructions ; tout au contraire ; & qu'elle enleve la trop grande chaleur du fang ; auffi elle eft un très-bon médicament dans la fievre, en même temps qu'un fort bon aliment.

L'orge entier eft plus déterfif que quand il eft mondé ; & la griotte d'orge, qui fe fait en le faifant légerement griller, puis moudre, eft plus defficcative que n'eft l'orge fans cette préparation.

Dans le cas de befoin on fait auffi du pain d'avoine ; mais il refferre, il eft d'un goût peu agréable, & il fe digere très - difficilement. C'eft ce qu'en penfe Sperlingius, qui dit

en général de ce grain qu'il échauffe, desseche, & est médiocrement digestif. Le plus
grand usage que les hommes fassent de l'a-
voine pour leur nourriture est en gruau. On
le fait cuire au lait, ou au bouillon de viande. On en fait aussi une bouillie qui convient
également aux personnes saines, & aux malades. Le meilleur gruau est celui de Bretagne. Il doit être fait d'avoine blanche, être
gruellé fort gros, & choisi bien sec. Dans les
marchés on est fort exposé à l'avoir humide.
Pour le rendre plus gros, on l'expose à la vapeur de l'eau bouillante, ce qui le fait ren-
fler. Cette supercherie est au détriment de
l'acheteur, non-seulement parce qu'il diminue en séchant, mais parce qu'il est moins
de garde. Celui qui est bien sec se conserve
plusieurs années sans se détériorer. Un autre
avantage du gruau le plus gros, c'est qu'il y
a moins de gravier, les meules étant d'autant moins exposées à s'égrainer qu'elles
sont plus écartées l'une de l'autre. On fait
aussi du gruau en Basse Normandie, mais il
est inférieur à celui de Bretagne.

Le bled noir, ou Sarrasin, qui a de la ressemblance avec le gland du hêtre, n'est
gueres emploié à la nourriture des hommes,
parce qu'il se digere avec peine, qu'il donne
des vents, qu'il nuit à la vue, & cause plusieurs autres incommodités. Sperlingius dit
pourtant qu'avec le lait on en fait une bouillie qui n'est point désagréable. Au reste tout
est bon dans un temps de disette.

Il y a des Provinces de France, la Franche-Comté, par exemple, où l'on fait usage

du mahis, ou bled de Turquie. On y appelle *gode* la farine qu'on en tire, & une espece de gâteau qui se fait de cette farine en y ajoutant simplement du beurre & du sel. C'est un aliment qui doit être fort pesant, puisque la farine du mahis l'est par elle-même, & qu'on ne le fait point fermenter. On assure pourtant que personne n'est incommodé de son usage ; ce qui peut être l'effet de l'habitude. Le goût de cette farine la rend fort propre à faire de bonne pâtisserie, mais qui est plus lourde que celle qui est faite de farine de froment.

Les habitans du Canada ont appris des Sauvages une préparation du bled de Turquie qu'ils nomment *sagamité*, & qui est agréable au goût. On fait crever le mahis dans l'eau bouillante, &, après l'avoir laissé ressuier sur un linge, on le fait sécher au four. Il s'en détache un son grossier, qu'on sépare en le vannant. Alors on concasse grossierement le grain, & on l'emploie aux mêmes usages que le ris, c'est-à-dire qu'on en fait des potages au gras, ou au lait, &c.

Faute de donner au mahis la même préparation, sa farine, en Franche-Comté, celle du moins dont j'ai fait usage, est graveleuse dans la bouche, même après avoir été bien tamisée ; parce qu'il y reste quelque peu de l'écorce de ce grain, qui est très-dure, & très-seche, ce qui rend la farine rude dans la bouche.

Nous terminerons cette addition en disant quelque chose de l'espeautre, dont on ne voit que le seul nom dans M. Lemery. C'est,

dit Sperlingius, un grain chaud & humide ;
qui approche beaucoup de la qualité du froment, mais qui nourrit moins. On dit qu'il
tient le milieu entre le froment & l'orge.
Le pain qu'on en fait ne le cede qu'à celui de
froment. Il est agréable au goût, & se digere assez aisément, pourvu qu'il ne soit pas
trop sec. Galien prétend même qu'il est ami
de l'estomac. B.

CHAPITRE L.

Des Choux.

Especes. IL y a beaucoup d'especes de choux,
que l'on cultive dans les jardins. On
Choix. les doit choisir tendres, gros, & qui
se cuisent aisément.

Bons effets. Les choux nourrissent médiocrement ; ils sont pectoraux, & vulnéraires ; ils détergent, & consolident
les plaies. Leur premier bouillon est
laxatif, & le dernier astringent. Les
choux rouges sont plus pectoraux
que les autres, & plus propres pour
la phthisie, & pour adoucir les âcretés de la poitrine.

Mauvais ef-
fets. Les choux produisent des humeurs
grossieres, donnent des rapports, &

se digerent difficilement. C'est pourquoi on les fait ordinairement bien
cuire avant que de les manger ; &
l'on y mêle même un peu de poivre,
pour aider à leur dissolution dans
l'estomac.

On retire des choux par la distil- Principes.
lation beaucoup d'huile, de sel volatil alkali, de phlegme, & de terre, mais peu d'acide.

Les choux conviennent dans le Le temps, l'â-
temps qu'ils sont tendres, aux jeu- ge & le tem-
nes gens d'un tempérament bilieux, pérament.
& sanguin ; mais aussi tôt qu'ils cessent d'être en cet état, & qu'ils deviennent durs, on ne s'en doit point
servir, de quelque âge, & de quelque tempérament que l'on soit.

REMARQUES.

Les choux sont des plantes assez connués
par le commun usage que nous en faisons.
Ils étoient très-estimés chez les Anciens,
puisque Chrysippe, Diocles, Pithagore, &
Caton, se sont donnés la peine de faire plusieurs volumes pour décrire leurs facultés.
Les Ioniens avoient tant venération pour les
choux qu'ils juroient par eux ; & ils étoient
en cela aussi superstitieux que les Egyptiens,
qui rendoient des honneurs divins à l'oignon,

& au poreau, pour les grands offices qu'ils difoient en avoir reçus.

Le premier bouillon des choux eft laxatif, & le dernier aftringent ; parce que leur partie la plus diffoluble, comme la faline, fe diffout d'abord; & que les fels, picottant un peu les glandes inteftinales, excitent une légere évacuation. Le fecond bouillon au contraire ne trouvant prefque plus de fels à diffoudre, ne fe charge que de la fubftance la plus terreftre des choux, qui n'eft propre qu'à épaiffir les liqueurs, & à leur donner plus de confiftance.

Hippocrate faifoit cuire deux fois les choux, & les donnoit enfuite à manger aux cœliaques, aux dyfentériques, & à ceux qui crachent le fang ; il privoit par ce moyen les choux de leur partie purgative, & ne leur laiffoit que la plus groffiere, qui eft la plus aftringente. L'école de Salerne dit auffi en parlant de choux :

Jus caulis folvit, cujus fubftantia ftringit.

Les choux rouges font plus pectoraux que les autres, parce qu'ils contiennent un fuc plus huileux, plus vifqueux, & plus propre à embarraffer les âcretés de la poitrine. On fait avec ces choux un firop pectoral, fort bon, & fort falutaire, dont on fe fert beaucoup en Médecine.

Il y a une autre forte de choux parfemés de plufieurs veines rouges, dont le pied, quand on les replante, eft d'une couleur pourprée. Ces choux pomment tout près de terre, jettant peu de feuilles avant que de pommer, & se serrant de telle façon, que la pomme est toute plate par dessus. Ils ressemblent beaucoup en vertu aux choux rouges, dont on vient de parler.

Pour les choux blancs pommés, ceux de Flandre surpassent tous les autres en grosseur. Il y en a dont la pomme pese plus de quarante livres. Ceux d'Aubervilliers ne viennent pas si gros, mais ils sont en récompense très-délicats, & fort estimés. Choux blancs pommés.

Quelques choux portent plusieurs pommes sur une même tige, mais ils ne sont pas aussi délicats que les autres. La raison qu'on en peut apporter est que les sucs qui font la bonté du chou, doivent premierement passer par la tige, pour s'y perfectionner, & pour être ensuite distribués dans toute la substance de la pomme. Or, quand plusieurs pommes répondent à une seule tige, chacune de ces pommes contient moins de ces sucs bien conditionnés que quand il ne se trouve qu'une seule pomme, qui reçoit elle seule à peu près la quantité que plusieurs partagent entr'elles. De plus, la tige qui n'a qu'une pomme à nourrir, n'a pas tout-à-fait tant de sucs à fournir que celle qui en nourrit plusieurs. Elle a donc plus de temps pour préparer ces mêmes sucs, & pour les rendre capables de produire une pomme tendre, délicate, & d'une saveur agréable. Ce même raisonnement peut expliquer pourquoi, quand un arbre est trop chargé de fruits, si l'on en arrache quelques-uns, ceux qui restent deviennent plus gros, & d'un goût beaucoup plus exquis.

Choux mufques.

Il fe trouve une efpece de chou pommé, dont on fait beaucoup de cas, parce qu'il a une odeur de mufc très-agréable. Il eft à remarquer qu'il ne produit qu'une très-petite pomme, en comparaifon de ceux qui n'ont pas d'odeur. Voici de quelle maniere l'on peut rendre raifon de cette différence. Pour qu'une plante s'étende beaucoup, elle doit contenir des fucs un peu vifqueux, & propres à fe condenfer aifément dans tous les petits vuides de fes fibres. C'eft ce qui fe rencontre dans les choux pommés, qui n'ont point d'odeur: Dans ceux au contraire qui fentent le mufc, les fucs font plus fubtils, & plus chargés de foufres exaltés, qui, s'échappant aifément par les pores mêmes de la plante, ôtent à la pomme du chou la plus grande partie de fa nourriture.

Broccoli.

Quand on a coupé les têtes des choux, fi l'on n'en arrache point le tronc, il repouffe de petits rejettons que les Italiens appellent Broccoli, & qui fe mangent ordinairement en carême à la purée, & en entremets. Ceux qui viennent fur les choux Romains font beaucoup meilleurs que les autres.

Choux-fleurs.

Les choux-fleurs, dont l'ufage eft fort commun parmi les alimens, ont les mêmes vertus que ceux dont on fe fert ordinairement dans la foupe; cependant ils contiennent des fels volatils plus âcres, & plus piquants. Ce font ces principes qui donnent à l'eau dans laquelle on a fait bouillir des choux-fleurs une odeur forte, & défagréable.

Les choux-fleurs, auffi-bien que toutes les

autres especes de choux, demandent une certaine façon pour devenir bons à manger : car, si on les laiſſoit croître d'eux-mêmes, & qu'on ne les cultivât point, ils ne feroient ni auſſi blancs, ni auſſi tendres, ni enfin d'un goût auſſi agréable qu'ils le ſont , quand ils ont été bien façonnés. Nous n'entrerons point ici dans le détail de tout ce qu'on a coutume de faire pour les cultiver ; nous remarquerons ſeulement que, quand ils ſont venus à une certaine grandeur , & qu'ils commencent à pommer, on lie les feuilles qui entourent leurs pommes. Ces pommes étant ainſi enfermées ſe fortifient en peu de temps , & ſe tiennent fort blanches, & fort tendres. En liant de cette maniere les feuilles des choux-fleurs , on empêche ces mêmes feuilles de s'étendre autant qu'elles le feroient ſans cela , & les ſucs nourriciers, n'étant plus autant employés à leur nourriture, ſervent davantage à celle de la pomme ; de ſorte qu'il ſe fait pour lors une eſpece de concentration, & un amas des ſucs les meilleurs , & les plus balſamiques, qui, étant trop diſperſés dans toutes les parties du chou, auroient rendu ſa pomme moins tendre , & moins délicate.

On lie encore les feuilles qui entourent la pomme des choux-fleurs, afin que cette même pomme ſoit moins expoſée à l'ardeur du ſoleil, qui non ſeulement l'empêcheroit de s'étendre en la ſéchant trop fortement, & la privant de l'humidité dont elle a beſoin ; mais encore qui par ſa chaleur feroit monter les choux-fleurs à graines. Les Italiens,

pour garantir leurs choux-fleurs de ces in-
conveniens, que la chaleur du foleil cau-
feroit encore plus fortement dans leur pays
qu'elle ne le fait dans le nôtre, n'attendent
pas que les pommes ayent acquis toute leur
groffeur ; mais il arrachent un peu auparavant les choux-fleurs, & ils les mettent à la
cave, enterrant la racine, & la tige jufques
à la pomme, & les rangeant côte à côte
un peu en penchant. Là ces choux ache-
vent de pommer, & ils fe gardent fort long-
temps.

Quand on veut femer des choux-fleurs,
la meilleure graine pour cela, eft celle qui
vient du Levant; celle que l'on recueille en
Italie n'eft pas fi bonne, mais elle eft préférable à celle de France. Quelques Auteurs
rapportent que ces deux dernieres dégéne-
rent quelquefois en choux-raves, & navets,
auffi-bien que la femence trop vieille des
autres efpeces de choux ; & que c'eft ce qui
a donné naiffance à un certain proverbe
commun, & fort trivial : *Semez-y des choux,*
il y viendra des raves, ou des navets. Je ne
fçai fi ces faits font auffi véritables que ces
Auteurs le rapportent ; car les choux-raves
font des efpeces de choux très-réellement
diftingués des autres efpeces : il eft donc
affez difficile à concevoir qu'ils tirent leur
origine de la graine d'un autre chou, qui
n'eft pas venue dans un certain lieu, ou qui a
été gâtée par la fuite des temps. Cependant,
comme je n'ai jamais fait ces expériences, je
fufpens mon jugement, en attendant que j'aie
reconnu plus certainement ce qui en eft.

La graine des choux-fleurs doit être nouvelle, fort pleine d'huile, bien ronde, &
non ridée, de couleur brune, & non pas d'un
rouge clair, qui marqueroit qu'elle n'auroit
pas bien meuri fur le pied.

ADDITION.

Il n'y a point de lieu au monde où les choux
viennent auffi bien qu'aux ifles de l'Amérique. Ils font des pommes monftrueufes, tendres, blanches, & d'une délicateffe extraordinaire. Dès qu'on a un choux dans un jardin il n'eft plus néceffaire d'en femer d'autres. La pomme du choux étant coupée, le
pied produit dans peu de jours quinze ou
vingt rejettons. On arrache ces rejettons
avec un peu de l'écorce de la tige, on les
met en terre, & en moins de trois mois on a
autant de gros choux pommés qu'on a planté
de rejettons, & ceux-ci étant coupés, & les
tiges pouffant des rejettons, on auroit bien-
tôt un arpent de choux fi on vouloit fe donner la peine de planter tous les rejettons
qu'ils auroient produits.

On fe trompe lourdement, quand on dit
que les rejettons des choux font ce que les
Italiens appellent des broccolis.

Les broccolis font, à la verité, une efpece de choux, qui reffemble un peu aux
choux ordinaires par l'odeur, & par les feuilles, qui font pourtant beaucoup plus petites,
plus longues, & quelquefois dentelées, &
frifées. Il n'eft jamais arrivé que ces choux,
ou plûtot ces broccolis, ayent porté des

pommes. Pour s'en convaincre il ne faut pas
aller en Italie, il y a affez de gens qui en cultivent dans leurs jardins en France , en Angleterre , & autres pais. Ces broccolis étant
arrivés à la hauteur de fept à huit pouces ,
& quelquefois moins , pouffent des rejettons
en affez grand nombre , & ces rejettons fe
chargent à leurs fommets de graines par petits paquets. Elles font vertes , tendres , &
de bon goût , quoiqu'elles ayent toujours
une petite odeur de choux. On coupe tous
ces rejettons de la longueur de cinq à fix
pouces , on ôte l'écorce verte qui les couvre,
& on les fait cuire dans l'eau comme les afperges , & on les mange à l'huile , au vinaigre , au fel , & au poivre ; ou bien on leur
fait une fauce blanche. On mange les graines avec leurs tiges. C'eft un très-bon manger , & fort fain.

Lorfqu'on laiffe les broccolis fans les couper , ces petits paquets de graines s'ouvrent,
& produifent une petite fleur jaune qui produit une petite filique brune remplie de graines rougeâtres , qui font la femence de la
plante. Il faut obferver que , pour avoir de
bonne femence , il faut laiffer meurir la filique fur fon pied jufqu'à ce qu'elle foit prefque noire : alors la graine a toute fa maturité , & , étant femée fur couche , & enfuite
tranfplantée à un pied les unes des autres ,
elles donnent de bons broccolis en moins de
trois mois. Si on a le foin de couper les tiges qui ont porté à trois ou quatre pouces de
terre , un peu avant les premieres gelées , &
qu'on les couvre de paille , elles produifent
des

des rejettons dès que les grands froids font paffés, & on a des broccolis meurs au commencement du carême.

CHAPITRE LI.

Des Artichaux.

IL y a plufieurs efpeces d'arti- Efpeces. chaux, que l'on cultive avec grand foin, parce qu'on s'en fert beaucoup parmi les alimens. Ils doivent être choifis gros, tendres, & bien nour- Choix. ris.

Ils font apéritifs, ils levent les Bons effets. obftructions, ils font cordiaux, ils nourriffent beaucoup, ils purifient la maffe du fang, & ils excitent l'humeur féminale.

Les artichaux cruds font venteux, Mauvais effets. fe digerent difficilement, & pefent fur l'eftomac. Au contraire, les artichaux cuits font faciles à digérer, & ne caufent aucun méchant effet.

Ils contiennent beaucoup d'huile, Principes. & de fel effentiel.

Les artichaux conviennent en tout Le temps, l'âge, & le temps aux vieillards, & à ceux qui pérament.

font d'un tempérament phlegmatique, & mélancholique.

REMARQUES.

L'ARTICHAUX est une espece de char-
don. Il vient facilement dans les terres où
l'on a jetté de la cendre. La raison en est
qu'il y a dans la cendre beaucoup de sel alkali, qui produit plusieurs avantages : car
d'abord ce sel mêlé avec la terre où l'on a
planté les artichaux, en atténue, & en raréfie les sucs, qui, étant devenus plus subtils,
passent plus aisément par les pores de la racine, & se répandent dans toutes les parties
de la plante. De plus, ce sel alkali recevant
dans ces pores un acide volatil, qui voltige
continuellement dans l'air, prend une nouvelle forme, & devient un sel nitreux,
moitié fixe, & moitié volatil, qui, se distri-
buant ensuite par tous les tuyaux de cette
plante, sert à sa végétation, à la purification de ses sucs, & à augmenter la quantité
des sels essentiels, en quoi cette plante doit
abonder.

Tout le monde attribue aux artichaux la
vertu d'exciter la semence. Je crois que les
matieres âcres, & picottantes, dont on assai-
sonne les artichaux, comme le poivre, &
le sel, y contribuent plus que les artichaux
mêmes. Cependant, comme ils contiennent
beaucoup de parties huileuses, & balsamiques, jointes avec des sels essentiels, ils peuvent augmenter la quantité de l'humeur séminale, qui est aussi fort huileuse, & saline,

Les artichaux levent encore les obstructions; ils sont apéritifs, & ils excitent les urines, par leur sel nitreux, qui dissout, & atténue, les matieres visqueuses, & grossieres, qu'il rencontre dans son chemin.

Les artichaux cruds produisent quelques mauvais effets par leur chair solide, & compacte, qui demeure longtemps dans l'estomac.

Le mot Latin de *cinara*, qui signifie artichaux, vient, suivant le sentiment de quelques-uns, du nom d'une fille appellée Cinara, que les anciennes fables disent avoir été changée en artichaux; ou bien *a cinere*, cendre, parce que, comme nous avons déja remarqué, les artichaux viennent facilement sur les terres couvertes de cendre.

Etymologie.

L'artichaux se nomme encore en Latin *scolymus*, qui vient du mot Grec σκολιὸς, asper, âpre, & piquant, parce que l'artichaux pique quand on le touche.

ADDITION.

Les artichaux sont des espéces de chardons qui viennent en perfection dans tous les pays médiocrement chauds. C'est pour cela qu'on ne les cultive gueres dans les pays situés entre les deux Tropiques, à moins qu'on n'ait un très-grand soin de les arroser copieusement, & d'empêcher qu'ils ne soient trop exposés à la grande ardeur du soleil. Généralement parlant, ils ne sont jamais aussi gros, ni aussi tendres, que dans les pays tempérés.

R ij

CHAPITRE LII.

Des Asperges.

Choix. ON les doit choisir affez groffes, tendres, vertes, & cultivées dans les jardins.

Bons effets. Elles font apéritives, elles atténuent la pierre des reins, & de la veffie, elles font venir les mois aux femmes, elles levent les obftructions, elles fe digerent aifément, elles font ftomacales, mais elles nourriffent peu.

Mauvais effets. Les afperges prifes avec excès rendent les humeurs âcres, & échaufent ; c'eft pourquoi les perfonnes d'un tempérament bilieux doivent en ufer modérement. Elles donnent une odeur puante, & defagréable, aux urines, comme tous ceux qui en ufent ne le fçavent que trop.

Principes. Elles donnent par la diftillation beaucoup d'huile, & de fel volatil alkali.

Le temps, l'â- Elle conviennent dans le prin-

temps à tout âge , & particulierement aux personnes d'un tempérament phlegmatique , & mélancholique.

REMARQUES·

L'ASPERGE est trop connue pour que
l'on ait besoin d'en faire ici une description particuliere. Ce qu'il y a à remarquer
dans cette plante, c'est que, quand elle a acquis la grosseur , & la grandeur dans laquelle elle est bonne à manger, si on la laisse
plus longtemps sur la terre, elle s'éleve en
maniere d'arbrisseau , & elle se divise en
plusieurs rameaux, chargés de feuilles menues , & déliées , & de petites fleurs qui tombent après quelques jours , & il paroît en
leur place une petite baie sphérique , contenant plusieurs semences très-dures. Cette
plante est fort en usage parmi les alimens
du printemps. On la cultive dans les jardins , & elle est meilleure, & plus grosse,
que celle qui vient sans culture dans les
prés , & dans les champs.

Le sel volatil, que les asperges contiennent en assez grande quantité , est capable
de pénétrer dans les recoins des parties, d'y
dissoudre les matieres glutineuses , & embarrassantes, qu'il y rencontre , & de se faire
un passage dans les petits tuyaux , en rompant,& détruisant,les obstacles qui se présen-
tent, à son chemin. C'est la raison pour laquelle les asperges sont apéritives, & produisent quelques autres effets semblables.

La quantité du sel volatil en quoi elles abondent fait encore qu'elles échauffent, qu'elles rendent les humeurs plus âcres, & plus
agitées, & qu'elles ne conviennent gueres
aux perfonnes d'un tempérament fec, &
bilieux.

Etymologie. L'afperge en Latin *Afparagus*, *ab afper-*
gendo, *arrofer*, parce qu'elle eft propre à
arrofer.

ADDITION.

Il y en a de deux fortes, de fauvages, &
de cultivées. On prétend que les premieres
ont plus de faveur que les autres. Les Italiens
aiment mieux les fauvages, & on peut s'en
rapporter à eux; car, quoiqu'en difent les
François, ils ont le goût fin, & délicat. Elles ont plus de goût, & de faveur. Il eft vrai
qu'elles font un peu plus dures, mais il n'en
coute qu'un peu plus de cuiffon pour les rendre tendres. Elles font apéritives, elles excitent l'urine. On prétend qu'elles font excellentes pour ceux qui font fujets à la gravelle, &, pourvu qu'on en ufe modérément,
elles produifent de très - bons effets. Elles
font toujours vertes, & moins groffes que les
cultivées.

Celles-ci font plus tendres, & fe cuifent
bien plus aifément; mais on prétend qu'il
s'en faut beaucoup qu'elles foient auffi apéritives.

— Celles que l'on mange à Paris dans l'hiver,
qui ne font venues qu'à force de fumier, font
toutes blanches, & fort tendres, mais elles
n'ont prefque aucune faveur, & point du

tout de bonnes qualités. Elles servent plûtot de montre sur les grandes tables. Il n'y a
que la sauce qui les fasse manger sans qu'on
en puisse espérer aucuns des bons effets qu'elles ont accoutumé de produire quand elles
sont venues naturellement , & sans artifice.

CHAPITRE LIII.

Du Houblon.

LES sommités des tiges du hou- Choix.
blon , pendant qu'elles sont encore
jeunes , & tendres , sont en usage
parmi les alimens. On les cuit , &
on les accommode à peu près comme les asperges.

Le houblon fortifie les visceres , Bons effets.
purifie la masse du sang , excite l'u-
rine. Il est employé pour les malades du foie , & de la rate.

Il est un peu venteux , & il se di- Mauvais ef-
gere difficilement , quand ses tiges fets.
sont devenues dures , & chargées de
feuilles.

Il donne par la distillation beau- Principes.
coup d'huile , & de sel volatil alkali , peu d'acide.

Il convient dans le temps qu'il est Le temps, l'â-

encore tendre, à tout âge, & à toute forte de tempérament, mais particulierement aux phlegmatiques, aux mélancholiques, & à ceux qui abondent en humeurs groffieres, vifqueufes, & acides.

REMARQUES.

L E houblon eft une plante dont il y a deux efpéces, l'une mâle, & l'autre femelle. La femelle ne differe de l'autre qu'en ce qu'elle eft plus baffe, & moins belle, & qu'elle ne porte des fruits que rarement. L'un & l'autre houblon viennent au bord des ruiffeaux, le long des haies, & ils s'entortillent en croiffant, autour des plantes voifines. On cultive le houblon mâle en Angleterre ; en Flandre, & dans les autres pays froids. Sa fleur, & fon fruit, font employés dans la compofition de la bierre.

Le houblon étoit inconnu aux Anciens. Cependant c'eft une plante fort falutaire, & qui produit de bons effets. Elle purifie la maffe du fang, en y excitant une petite fermentation, par laquelle fes parties étrangeres fe féparent, & fortent au dehors, ou par les fueurs, ou par les urines, ou par d'autres voies.

Sirop de houblon.

Le firop de houblon eft un bon reméde dans les fiévres malignes, & peftilentielles, parce qu'il diffout par fes fels volatiles un certain *Coagulum* qui s'étoit fait dans la maffe du fang, & qui, peut-être du plus au moins, eft la caufe de prefque toutes les fiévres.

Le houblon eft appellé en Latin *Saliéla-rius*, *a Salice*, *Saule*, parce qu'on dit qu'il croiffoit autrefois proche des Saules, autour defquelles il s'entortilloit.

Il eft encore appellé par quelques-uns, *Vitis Septentrionalium*, parce que dans les pays fep-tentrionanux on le fait foutenir par de grands échalats, ou des perches, à la maniere des vignes.

CHAPITRE LIV.

De la Laitûe.

Il y a de deux fortes de laitues, **Efpeces.** l'une que l'on appelle fauvage, & qui ne fert guere qu'en Médecine ; & l'autre domeftique, ou cultivée. Cette derniere fe divife en plufieurs autres efpeces, qui fervent commu-nément parmi les alimens, comme la laitue pommée, & non pommée; la laitue romaine, qui eft plus en ufa-ge à préfent qu'elle n'a jamais été ; la laitue crêpée. Toutes les laitues **Choix.** doivent être choifies tendres, jeu-nes, pleines de fuc, & qui ayent cru en terre graffe.

R v

Bons effets. Elles font humectantes, & rafraîchiflantes, elles appaifent la trop grande agitation des humeurs, elles rendent le ventre libre, elles augmentent le lait aux nourrices, elles excitent le fommeil, & produifent un bon aliment.

Mauvais effets. Leur ufage trop fréquent débilite la chaleur naturelle, paffe pour caufer la ftérilité, rend le corps lâche, pareffeux, & pefant, & affoiblit l'eftomac.

Principes. Les laitues contiennent beaucoup de fel effentiel, & de phlegme, médiocrement d'huile, & peu de terre.

Le temps, l'âge, & le temperament. Elles conviennent dans les grandes chaleurs, aux jeunes gens bilieux, & aux perfonnes qui ont l'eftomac fort échauffé.

REMARQUES.

LA laitue eft une plante fort en ufage, à caufe des bons effets qu'elle produit. Elle s'eft rendue autrefois recommandable par la convalefcence d'Augufte, qui, s'en étant fervi par l'avis d'Antoine Mufa, revint en parfaite fanté. Galien en releve beaucoup l'ufage, parce que, dit-il, étant jeune, elle lui avoit appaifé des chaleurs immodérées d'eſtomac qu'il avoit; & étant vieux elle lui excitoit le ſommeil.

Cette plante provoque le ſommeil, rafraî-chit, & humecte beaucoup, en calmant, & tempérant, le mouvement des humeurs par ſon phlegme viſqueux. Elle excite le lait aux nourrices, non-ſeulement parce qu'en modérant l'agitation trop violente des humeurs, elle fait que les alimens qui ſont convertis en chyle, & qui ſe ſont mêlés dans la maſſe du ſang, y conſervent plus long-temps leur conſiſtance chyleuſe; mais en-core parce qu'elle contient un ſuc laiteux, qui peut fort bien par lui-même augmenter la quantité du lait.

La ſemence de laitue eſt une des quatre ſe-mences froides mineures. Elle a les mêmes vertus que la plante même.

La laitue en Latin *Lactuca*, *a lacte*, *lait*, Etymologie. parce que cette plante abonde en ſuc lai-teux.

ADDITION.

Il y a des laitues de pluſieurs eſpéces, ſoit ſauvages, ſoit cultivées. Elles ſont toutes très-bonnes. Elles ſont rafraîchiſſantes, & ont quantité d'autres bonnes qualités; ce-pendant leur uſage trop fréquent, & immo-déré, peut nuire à la ſanté en rafraîchiſſant trop, & diminuant la chaleur de l'eſtomac. Leur uſage dans les pays chauds n'eſt pas ſi ſujet à ces inconvéniens. Auſſi voyons-nous qu'on en conſomme quantité en Ita-lie, en Eſpagne, & dans l'Amérique.

On peut dire la même choſe de la chico-

rée blanche, & de la fauvage. Celle-ci fe
blanchit en la liant. Alors elle eft moins
amere. Les Italiens ne prennent pas la peine
de la lier, & ne fe fervent de la fauvage que
comme elle vient naturellement.

CHAPITRE LV.

De la Chicorée.

Efpeces. IL y a de deux fortes de chicorée,
l'une qui eft cultivée, & l'autre fauvage. La fauvage eft peu employée
parmi les alimens, à caufe de fa
faveur amere ; mais elle l'eft beaucoup en Médecine. Pour la domeftique, elle fe divife en plufieurs efpeces, que l'on cultive dans les jardins
potagers, & qui font fort en ufage.

Choix. La chicorée doit être choifie tendre,
jeune, blanche, & bien nourrie.

Bons effets. Elle eft humectante, & rafraîchiffante, elle pouffe par les urines,
elle appaife la foif, & elle excite
l'appétit.

Mauvais ef-
fets. Elle empêche la coction des alimens, elle débilite l'eftomac, & elle
fe digere difficilement, quand on
en ufe avec excès.

Elle contient beaucoup de phleg-me, médiocrement d'huile, & de fel effentiel. *Principes.*

Elle convient en temps chaud, aux jeunes gens bilieux, & fanguins, & à ceux qui ont l'eſtomac échauffé. *Le temps, l'âge, & le tempérament.*

REMARQUES.

L A chicorée fauvage a le goût plus piquant, & plus amer, que la domeſtique ; la raiſon en eſt qu'elle contient plus de ſel âcre. Elle eſt auſſi, par rapport à ce ſel, plus apéritive, & plus convenable pour lever les obſtructions, & pour les maladies du foie; c'eſt pourquoi on l'emploie plus que l'autre en Médecine. Pour ce qui eſt de la domeſtique, elle a beaucoup de reſſemblance avec la laitue par ſes effets, & par les principes qu'elle contient. Ainſi nous ne nous étendrons point ſur l'explication de ſes vertus, puiſque nous ne ferions que répéter ce que nous avons déja dit en parlant des laitues. *Chicorée domeſtique.*

Les femences de chicorée fauvage, & domeſtique, tiennent leurs places parmi les quatres femences froides mineures, dont on ſe ſert en Médecine.

Le piſſenlit dont on fait des ſalades au printemps, eſt une eſpece de chicorée fauvage, qui croît aux lieux herbeux, & incultes. Cette plante a une petite amertume agréable. Elle eſt employée quand ſes feuilles commencent à croître, & pendant qu'elles ſont en- *Piſſenlit.*

core tendres. Elle eſt déterſive, apéritive, & propre à purifier le ſang. On la nomme en Latin *dens leonis*, parce que ſes feuilles, par leur découpure, repréſentent aſſez bien la machoire d'un lion garnie de dents. Elle

Etymologie. eſt encore appellée, *caput monachi*, parce qu'après la chute de ſes fleurs il paroît un petit bouton qui reſſemble à une tête nue.

La chicorée eſt appellé en Latin *intubus*, ou *intybus*, *a tubo*, *tuyau*, parce que ſa tige eſt ordinairement creuſe en dedans comme un tuyau.

On nomme en Latin la chicorée ſauvage, *Cichorium*, αχιχέίω, *invenio*, *je trouve*, parce qu'on la trouve partout.

ADDITION.

On cultive à préſent communément à Paris & ailleurs une eſpece de chicorée qui ſe nomme *aſcarolle*, du mot Italien *ſcariola*. On l'appelle autrement chicorée à *langue de bœuf*, à à cauſe de largeur de ſes feuilles, qui reſſemblent à celles de la laitue romaine. C'eſt une des meilleures chicorées pour les ſalades. Elle a un goût fort agréable; elle eſt extrêmêment tendre, & d'un jaune doré qui fait plaiſir à voir. Ses vertus ſont les mêmes que celles des autres eſpeces de chicorée. On mêle quelquefois de la bete-rave dans cette ſalade, & elle n'en eſt pas moins bonne.

Hertodius remarque dans les Mélanges des Curieux de la Nature que la racine de la chicorée à fleurs blanches, tirée de terre pendant que le ſoleil eſt au ſigne de la Vier-

ge, étant machée, & avalée, eſt un ſpécifique
pour l'hémorrhagie. B.

CHAPITRE LVI.

Des Poirées, ou Betes.

Il y a deux eſpeces principales de poirée, l'une qui eſt blanche, & l'autre rouge. La rouge ſe ſubdiviſe en deux autres eſpeces, dont la premiere n'eſt différente de la poirée blanche, que par ſa couleur rouge. La ſeconde eſpece de poirée rouge a des feuilles plus rouges, & plus petites, que la premiere, & une racine très-groſſe, remplie d'un ſuc ſanguin, ayant une figure approchante de celle d'une rave. On appelle cette derniere eſpece bete-rave. On ne ſe ſert parmi les alimens, que des feuilles de la poirée blanche, & de la premiere eſpece de poirée rouge. On les doit choiſir tendres, charnues, luiſantes, pleines de ſuc, & d'un goût nitreux. Pour ce qui eſt de la ſeconde eſpece de bete rouge, ſa racine eſt très-employée. On la mêle

Eſpeces.

Choix.

dans les salades. On la doit choisir
bien nourrie, grosse, tendre, & d'un
goût doux, & agréable.

Bons effets.   Toutes les poirées poussent par
les urines, lâchent le ventre, puri-
fient le sang, excitent le lait, & levent les obstructions. Le suc de la
poirée blanche aspiré par le nez en er-
rhine, fait éternuer, & dissout la pituite crasse.

Mauvais effets.   Les poirées se digerent un peu
difficilement, & excitent des vents.

Principes.   Elles contiennent peu d'huile,
beaucoup de sel essentiel, & de
phlegme.

Le temps, l'âge, & le tempérament.   Elles conviennent en tout temps
aux jeunes gens d'un tempérament
chaud, & bilieux ; mais les vieillards, les phlegmatiques, & ceux
qui ont l'estomac foible, doivent
s'en abstenir.

REMARQUES.

O N cultive toutes les especes de poirées
dans les jardins potagers, parce qu'elles sont
fort en usage parmi les alimens. Les bons
effets qu'elles produisent proviennent de
leur sel essentiel, ou nitreux, délayé par une
suffisante quantité de parties aqueuses. Elles

se digerent un peu difficilement, parce
qu'elles contiennent un suc épais, & groffier, qui demeure longtemps dans l'eftomac, avant que d'y être parfaitement atténué.

On dit que la bete chargée de femence, *Etymologie.*
a beaucoup de reffemblance par fa figure à
la lettre Grecque βῆτα, & que c'est d'où
elle a tiré fon nom.

Bete-rave est ainfi appellée, parce que
c'est une bete, dont la racine a la figure
d'une rave.

CHAPITRE LVII.

De la Bourrache, & de la Buglofe.

ON doit les choifir jeunes, ten- *Choix.*
dres, & pleines de fuc.

Elles font humectantes, & adou- *Bons effets.*
ciffantes, elles temperent les âcretés du fang, & des autres humeurs.
Leurs fleurs purifient le fang, re-
créent le cœur, & les efprits, &
tiennent leur place parmi les trois
fleurs cordiales. On mêle quelquefois la fleur de bourache dans les falades.

La bourrache, & la buglofe fe di- *Mauvais ef-*
gerent un peu difficilement. *fets.*

Principes. Ces plantes donnent beaucoup de phlegme, peu d'acide, médiocrement d'huile, & de sel alkali fixe, & volatil.

Le temps, l'âge, & le tempérament. Elles conviennent en tout temps aux jeunes gens d'un tempérament chaud, & bilieux.

REMARQUES.

L A bourrache & la buglose sont deux plantes potageres très-employées dans les bouillons rafraîchissans. Nous les avons jointes ensemble dans le même chapitre, parce qu'elles ont les mêmes vertus, les mêmes principes, & que l'on substitue assez souvent l'une au deffaut de l'autre.

Elles adoucissent les âcretés du sang, & des autres humeurs, par un suc visqueux, & gluant, dont elles sont chargées. Leurs fleurs passent pour recréer le sang, & les esprits. Cet effet peut être produit par quelque principes exaltés qu'elles contiennent.

La bourrache & la buglose se digerent difficilement, à cause de ce suc visqueux, & gluant, dont nous avons déja parlé.

Etymologie. La bourrache étoit nommée autrefois en Latin, *Corago*, suivant le rapport de quelques Auteurs, parce qu'elle, & sa fleur, passent pour être cordiales, mais dans la suite du temps elle a été appellée *Borrago*; car on a changé par corruption le C en B.

La Buglose se nomme en Latin *Buglossum*, &

en Grec βύγλωσ〶, de βὺς *bos*, bœuf, & γλῶσσα
lingua, *langue*, comme qui diroit langue de
bœuf; car on prétend que les feuilles de la bu-
glosse ressemblent beaucoup à une langue de
bœuf, par leur figure, & par leur rudesse.

CHAPITRE LVIII.

De la Menthe.

IL y a plusieurs especes de menthe, Especes.
dont la premiere est domestique, &
cultivée, & les autres sauvages. La
cultivée est préférable aux autres
pour son bon goût. Elle doit être Choix.
choisie petite, tendre, d'une odeur
forte, & agréable, & d'une saveur
aromatique. Elle est appellée menthe
romaine. On se sert ordinairement
dans les salades de ses sommités tendres. On donne communément à cet- Baume.
te plante le nom de baume.

Toutes les menthes sont bonnes à Bons effets.
l'estomac; elles le fortifient beaucoup; elles excitent l'appétit; elles
réjouissent le cœur, & le cerveau;
elles résistent à la malignité du venin; elles tuent les vers; elles pro-

voquent les mois, & l'accouchement
aux femmes ; elles réfolvent , & détergent ; elles font eſtimées vulnéraires ; elles chaſſent les vents ; elles
arrêtent le hoquet, les nauſées, &
les vomiſſemens ; elles excitent l'humeur féminale, & rendent l'haleine
agréable.

**Mauvais ef-
fets.**   Leur uſage trop fréquent échauffe
beaucoup , & produit des humeurs
âcres.

Principes.   Elles contiennent beaucoup d'huile exaltée , de ſel acide , & de phleg-
me : elles donnent auſſi par la diſtillation un peu de ſel volatil alkali.

**Le temps, l'â-
ge, & le tem-
pérament.**   Elles font ſalutaires dans les temps
froids , aux vieillards , aux perſonnes
phlegmatiques , & aux mélancholiques : mais elles ne conviennent
point aux jeunes gens d'un tempérament chaud , & bilieux.

REMARQUES.

L A menthe eſt une plante fort commune,
qui croît preſque partout. Elle eſt employée
parmi les alimens , & en Médecine. Son
goût & ſon odeur aromatiques , proviennent de ce que ſes parties huileuſes , ayant
été fortement atténuées, briſées, & exaltées,

par des sels volatils, ces deux principes passent ensuite avec beaucoup de légereté sur les fibres nerveuses de la langue, & de la tunique intérieure du nez, & y laissent une impression agréable.

La menthe étant composée de principes fort exaltés, comme nous venons de le remarquer, elle est très-capable de produire les bons effets que nous lui avons attribués. Elle résiste au venin, & réjouit le cœur, & le cerveau, en entretenant les liqueurs dans une juste fluidité, & en augmentant la quantité des esprits. Elle provoque les mois aux femmes, en détruisant les sucs lents, & grossiers qui s'étoient arrêtés dans les tuyaux de la matrice, & qui empêchoient l'écoulement de l'humeur menstruale. Enfin elle aide à la digestion, & fortifie l'estomac, en atténuant, & divisant les alimens qui y sont contenus, & en lui communiquant une chaleur douce & tempérée. L'Ecole de Salerne assure par ce vers que la menthe est fort stomachale :

Nunquam lenta fuit stomacho succurrere mentha.

CHAPITRE LIX.

De l'Oseille, ou Surelle.

Il y a deux especes générales d'o- Especes. seille. La premiere est cultivée dans les jardins. Elle se subdivise en plufieurs autres efpeces, dont nous ne parlerons point ici. La feconde vient dans les champs ; fes feuilles font petites, ayant la figure d'une lance ; elles font beaucoup plus acides que celles de la cultivée. Cette plante croît aux lieux fabloneux. Les moutons, & les brebis, la mangent ordinairement ; c'eft pourquoi on l'appelle en Latin, *Oxalis ovina*, *feu vervecina*. On n'emploie gueres l'ofeille fauvage parmi les alimens, à caufe de fa trop grande aigreur ; pour la cultivée, elle y eft fort en ufage.

Choix. On la doit choifir jeune, tendre, & qui ne foit point trop aigre.

Bons effets. L'ofeille rafraîchit beaucoup, appaife les ardeurs de la bile, defaltere, excite l'appétit, fortifie le cœur, réfifte au venin, & arrête les cours de ventre, & les pertes de fang.

Mauvais effets. Quand elle eft trop acide, ou que l'on en ufe avec excès, elle incommode l'eftomac, en le picottant fortement ; de plus elle refferre quelquefois un peu trop le ventre.

Principes. Elle contient beaucoup de fel acide, & de phlegme, médiocrement d'huile. On en retire aussi par la distillation un peu de sel volatil alkali.

Elle convient dans les temps chauds aux jeunes gens bilieux, & sanguins; mais les personnes d'un tempérament mélancholique doivent s'en abstenir.

Le temps, l'âge, & le tempérament.

REMARQUES.

L'OSEILLE est une plante assez connue, & fort employée parmi les alimens. On l'appelle communément dans la Lombardie, l'herbe acide. La saveur aigrelette de cette plante provient de ce que les sels acides, qu'elles contient en grande quantité, sont peu retenus, & embarrassés, par d'autres principes.

L'oseille rafraîchit, appaise les ardeurs de la bile, & produit plusieurs autres effets semblables par son suc acide, qui précipite les principes âcres des humeurs, & qui, donnant un peu plus de consistance aux liqueurs trop subtiles, appaise leur fougue, & leur impétuosité.

Le sirop d'oseille est un bon reméde dans les dysenteries, & dans les autres écoulemens immodérés.

Sirop d'oseille.

L'oseille en Latin, *Acetosa, ab aceto, vinaigre*, parce qu'elle est aigre comme le vinaigre.

Etymologie.

Elle se nomme encore, *Oxalis ab ὄξυς, acidus, acide*, parce qu'elle est acide.

ADDITION I.

Les Italiens appellent Acetofa l'herbe que nous appellons ofeille, & en quelques endroits furelle; en effet cette plante eft aigre. La fauvage, c'eft-à-dire celle qui n'eft pas cultivée, a beaucoup plus d'aigreur. Elle vient parfaitement bien dans l'Amérique. Il eft très-rare qu'on feme fa graine. Quand on veut la renouveller, on fe contente d'arracher les plantes entieres; on les partage en petites portions, que l'on met en terre comme fi on ne faifoit que la tranfplanter. Elle reprend aifément, & produit de groffes touffes que l'on coupe jufqu'à neuf ou dix fois, & qui repouffent toujours abondamment, & en peu de jours. Elle n'a pas tant d'aigreur que celle qui croît dans les pays temperés, parce que la chaleur du climat, & les grandes rofées dont elle eft abreuvée toutes les nuits, diffipent une partie de fon acrimonie, & ne lui en laiffent qu'autant qu'il lui en faut pour ne pas être infipide.

Nous avons dans l'Amérique une plante qui croît comme un arbriffeau, garnie de beaucoup de branches, dont le bois eft tendre, blanc, affez leger, & l'écorce d'un beau verd. Il a ordinairement jufqu'à la hauteur de cinq à fix pieds. On l'appelle ofeille de Guinée, parce que la graine eft venue de cette partie de l'Afrique que l'on appelle la Guinée, où elle eft très-commune, & dont les Negres font très peu d'ufage

age. Ses feuilles reſſemblent beaucoup à celles de notre oſeille d'Europe, excepté qu'elles ſont plus petites ; mais elles ont le même goût, & on les emploie aux mêmes uſages. Elle pouſſe une fleur rouge, qui reſſemble à une tulippe. Le calice eſt compoſé de cinq feuilles épaiſſes, charnues, d'un rouge éclatant, qui noirciſſent un peu ſur les bords quand le fruit eſt tout-à-fait meur. Elles renferment un gros bouton verd, qui contient les graines de la plante. Quand cette fleur eſt meure, on la coupe, on ôte le bouton en coupant le fond du calice, & on fait des feuilles de la fleur une confiture d'un très-beau rouge, qui a le goût des groſeilles. On en fait de la gelée, de la marmelade, & d'autres confitures qui ſont très-rafraîchiſſantes. On bat la gelée dans l'eau, & on en fait une boiſſon délicieuſe pour les ſains, & pour les malades, à qui elle eſt bien plus agréable que nos ptiſannes ordinaires, & qui produit de très bons effets. Elle humecte la poitrine, elle rafraîchit, & ne cauſe aucun dégoût.

ADDITION II.

L'OSEILLE ordinaire, appellée auſſi oſeille longue, aigrette, eſt un aliment d'un très-grand uſage. On en fait dans le printemps des farces pour manger de la viande, du poiſſon, des œufs. Ces farces aiguiſent l'appétit. On pourroit continuer d'en faire toute l'année, ſi l'oſeille ne devenoit trop aigre. On corrige cette aigreur avec d'autres

Tome I.   S

plantes, comme la bonne - dame, ou avec des jaunes d'œufs.

L'ofeille eft apéritive, modérément rafraîchiffante, & aftringente. Sa racine, qui donne aux liqueurs une teinture rouge, eft plus aftringente, & moins acide, que les feuilles. Elle eft antifcorbutique, foit en entier, foit qu'on n'ufe que de fon jus. Elle corrige la mauvaife haleine, empêche la pourriture des gencives, & raffermit les dents qui branlent. Ceux qui font menacés de phthifie par une trop grande fluidité du fang, ou qui par cette raifon font fujets à le cracher, fe trouvent très-bien de l'ufage fréquent de l'ofeille. Elle eft bonne dans le relâchement des fibres, la chaleur & la putréfaction des liqueurs, & la furabondance de la bile.

Cuite fous les cendre elle fournit un maturatif excellent.

L'ofeille ronde franche, romaine, nommée par les Latins *rotundifolia hortenfis*, a les mêmes vertus. B.

CHAPITRE LX.

De la Pimprenelle.

Efpeces. **I** L y a deux fortes de pimprenelle, l'une qui vient dans les champs, & dont on fe fert peu parmi les alimens; l'autre que l'on cultive dans

les jardins, & qui eft fort en ufage.
On la doit choifir petite, tendre, **Choix.**
d'un goût, & d'une odeur, agrea-
bles.

Elle pouffe par les urines; elle at- **Bons effets.**
ténue la pierre des reins, & de la
veffie; elle réjouit le cœur; elle
paffe pour être déterfive, deffcative,
& vulnéraire; elle eft propre pour
la phthifie, & pour les fluxions de
poitrine. On la prend encore en décoction, ou bien on l'applique extérieurement, pour arrêter les pertes
de fang.

Elle fe digere un peu difficilement, **Mauvais ef-**
& rend le ventre pareffeux quand **fets.**
on s'en fert avec excès.

Elle donne par la diftillation beau- **Principes.**
coup d'huile, & médiocrement de
fel acide, & une affez grande quantité de fel volatil alkali.

Elle convient en tout temps, à **Le temps, l'â-**
toute forte d'âge, & de tempéra- **ge, & le tem-**
ment, pourvu qu'on en ufe modé- **pérament.**
rement.

REMARQUES.

L A pimprenelle eft une plante dont on fe
fert communément dans les falades. Elle a

une odeur, & un goût, assez agréables, ce qui montre qu'elle contient quelques principes exaltés. On prétend qu'elle étoit inconnue aux Anciens. Quelques Auteurs l'ont mise entre les especes de Saxifrages, non seulement parce que elle ressemble assez par sa figure, & par ses vertus, à cette plante, mais encore parce qu'elle est estimée propre pour rompre, & pour briser, la pierre du rein, & de la vessie.

La vertu principale de la pimprenelle consiste dans ses sels, propres à ouvrir les glandes rénales, à donner une plus libre issue aux sérosités qui s'y filtrent continuellement, & à pousser au dehors les matieres grossieres qui s'étoient arrêtées dans les conduits urinaires.

Racine de pimprenelle. La racine de pimprenelle est divisée en plusieurs branches rougeâtres, entre lesquelles on dit qu'on trouve quelquefois certains grains rouges, à qui l'on a donné le nom de *Cochenille silvestre*, & qui sont en usage parmi les Teinturiers.

Cochenille silvestre.

Etymologie. La pimprenelle en Latin, *Pimpinella quasi bipinella*, parce que ses feuilles sont rangées deux à deux, le long d'une côte, de même que celle du pin.

Elle est encore appellée *Sanguisorba*, parce qu'elle arrête le sang.

ADDITION.

La pimprenelle est une plante très-connue. On s'en sert dans les salades ; elle donne un très-bon goût aux autres herbes.

Elle eſt apéritive, & propre à ceux qui ſont ſujets à la gravelle. On la met infuſer quelques momens dans l'eau, & dans le vin, elle leur communique ſon odeur, & un goût agréable par les ſels qu'elle y répand, qui font couler l'urine en plus grande abondance.

Les grains rouges qui ſont attachés à ſes racines n'ont jamais ſervi aux Teinturiers, & ne ſont point du tout ce que l'on connoît ſous le nom de cochenille ſilveſtre.

La cochenille ſilveſtre eſt une graine rouge qui croît particulierement dans la baye de Campêche à l'Amérique, & autres lieux de ce vaſte continent. L'arbre qui la porte eſt preſque le même que le poirier piquant, ou le pommier à raquette ſur lequel les inſectes qu'on appelle cochenilles naiſſent, & ſe nourriſſent.

La cochenile ſilveſtre ne produit point ces inſectes quoique je ſois perſuadé qu'elle les produiroit, & les nourriroit, ſi on ſe donnoit la peine de mettre ces inſectes ſur ſes fruits quand ils ſont meurs, & qu'on les trouve éclos ſur les Acacias, qui en ſont toujuors chargés dans une certaine ſaiſon.

Le poirier piquant pouſſe une groſſe fleur jaune, qui s'épanouit, & qui ſe renverſe ſur le fruit que ſon piſtille, qui eſt un gros bouton, a produit, de ſorte qu'étant couvert des feuilles de ſa fleur, l'eau de la pluie, & des roſées n'y peut entrer, & le ſoleil ne lui peut pas nuire. Ce bouton renferme une quantité de petites graines d'un rouge éclatant, qui durciſſent à meſure qu'elles meuriſſent. Elles ſont meures quand les feuilles de la fleur ont été tout-à-fait ſéchées par l'ardeur du ſoleil. Alors les Indiens éten-dent un drap ſous l'arbre, & frapant ces fruits avec des baguettes, ils en ſont tom-ber les graines, & c'eſt là ce qu'on appelle la cochenille ſilveſtre, dont les Teinturiers ſe ſervent pour teindre en rouge. Mais cette couleur n'eſt jamais ſi belle, ni ſi vive, que celle que donne la vérirable cochenille. Il ne faut pas être fort habile pour la diſtinguer de la cochenille. En voilà aſſez pour notre ſujet.

CHAPITRE LXI.

Du Perſil.

Choix. ON doit choiſir les ſommités du perſil avant qu'elles ayent commen-cé à fleurir, ou à porter des ſemen-ces, parce qu'alors elles ſont plus tendres, qu'elles ont plus d'odeur, & ſont moins âcres. On ſe ſert auſſi des racines du perſil parmi les alimens. Elles doivent être longues, blan-châtres, & tendres.

Bons effets. Le perſil en toutes ſes parties pro-voque les urines, & les mois aux femmes, emporte la pierre des reins,

& de la veſſie, leve les obſtructions, réſiſte au venin, chaſſe les vents, eſt vulnéraire, & réſolutif, diſſipe le lait des mamelles, étant pilé, & appliqué ſur le ſein.

Il ne produit pas toujours un bon aliment, il enflamme la maſſe du ſang, & cauſe des maux de tête, quand on en fait un uſage trop fréquent. *Mauvais effets.*

Le perfil donne par la diſtillation médiocrement d'acide, une aſſez grande quantité de ſel volatil alkali, beaucoup d'huile, & de phlegme. *Principes.*

Les racines de perfil contiennent plus d'acide que les feuilles, mais elles donnent par la diſtillation moins de ſel volatil alkali; du reſte elles leur ſont tout-à-fait ſemblables.

Le perfil convient en tout temps, aux vieillards, & aux perſonnes d'un tempérament phlegmatique, & mélancholique; mais les jeunes gens d'un tempérament chaud, & bilieux, doivent en uſer fort ſobrement. *Le temps, l'âge, & le tempérament.*

S iv

REMARQUES.

LE perfil eft une plante fort employée dans les cuifines. Son odeur agréable, & aromatique, provient de quelques particules huileufes fortement atténuées, & exaltées par des fels.

Le perfil contient un fel fi acre, & fi corrodant, que quand on fringue un verre à boire dans de l'eau où l'on a lavé du perfil, & où il en eft refté quelques parties de feuiles, pour peu qu'on appuie fur le verre, il fe brife en morceaux. Cela vient de ce que ce fel étant d'une fuperficie inégale, & fort tranchante, en paffant, & repaffant fur les parties du verre, il en détruit l'union, à peu près de la même maniere qu'une fcie divife un corps folide fur lequel on la fait paffer, & repaffer plufieurs fois.

C'eft encore par le fecours de ce fel âcre que le perfil eft apéritif, leve les obftructions, provoque les mois aux femmes, & produit plufieurs autres effets femblables.

Perfil de Macédoine. Il croît en Macédoine une autre efpece de perfil, qui reffemble affez au nôtre ; cependant fes feuilles font plus amples, & La femence. plus découpées. On nous en apporte la femence, qui eft d'un goût, & d'une odeur aromatiques. Elle contient beaucoup d'huile exaltée, & de fel volatil. Elle n'eft pas fi âcre que celle du perfil ordinaire. On l'emploie dans la Thériaque. Elle eft pro-

Vertus. pre pour réfifter au venin, pour exciter les mois aux femmes, pour atténuer, & divi-

fer les humeurs groffieres, & pour chaffer
les vents.

Le perfil en Latin *Petrofelinum*, *a πέτρα,*
pierre, & σέλινον, *apium*, parce que le perfil vient aux lieux pierreux, ou parce qu'il
eft eftimé propre à brifer la pierre des reins,
& de la veffie.

ADDITION I.

L E perfil eft une plante fi connue, & d'un
ufage fi grand, qu'il eft prefque inutile de
faire aucune remarques.

La plupart des Italiens appellent le celeri, perfil de Macédoine : il me paroît
affez inutile d'entrer en conteftation pour
cela avec eux. La feuille, & la racine, du
perfil font d'un ufage très-étendu dans les
cuifines ; mais voici un autre ufage, à quoi
on peut employer le perfil. Il eft un fpécifique pour guérir les entorfes, qu'on fe donne en faifant des faux pas. Quand cela arrive, il faut prendre une bonne poignée de
perfil, la hacher groffierement, & la faire
bouillir dans un poëlon, avec de l'urine de
la perfonne bleffée, ou d'une autre ; &, quand
le perfil eft plus de demi cuit, le mettre fur
la partie bleffée, en maniere de cataplafme
avec une compreffe, & une bande très-lége-
rement ferrée. En moins de vingt-quatre
heures le bleffé eft entierement guéri. Ce
reméde a été éprouvé une infinité de fois.

ADDITION II.

LE fuc exprimé des feuilles de perfil pris à la dofe d'une ou deux cuillerées, paffe pour un reméde excellent pour faire uriner, & faire couler les vuidanges ; mais dans le dernier cas il faut n'en donner qu'une cuillerée à la fois, de peur de caufer une perte.

On fe fert avec beaucoup de fuccès en Anjou de la décoction de perfil dans le lait, pour faire fortir la petite vérole. Cependant, comme ce reméde ne doit point être adminiftré indifféremment , il eft bon de confulter fur fon ufage le traité de la petite vérole de feu M. Hunauld, Médecin, & profeffeur à Angers.

On fe fert auffi avec fuccès du perfil pilé, ou broyé dans la main, pour réfoudre les boffes que les enfans fe font à la tête en tombant, & les tumeurs que font les mouches, les abeilles par exemple, en piquant quelque partie du corps. B.

CHAPITRE LXII.

De l'Eſtragon.

Différences· L'ESTRAGON le meilleur, & le plus falutaire, eft celui qui a été cultivé dans les jardins, & qui eft ve-

nu en terre graſſe, & marécageuſe. Choix.
On ne doit ſe ſervir que des ſommités tendres de cette plante.

L'eſtragon excite les urines, & Bons effets.
les ſueurs, fortifie l'eſtomac, & le
cœur, fait venir les mois aux femmes, donne de l'appétit, réſiſte au
venin, chaſſe les vents, paſſe pour
être antiſcorbutique, & fait cracher
étant mâché.

Il échauffe beaucoup, & met la Mauvais ef-
maſſe du ſang dans une forte agita- fets.
tion ; c'eſt pourquoi les perſonnes
d'un tempérament chaud, & bilieux,
doivent s'en abſtenir, ou en uſer
modérement.

Il contient beaucoup de ſel vola- Principes.
til, & d'huile exaltée.

Il convient principalement en Le temps, l'â-
temps froid, aux vieillards, & aux ge, & le tem-
perſonnes phlegmatiques, & mé- pérament.
lancholiques.

REMARQUES.

L'ESTRAGON eſt une plante fort employée dans les ſalades. Il eſt d'un goût
âcre, aromatique, & accompagné d'une
douceur agréable. Il fortifie le cœur, &
l'eſtomac, il excite l'appétit, & il aide à

la digeſtion par ſes principes volatils , &
exaltés ; il provoque les ſueurs, les urines,
& les mois aux femmes , en atténuant les
ſucs viſqueux, & groſſiers , & en détruiſant
les obſtacles qu'il rencontre dans les petits
tuyaux , qui empêchoient l'écoulement
des liqueurs. Enfin il eſt eſtimé propre pour
réſiſter au venin ; & il agit en cette occaſion
en conſervant les humeurs dans une juſte
fluidité. La plupart des payſans ont tant de
confiance en cette plante qu'ils ſont per-
ſuadés qu'elle les peut préſerver contre la
peſte , & contre toute ſorte de corruption ,
tant interne qu'externe. C'eſt pour cela
qu'ils s'en ſervent en pluſieurs endroits ,
comme nous nous ſervons de l'orviétan , de
la thériaque , & de pluſieurs autres compoſitions ſemblables de Pharmacie.

On fait bouillir de l'eſtragon dans du vin
blanc, & enſuite on paſſe le vin chargé de
quelques parties de cette plante ; il eſt propre alors à appaiſer les douleurs des dents,
& des gencives, cauſées par quelques humeurs viſqueuſes, & acides. On en prend
dans la bouche , & on l'y laiſſe quelque
temps. Ce vin eſt encore bon pour raffermir
les dents , & les gencives des ſcorbutiques.

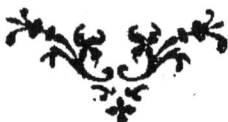

CAAPITRE LXIII.

Du Poireau.

On le doit choifir tendre, cultivé dans les jardins, & qui foit venu en terre humide, graffe, & marécageufe. *Choix.*

Le poireau eft apéritif, incifif, & pénétrant ; il excite les mois aux femmes, le crachat, les urines, & la femence ; il abat les vapeurs, il empêche l'ivreffe. On l'applique extérieurement pour la morfure des ferpens, pour la brûlure, pour les hémorrhoïdes, & pour aider à la fuppuration. On fe fert de fon fuc pour le bruiffement d'oreille. *Bons effets.*

Le poireau fe digere difficilement, & produit des vents ; il échauffe auffi beaucoup, & il caufe des maux de tête, & des réveries defagréables, fuivant le rapport de plufieurs Auteurs. *Mauvais effets.*

Il contient beaucoup d'huile, & de fel effentiel. *Principes.*

Le temps, l'â
ge, & le tem-
perament.

Il convient dans les temps froids,
aux vieillards , aux phlegmatiques,
& à ceux qui ont des humeurs groffieres , & peu en mouvement.

REMARQUES.

ON cultive avec foin le poireau dans les
jardins potagers. Il eft plus employé parmi
les alimens qu'en Médecine. La plupart
des Auteurs qui en ont parlé le font paffer
pour un aliment fort pernicieux ; cependant
nous ne remarquons point ici, où il eft fort
en ufage, qu'il produife tous les mauvais
effets qu'on lui attribue. A la vérité il fe
digere un peu difficilement , & excite quelquefois des vents à caufe d'un phlegme vifqueux , & gluant, qu'il contient. C'eft pourquoi l'on fait toujours bien cuire le poireau
avant de le manger , afin d'atténuer par la
coction ce mauvais fuc.

Le poireau excite l'urine , les mois aux
femmes , & l'humeur féminale par fon fel
âcre , incifif , & pénétrant. Il aide à la fuppuration , étant appliqué extérieurement,
parce qu'il digere , meurit , & atténue , la
matiere de la fuppuration , & qu'il lui communique affez de force , & de mouvement
pour fe faire un paffage au-dehors. On l'applique auffi de la même maniere pour la
brûlure , & pour la morfure des ferpens ; &
il ouvre en cette occafion les pores de la
partie , & donne une libre fortie aux matieres étrangeres qui s'y étoient introdui-

tes. Enfin son suc appaise les douleurs, &
les bruissemens d'oreille, étant introduit dedans ; parce qu'il raréfie, & atténue, par ses
sels âcres, les humeurs visqueuses, & acides, qui s'étoient attachées à cette partie, &
qui la picottoient fortement.

Le poireau en Latin *Porrum*, & en Grec, Etymologie:
πϱασον, *a* πϱάω, *accendo*, *j'enflamme*, parce que
le poireau échauffe beaucoup.

CHAPITRE LXIV.

Du Cerfeuil.

ON doit choisir le cerfeuil tendre, Choix.
rempli de suc, d'un goût, & d'une
odeur agréables.

Le cerfeuil, étant pris intérieure- Bons effets.
ment, est apéritif, leve les obstructions, & atténue la pierre des reins ;
il purifie le sang, il est fébrifuge, il
dissout le sang caillé ; on s'en sert
aussi extérieurement en cataplasme,
ou en fomentation, pour la rétention d'urine, & pour la colique néphrétique.

Le cerfeuil ne produit aucuns mau- Mauvais ef-
vais effets. fets.

Il contient beaucoup d'huile un Principes.

peu exaltée, de fel effentiel, & de phlegme.

Il convient en tout temps, à toute forte d'âge, & de tempérament.

Le temps, l'âge, & le tempérament.

REMARQUES.

L E cerfeuil eft une plante potagere, & fort commune ; on s'en fert fouvent dans les bouillons ; elle a un goût, & une odeur agréables, parce qu'elle contient quelques principes volatils, & exaltés. Ses feuilles reffemblent à celle du perfil ; mais elles font plus courtes, & plus découpées.

La principale vertu du cerfeuil confifte dans un fel effentiel, & dans quelques principes huileux, & exaltés, dont il eft chargé, & qui font propres à diffoudre, & à atténuer, les fucs vifqueux, & groffiers, qu'ils rencontrent à leur paffage ; à ouvrir les glandes rénales, & à purifier la maffe du fang, en l'entretenant dans une jufte fluidité, & en précipitant, & chaffant au dehors, les matieres étrangeres qui faifoient obftacle à fon mouvement.

Etymologie.

Le cerfeuil en Latin *Chœrophyllum*, a χάιρω, *gaudeo*, & φόλλον, *folium* ; comme qui diroit plante qui réjouit par la multiplicité de fes feuilles.

On l'appelle auffi *Cerefolium*, comme qui diroit feuilles de Cerés, parce que cette plante eft fort ufité parmi les alimens où l'on vouloit autrefois que Cérès préfidât.

CHAPITRE LXV.

Du Pourpier.

IL y a deux especes de pourpier, Especes, un domestique, & l'autre sauvage. Le dernier ne differe du précédent qu'en ce que ses feuilles sont plus petites, & que d'ailleurs il naît sans culture.

On doit choisir le pourpier jeune, Choix. tendre, & succulent.

Il purifie le sang, il adoucit les Bons effets. âcretés de la poitrine ; il est propre pour le scorbut, & pour tuer les vers.

Il se digere difficilement, & il ex- Mauvais effets. cite des vents.

Il donne par la distillation beau- Principes. coup d'huile, & de phlegme, mé- diocrement d'acide, & un peu de sel volatil alkali.

Il convient en temps chaud aux jeu- Le temps, l'âge, & le tem- nes gens d'un tempérament chaud, pérament. & bilieux.

REMARQUES.

ON cultive le pourpier dans les jardins, en terre graffe ; il eft d'un grand ufage parmi les alimens. On le mêle dans les bouillons rafraîchiffans , & dans les falades. Quelques-uns le confifent dans du vinaigre , & du fel, pour le conferver plus long-temps. Pour le pourpier fauvage on ne s'en fert gueres ; on le trouve communément dans les vignobles. Quelques Auteurs veulent qu'il ait des vertus oppofées à celles du pourpier cultivé ; cependant on remarque que ces deux efpeces de pourpier fe reffemblent affez par leurs effets.

Le pourpier eft humectant , & rafraîchiffant , par fon fuc huileux, & phlegmatique, propre à embarraffer , & à étendre , les fels âcres des humeurs , & à calmer leur trop grand mouvement. Il fe digere difficilement, & il excite des vents , parce que ce fuc eft un peu groffier , & vifqueux.

Semence de pourpier.　La femence de pourpier eft une de quatre femences froides mineures. On s'en fert beaucoup en Médecine.

ADDITION.

LE pourpier fauvage, quoique plus verd, & plus petit que celui qui a été cultivé dans les jardins , a les mêmes qualités , bien qu'il ne foit pas fi agréable à la vue, parce que nous fommes accoutumés à ne nous fervir que du jaune, que l'on appelle pourpier doré.

On a fait une remarque en Amérique, c'est que la premiere herbe qui croît naturellement dans les terres que l'on vient de défricher en abbatant les arbres dont elle étoit couverte, c'est le pourpier. Il est beau, bien jaune, & ses feuilles sont plus grandes, & plus charnues, qu'en Europe. Bien des gens en ce pays-là n'en usent que très modérement. Ils prétendent qu'une longue expérience leur a prouvé que cette herbe est trop rafraîchissante dans ce pays chaud, & que son trop grand usage affoiblit considérablement la chaleur de l'estomac, & cause à la fin des diarrhées, & même le flux de sang.

CHAPITRE LXVI.

De la Marjolaine.

Il y a deux especes de marjolaine, Especes. qui sont toutes deux cultivées dans les jardins. La premiere ne différe de la seconde qu'en ce que ses feuilles sont un peu plus grandes. On Choix. doit choisir les feuilles de la seconde espece de marjolaine, parce qu'elles sont plus odorantes, qu'elles ont un goût plus aromatique, & qu'en un mot elles ont plus de vertu.

La marjolaine est céphalique, for- Bons effets.

tifie les nerfs, est propre pour l'épi-
lepsie, l'apoplexie, & les autres maladies du cerveau ; chasse les vents,
& est résolutive, & vulnéraire. On
la mêle dans les poudres sternutatoi-
res, dans les fomentations, dans les
errhines, & dans les cucufes.

Mauvais ef-
fets.

La marjolaine échauffe beaucoup,
& rend les humeurs âcres, & picottantes, quand on s'en sert avec
excès.

Principes.

Elles contient beaucoup de sel volatil, & d'huile exaltée.

Le temps, l'â-
ge, & le tem-
pérament.

Elle convient dans les temps froids
aux mélancholiques, aux phlegmatiques, & à ceux dont l'estomac ne
digere qu'avec peine.

REMARQUES.

La marjolaine est une plante dont on se
sert dans les sauces, pour donner aux viandes une saveur plus rélevée. Son goût, &
son odeur, fortes, & aromatiques, proviennent de ses sels volatils, & de ses parties
huileuses exaltées. Ces deux principes la
rendent encore céphalique, & propre pour
fortifier les nerfs, pour l'apoplexie, & pour
les autres maladies du cerveau ; parce qu'ils
divisent, & atténuent les sucs visqueax, &
grossiers, qui débilitoient les fibres du cer-

veau, & que d'ailleurs ils augmentent la quantité des esprits animaux. La marjolaine échauffe beaucoup quand on en use avec excès, parce qu'alors elle raréfie les humeurs, & les jette dans une agitation immodérée.

La marjolaine en Latin *Majorana*, & Etymologie, *Amaracus*, *ex à privativo*, & μαραίνω, *marcesco*, parce que cette plante ne se fane ni ne se pourrit gueres, à cause de sa sécheresse naturelle ; ou bien *Majorana*, parce qu'elle ressemble au marum.

CHAPITRE LXVII.

Du Thym, Sariete, & Laurier.

LE thym est une plante dont il y a trop d'especes pour les décrire toutes ici. Il doit être choisi nouveau, Choix, d'une odeur forte, & agréable, & d'un goût aromatique.

Le thym fortifie le cerveau, atté- Bons effets, nue, & raréfie les humeurs visqueuses. Il est propre pour l'asthme ; il excite l'appétit, il aide à la digestion, il chasse les vents, il résiste au venin. On s'en sert extérieurement pour fortifier, pour résoudre, pour ouvrir les pores, & pour exciter une transpiration plus libre.

Mauvais ef-fets. L'ufage trop fréquent du thym met les humeurs dans une forte agitation.

Principes. Il contient beaucoup d'huile exaltée, & de fel volatil.

Le temps, l'âge, & le tempérament. Il eft propre dans les temps froids aux vieillards, aux phlegmatiques, & à ceux qui ont l'eftomac foible, & débile.

REMARQUES.

L E thym eft une plante connue de tout le monde. On s'en fert dans les fauces à caufe de fon goût, & de fon odeur, aromatiques. Elle contient à peu près les mêmes principes que la marjolaine ; elle produit auffi les mêmes effets, & l'on peut expliquer de la même maniere fes vertus.

Etymologie. Le thym en Latin *Thumus*, ou *Thymus*, ex ϑύω, *odor, odeur*, parce que cette plante eft fort odorante.

Sariete. La fariete eft une plante que l'on emploie, comme le thym, dans les fauces ; elle a un goût piquant, & agréable, & une odeur approchante de celle du thym, mais plus foible. Elle a auffi les mêmes vertus que le thym, & elle contient les mêmes principes.

Vertus.

Feuilles de Laurier. Les feuilles du laurier font encore employées dans les fauces à caufe de leur goût âcre, & aromatique. Elles contiennent beaucoup d'huile exaltée, & de fel volatil, qui

les rendent atténuantes , détersives , résolu-
tives , propres pour fortifier les nerfs , & le
cerveau , pour chasser les vents , pour exciter les mois aux femmes , & pour plusieurs
autres effets semblables. On s'en sert en Médecine extérieurement , & intérieurement.
On n'en a point fait un Chapitre particulier,
non plus que de la sariete , parce que l'un
& l'autre ressemblent parfaitement en principes, & en vertus au thym.

Le Laurier croît dans les lieux chauds, & Baies de lau-
secs ; ses baies sont en usage en Médecine, rier.
on nous les apporte séches des pays chauds ;
elles ont les mêmes vertus que les feuilles.

A D D I T I O N.

L E thym , & toutes les autres herbes aromatiques , viennent en perfection , & sans
culture, dans tous les pays chauds , & surtout dans l'Amérique , entre les deux tropiques. On prétend qu'elles ont moins d'o-
deur dans ces pays que dans ceux qui sont
plus temperés. Cela est vrai , si on les sent
depuis neuf heures du matin jusqu'à trois
ou quatre heures après midi , parce que la
violence du soleil excite en elles une fermentation si considérable qu'elle enleve toutes les particules odorantes. La même chose
arrive dans les mêmes temps , aux fleurs
d'oranges , au jasmin , aux tubereuses , au
lis , & à toutes les autres fleurs , dont l'o-
deur est très-forte le matin, le soir , & pendant la nuit.

CHAPITRE LXVIII.

Du Cresson.

Especes. IL y a deux especes de cresson. Le premier se nomme communément cresson Alenois, ou de jardin, & l'autre cresson aquatique. Le cresson alenois a des feuilles oblongues, profondement découpées, d'un goût âcre, piquant, & agréable. On l'emploie dans les salades. Pour les feuilles du cresson aquatique, elles sont rondes, vertes, succulentes, un peu moins piquantes que celles du cresson alenois. On en fait des salades.

Choix. Le cresson doit être choisi nouveau, tendre, petit, & succulent.

Bons effets. L'un & l'autre cresson purifient le sang, levent les obstructions, excitent les mois aux femmes, dissolvent la pierre des reins, & de la vessie, excitent les urines, & sont propres pour les maladies de la rate, & pour le scorbut. On s'en sert aussi dans les gargarismes, &
dans

dans les errhines pour se faire éter-
uer.

Le cresson échauffe beaucoup, & Mauvais ef-
met les humeurs dans une forte agi- fets.
tation, quand on en use avec excès.

L'un & l'autre cresson contiennent Principes.
médiocrement d'huile, beaucoup de
sel essentiel, & phlegme. Ils donnent
aussi par la distillation un peu de sel
volatil alkali.

Ils conviennent en hiver aux vieil- Le temps, l'â-
lards, aux personnes phlegmatiques, ge & le temaux mélancholiques, & à tous ceux pérament.
dont les humeurs sont grossieres, &
peu en mouvement.

REMARQUES.

On cultive le cresson alenois dans les jardins. Pour l'autre il croît le long des ruis-
seaux, dans les marais, & proche des fontaines; c'est pourquoi il est surnommé aquatique. Il est plus tendre en hiver qu'en été,
& meilleur pour les salades. Il en croît à
Cailli en Normandie, à quelques lieues de
Rouen, qui est tendre, petit, & d'un goût
excellent.

Le cresson alenois est ainsi appellé, *ab
alere*, *nourrir*, parce qu'il sert parmi les
alimens. Il est plus âcre, & plus piquant
que l'aquatique; apparemment parce que

Tome I. T

fes fels font moins étendus par des parties phlegmatiques, & moins embarraffés par des parties huileufes. On ne l'emploie que dans les mêlures, à caufe de fa trop grande âcreté; & l'on fait au contraire des falades avec le feul creffon aquatique.

L'un & l'autre creffon contiennent un fel âcre, fort incifif, & pénétrant, & capable de raréfier les humeurs groffieres, de diffoudre, & d'atténuer les fucs vifqueux, de les chaffer au dehors, & de produire tous les bons effets que nous leur avons attribués. On peut dire qu'il n'y a gueres de plante dont les vertus foient plus reconnues, & plus grandes que celles du creffon. En effet, on voit tous les jours des fcorbutiques être fort foulagés par l'ufage de cette plante; ce qui la fait placer parmi les remédes antifcorbutiques les plus efficaces.

Le creffon, & principalement l'alenois, eft employé dans les errhines pour faire éternuer. Il agit en cette occafion, en picottant fortement par fes fels âcres, les fibrilles nerveufes du nez.

Etymologie. Le creffon en Latin, *Nafturtium*, *quafi nafitortium*, *a nafo*; nez, & *torquere*, tordre; comme qui diroit herbe qui fait tordre le nez, parce qu'étant mis dans le nez, il le fait tordre en quelque façon, comme font les autres fternutatoires. C'eft encore par la même raifon qu'on l'appelle en François, *Nafitord*.

Pour le mot François de creffon, il pourroit bien venir du verbe Latin, *crefcere*, *croître*, parce que le creffon ordinaire croît fort vite.

ADDITION.

LE creffon aquatique eft ainfi nommé parce qu'il vient fans culture au bords des ruiffeaux, des fontaines, & autres lieux aquatiques. Ceux qui voyagent en mer en portent avec eux, après qu'il eft confit dans le vinaigre, le fel, & le poivre. C'eft une falade appétiffante, qui fait un vrai plaifir dans les voyages de long cours, où les viandes falées, & les eaux affez fouvent gâtées, engendrent le fcorbut. Rien n'eft plus propre pour en garantir les voyageurs; & les Capitaines de vaiffeaux, & les propriétaires, devroient en fournir toujours une affez bonne quantité pour qu'on en pût donner à leurs équipages.

CHAPITRE LXIX.

Des Epinars.

ON les doit choifir tendres, mous, succulens, qui ayent été bien cultivés, & qui foient venus en terre graffe. *Choix.*

Les épinars appaifent la toux, adouciffent les âcretés de la poitrine; & tiennent le ventre libre. *Bons effets.*

Ils produifent des vents, & des humeurs groffieres. *Mauvais effets.*

T ij

Principes.

Il contiennent beaucoup d'huile, de phlegme, & médiocrement d'acide; on en retire aussi un peu de sel volatil alkali.

Le temps, l'âge, & le tempérament.

Ils conviennent en tout temps aux jeunes gens d'un tempérament chaud, & bilieux.

REMARQUES.

La plante qui porte les épinars, étoit inconnue aux Anciens, ou bien ils la nommoient autrement que nous. On la cultive dans les jardins potagers, où elle vient malgré les rigueurs de l'hiver. Elle est très-employée parmi les alimens.

Elle contient un suc huileux, & phlegmatique, humectant, rafraîchissant, laxatif, & propre à étendre, & à embarrasser, les sels âcres qui picottent la poitrine, & à appaiser la toux.

On dit que le suc des épinars pris intérieurement, & les épinars mêmes appliqués en forme de cataplasme, guérissent la morsure des bêtes venimeuses, & empêchent les suites fâcheuses de cette morsure. Il se peut faire que cette plante absorbe, & embarrasse, un peu le venin; mais je ne me voudrois pas fier à ce reméde, car la maladie est assez considérable pour avoir besoin de secours plus puissans, & plus efficaces.

Etymologie.

Epinars, en Latin *Spinacia, seu Spinachia, a spina*, épine, parce que la capsule

le la femence de cette plante eft ordinaire-
rent épineufes.

CHAPITRE LXX.

Du Celeri.

IL doit être choifi tendre, blanc, Choix.
bien nourri, d'une faveur douce,
mêlée d'un peu d'âcreté, & qui ait
été cultivé avec foin.

Il eft apéritif, carminatif, & hyf- Bons effets.
térique; il provoque l'appétit, & il
diffout les phlegmes trop vifqueux,
& groffiers.

Il échauffe un peu quand on en Mauvais ef-
ufe avec excès. fets.

Il donne par la diftillation beau- Principes.
coup de phlegme, & d'acide, médiocrement d'huile, & une affez
grande quantité de fel volatil alkali.

Il convient en temps froid, à tou- Le temps, l'â-
te forte d'âge, & de tempérament, ge, & le tem-
pourvu qu'on en ufe avec modéra- péramment.
tion.

T iij

REMARQUES.

LE céleri n'est autre chofe que l'ache cultivée, & il n'en différe que par la culture;
car, fi l'on n'avoit foin de le bien cultiver,
il n'en différeroit en rien, & il feroit comme l'ache, vert, & non pas blanc, d'une
odeur forte, & d'un goût âcre, & fort defagréable. La culture du céleri confifte particulierement à le lier quand il eft monté
à une certaine hauteur, & à l'entourer de
fable ou de terre, prefque jufqu'à fon extrê-
mité : c'eft ce qui le rend tendre, blanc, &
d'un goût fort agréable.

Quoique le céleri par la culture acquere
un goût, & un arrangement de principes
différens de l'ache non cultivé, il ne laiffe
pas de conferver toujours un fel un peu
âcre qui domine pourtant bien davantage
dans l'ache, & qui eft la caufe principale des
vertus qui ont été attribuées au celeri.

Semences de céleri.   La femence de céleri eft carminative. On
fait avec cette graine de petites dragées d'un
goût fort agréable, & propres à fortifier
l'eftomac, & à aider à la digeftion.

Etymologie.   Le céleri eft appellé en Latin *Apium dul-
ce*, *Ache doux*. Pour le mot de céleri il vient
des Italiens.

CHAPITRE LXXI.

Des Mâches.

ON les doit choisir tendres, d'un goût aromatique, & qui ayent été cultivées dans les jardins. _{Choix.}

Choix.

Elles excitent l'appétit, elles pasfent pour être vulnéraires, apéritives, & déterfives.

Bons effets.

Elles ne produifent point de mauvais effets, fi ce n'eft par leur trop grande quantité, comme pourroient faire les meilleurs alimens du monde.

Mauvais effets.

Elles contiennent beaucoup de fel effentiel, & médiocrement d'huile.

Principes.

Elles conviennent en tout temps, à toute forte d'âge, & de tempérament.

Le temps, l'âge, & le tempérament.

REMARQUES.

LES mâches font fort en ufage dans les falades. On les y emploie à caufe de leur petit goût aromatique qui excite l'appétit. C'eft le fel effentiel en quoi elles abondent qui produit les bons effets qui leur ont été attribués.

Cette plante eft plus commune dans les

T iv

pays chauds, que dans les pays froids. On la cultive dans les jardins, où elles vient fort aisément. Sa racine est blanche, petite, & fibreuse. Elle est plus agréable que le reste de la plante, & c'est particulierement pour la racine que l'on cultive cette plante.

Etymologie. Elle est appellée en Latin *Valerianella*, comme qui diroit, *petite Valeriane*, parce qu'elle ressemble à la valeriane.

CHAPITRE LXXII.

De la Perce-pierre, ou Passe-pierre.

Choix. ELLE doit être choisie tendre, bien nourrie, d'un goût un peu salé, & un peu amer.

Bons effets. Elle est apéritive, propre pour pousser par les urines, & pour lever les obstructions; elle excite l'appétit, & fortifie l'estomac.

Mauvais effets. Elle échauffe beaucoup, quand on en use trop fréquemment.

Principes. Elle abonde particulierement en sel salin, & elle contient médiocrement d'huile, & de phlegme.

Le temps l'âge, & le tempérament. Elle convient en hiver à ceux qui sont d'un tempérament phlegmatique, & aux personnes âgées, dont l'estomac ne digere qu'avec peine.

REMARQUES.

Lᴀ paſſe-pierre eſt une plante qui vient ſur les rochers dans les pays chauds, & proche la mer. On s'en ſert aſſez ordinairement dans les ſalades, & on la confit dans du vinaigre pour la conſerver, & pour la tranſporter en différens lieux. Elle eſt un peu ſalée, & elle a auſſi une petite amertume qui la rend propre à fortifier l'eſtomac, & à exciter l'appétit. Galien juge auſſi pour les mêmes raiſons qu'elle eſt déſiccative, & déterſive. La quantité du ſel en quoi elle abonde, la rend propre à pouſſer par les urines, & à lever les obſtructions.

Cette plante eſt appellée en François Per- Etymologie. ce-pierre, parce qu'elle ſort des fentes des pierres qu'elle ſemble avoir faites.

CHAPITRE LXXIII.

Du Baſilic.

Lᴇ baſilic doit être choiſi tendre ; Choix. d'une ſaveur, & d'une odeur fortes, aromatiques, & agréables.

Il réſiſte au venin, il chaſſe les Bons effets. vents, il pouſſe par les urines, il fortifie l'eſtomac, le cœur, & le cer-

T v

veau ; il fortifie les nerfs, il déterge, il digere, & il refout. On emploie en Médecine extérieurement, & intérieurement, fes feuilles, & fa femence.

Diofcoride prétend que l'ufage trop fréquent du bafilic affoiblit la vûe. Avicenne affure que cette plante produit un fuc groffier, & mélancholique ; & Galien par la même raifon ne croit pas cet aliment falutaire. Mathiole dit que cette plante eft d'un mauvais fuc, nuifible à l'eftomac, & difficile à digérer. Je ne fçai fur quel principe il l'affure : mais, fans faire attention à toutes ces autorités, on peut dire que l'on ne voit pas beaucoup de mauvais effets de cette plante, parce qu'on l'emploie en petite quantité, & feulement dans les fauces. A la vérité, fi l'on en ufoit avec excès, elle pourroit échauffer beaucoup, en excitant dans les liqueurs du corps des fermentations trop violentes.

Le bafilic abonde en fel volatil, & en huile exaltée.

Il convient en temps froid aux

vieillards, aux phlegmatiques, & à
ceux qui ont l'estomac foible, &
qui ne digerent pas facilement.

REMARQUES.

L E basilic est une plante fort odorante, &
fort connue. Il n'y a gueres d'endroits où
l'on n'en ait sur les fenetres, & dans les jardins, à cause du parfum agréable qu'elle
répand. Son odeur, & son goût aromatiques la font entrer dans plusieurs sauces, &
dans plusieurs ragoûts ; & l'on concevra aisément comment elle peut produire tous les
bons, & tous les mauvais, effets qui lui ont
été attribués, si l'on fait attention qu'elle
abonde en principes volatils, & exaltés.

Elle a été appellée en Latin *Ocimum*, *ab* Etymologie.
ὠκέως, *celeriter*, *promptement*, parce que, suivant le rapport de Pline, & de Varron, les
Anciens avoient remarqué que la semence
de cette plante levoit promptement.

Mathiole croit qu'on ne devroit point dire
Ocimum, mais *Ozimum*, *ab* ὄζω *quod redolere
significat*, qui signifie sentir bon. On trouve aussi quelquefois dans des descriptions de
Pharmacopées *Ozimum* au lieu d'*Ocimum*.

On l'appelle encore *Basilicum*, *a* Βασιλεὺς,
Rex, *Roi*, comme si l'on disoit, *Plante
Royale*, pour son odeur, & pour ses ver-
tus.

T vj

CHAPITRE LXXIV.

Des Truffes.

Choix. On les doit choisir d'une grosseur médiocre, assez dures, récentes, bien nourries, d'une odeur, & d'un goût agréables, & qui n'ayent souffert aucune pourriture. On nous en apporte de très-excellentes du Périgord, du Limousin, de la Gascogne, de l'Angoumois, & de plusieurs autres pays chauds.

Bons effets. Elles fortifient l'estomac, elles restaurent, elles excitent la semence, & les ardeurs de Vénus.

Mauvais effets. L'usage trop fréquent des truffes excite des grandes fermentations dans les humeurs; il produit aussi des vents, & des coliques dans le bas-ventre. Avicenne prétend qu'il cause l'apoplexie, & la paralysie.

Principes. On retire des truffes peu d'acide, beaucoup d'huile, & une assez grande quantité de sel alkali, volatil, & fixe.

Elles conviennent en hiver aux
ieillards, aux phlegmatiques, & à
eux dont l'eftomac digere avec pei-
e, pourvu néanmoins qu'ils en ufent
odérément ; mais elles font pernicieufes aux jeunes gens d'un tempérament chaud, aux mélancholiques,
& aux atrabilaires.

REMARQUES.

La truffe eft une maniere de racine, ou
une maffe charnue, informe, de différentes
groffeurs, raboteufe, qui naît cachée dans
la terre, & qui ne pouffe en dehors aucune
feuille. C'eft, à ce qui me paroît, une des
raifons pourquoi elle eft d'un goût fi délicieux. En effet fes principes exaltés étant,
pour ainfi dire, réunis, & comme concen-
trés dans la truffe, produifent une faveur
beaucoup plus agréable, & plus complete,
que fi par la végétation de la truffe ces mêmes principes fe fuffent étendus, & difper-
fés, dans chaque partie de la plante.

La truffe eft employée parmi les alimens.
On la fert fur les meilleures tables, après
l'avoir fait cuire dans les cendres, ou dans
le vin. Quelques-uns la réduifent en poudre, & la mélent dans les fauces. Les Anciens s'imaginoient qu'elle ne contenoit
point de femence, & que la formation des
truffes venoit des fucs de la terre qui fe
congeloient, ou de la terre même, dont les

parties fe ramailoient, & s'unissoient étroitement ensemble ; ce qui leur avoit donné
occasion de faire ces deux vers, où ils fe
jouent fur le mot de femence :

Semina nulla damus, nec femine nafcimur ullo ;
Sed qui nos mandit femen habere putat.

Les truffes viennent en abondance dans
les lieux fecs, & fabloneux. On les tire de
terre principalement dans le printemps. La
manière de découvrir les endroits où elles
font c'eft d'y faire paffer des cochons ; car
comme ces animaux les aiment beaucoup,
ils les fentent de loin, & ils s'arrétent juftement où il y en a, pour les tirer de terre,
& pour les manger. Il fe trouve des chiens
qui les découvrent auffi bien que les cochons.
Plufieurs payfans dans les lieux où viennent
les truffes fe font inftruits par une longue
habitude à connoître les endroits où elles
font cachées.

*Maniere de
decouvrir les
truffes.*

On dit que les truffes viennent abondamment après les pluies d'automne, & les grands
tonnerres ; c'eft apparemment qu'il s'excite
pour lors une fermentation dans les femences des truffes, qui les amollit, qui ouvre
leurs pores, & qui les rend plus difpofées
à recevoir les fucs de la terre

Il y a une grande contrariété de fenti-
mens entre quelques Auteurs anciens fur
le fait des truffes. Les uns prétendent que
c'eft un bon aliment, les autres affurent que
c'en eft un mauvais ; pour moi je crois qu'il
produit de bons, & de mauvais effets. Il
reftaure, il fortifie l'eftomac, & il excite la

femence par, quelques principes volatils, & exaltés, qu'il contient; mais, quand on en use immodérément, il atténue, il divise fortement les humeurs par les mêmes principes, & il échauffe beaucoup. A la vérité le poivre, & le fel avec lesquels on mange ordinairement les truffes, n'y contribuent pas peu.

ADDITION.

Les truffes ne font pas des alimens pour tout le monde. Dans les pays où elles croissent, les paysans qui les recueillent ont plus d'intérêt de les vendre que de les manger; & dans les pays où on les envoie, il faut être riche pour en acheter, parce qu'elles font trop cheres pour ceux dont le revenu est médiocre, de forte qu'elles font reservées pour les personnes riches, qui entretiennent de grandes tables

On les accommode de différentes manieres. La meilleure est de les faire cuire sous la cendre de les servir toutes chaudes sous une serviette. On les partage en deux, on y met un peu de fel, & de poivre; on réunit les deux moitiés, & on les laisse quelques momens dans cet état afin leur chair prenne le goût du fel, & du poivre. Après celà on les pêle, & on les mange C'est un très bon aliment, mais dont il faut en user modérement, parce qu'il échauffe beaucoup.

Nous n'avons point de truffes dans l'Amérique que celles que l'on y porte d'Europe. La longueur du voyage leur enleve la meilleure partie de leurs bonnes quali-

tés. Il n'eſt plus queſtion alors de les manger cuites ſous la cendre, elles ſont trop
ſéches. On s'en ſert ſeulement dans les ragoûts. On n'a pas encore éprouvé ſi, en les
mettant par quartiers en terre, le terrein
ne ſe trouveroit pas propre pour en produire
d'autres. Je ſuis fort porté à croire qu'il en
produiroit, puiſqu'il produit beaucoup d'eſpeces de pommes de terre bien meilleures,
plus ſucculentes, que les topinambours, &
autres qui ſont en uſage en Europe.

CHAPITRE LXXV.

Des Topinambours.

Choix. ON doit les choiſir gros, bien nourris, tendres, rougeâtres en dehors,
blancs en dedans, & d'un goût approchant de celui de l'artichaux.

Bons effets. Ils nourriſſent, ils humectent beaucoup, & ils adouciſſent les âcretés
Mauvais ef-
fets. de la poitrine. Ils produiſent des humeurs groſſieres, & ils excitent des
vents.

Principes. Ils contiennent médiocrement d'huile, beaucoup de phlegme, & d'aci-
de. On en retire auſſi un peu de ſel
volatil alkali.

Le temps, l'â- Ils conviennent en tout temps aux

unes gens bilieux, & à ceux en ^{ge, & le tempérament.}
énéral dont les humeurs font trop
cres, & trop agitées.

REMARQUES.

ΕS topinambours font appellés des poires de terre, parce qu'ils naiffent dans la
terre, attachés aux branches de la racine
qui les porte. Leur origine vient du pays
des Topinambours dans les Indes. Ils font
ici affez en ufage parmi les alimens.

Il nourriffent beaucoup, & adouciffent les
âcretés de la poitrine, par leurs principes
huileux, & balfamiques, propres à s'attacher aux parties qui ont befoin de réparation, & à embarraffer les fels âcres qui picottent la poitrine. Ils produifent des humeurs groffieres, & ils excitent des vents,
parce qu'ils contiennent un fuc vifqueux,
& épais.

La plante qui porte les topinambours, Etymolog e
s'appelle en Latin *Helianthemum tubero-*
fum Indicum : *helianthemum*, *ab* ἥλιος, *fol*,
& ἄνθη, *flos*, comme qui diroit fleur du foleil, ou fleur dorée ; parce que fa fleur a
une couleur dorée ; *Tuberofum*, parce que les
topinambours font boffus, & de figure inégale, auffi bien que les truffes ; *Indicum*,
parce que l'origine des topinambours vient
des Indes, comme nous l'avons déja remarqué.

CHAPITRE LXXVI.

Des Champignons.

Especes. IL y a plusieurs especes de champignons, qui viennent tous en peu
de temps sur la terre, dans les prés,
sur les arbrisseaux, & sur le fumier.
Les meilleurs, & les plus sûrs pour
la santé, sont ceux qui croissent en
une nuit sur des couches de fumier,
où les jardiniers ont trouvé le secret
d'en faire venir toute l'année. Ils
doivent être blancs en dessus, rougeâtres en dessous, assez gros, bien
nourris, tendres, & faciles à rom-
Choix. pre. Les champignons des prés sont
encore assez bons, comme on le voit
par ces vers.

Pratensibus optima fungis
Natura est ; aliis malè creditur.

Il croît aussi au printemps aux
lieux ombrageux, dans les bois, sous
les arbres, & entre les épines, une
autre espece de champignon appellé
Mousseron, parce qu'il est enveloppé

dans de la mousse. Il revient tous les ans au même lieu d'où on l'a tiré. La terre sur laquelle il naît est grise. Ce champignon est petit, & d'un goût exquis. On le doit choisir gros comme un petit pois, blanc, tendre, charnu, & fort odorant.

Les champignons restaurent, nourrissent, & fortifient, excitent la semence, donnent de l'appétit, & ont toutes les qualités nécessaires pour satisfaire agréablement le goût. Bons effets.

Il se trouve des champignons qui excitent de grandes évacuations haut, & bas, qui causent la paralysie, & l'apoplexie, & qui donnent souvent la mort par une qualité maligne qu'ils communiquent tout d'un coup aux humeurs. Quelquefois ceux mêmes qui passent pour être les meilleurs, & les plus sûrs, suffoquent, & ôtent la respiration, pour peu d'excès qu'on en fasse. Il y en a aussi, à ce que plusieurs Auteurs rapportent, qui empoisonnent quand on les flaire. Mauvais effets.

Tous les champignons donnent par la distillation beaucoup d'huile, de sel volatil alkali, & de phlegme. Principes.

Le temps, l'âge, & le tempérament.

Ils ne conviennent en nul temps, à aucun âge, ni à aucun tempérament, parce qu'ils font toujours plus de mal, que de bien. Cependant, si l'on s'en fert, on le doit faire avec beaucoup de modération, & il eft néceffaire de boire par deffus de bon vin.

REMARQUES.

Le champignon eft un genre de plante fans fleurs, fans feuilles, & fans femences apparentes. Les Anciens s'imaginoient qu'il ne contenoit point de femence, parce qu'ils n'y en trouvoient point; cependant il eft à préfent comme demontré qu'il n'y a point de plante qui ne vienne de femences; & quoique le champignon n'en ait point d'apparentes, il ne faut pas conclure pour cela qu'il n'en a point abfolument, mais feulement que fa femence eft fi menue, & fi fine, que l'on ne peut l'appercevoir.

Expérience.

On dit que fi l'on trempe des champignons dans de l'eau, & que l'on jette enfuite cette eau fur la terre, il y naîtra des champignons. Cela vient, ou de ce que cette eau s'eft chargée de femences de champignons, lefquelles s'éclofent enfuite fur la terre; ou de ce que cette même eau a diffout quelques fels effentiels des champignons, qui fervent à étendre, & à raréfier des femences d'autres champignons qu'ils trouvent éparfes fur la terre.

On dit encore qu'à Naples, & à Rome,
l. y a des pierres fur lefquelles, fi l'on jette
le l'eau chaude, il vient des champignons
en quelque temps que ce foit. C'eft apparemment que cette eau chaude amollit des
femences de champignons qui fe trouvent
fur ces pierres, & ouvre leurs pores, de maniere que ces femences reçoivent en plus
grande abondance les fucs propres à les étendre, & à les faire croître.

Les champignons font des alimens dont
on ne fçauroit trop fe défier. Diofcóride les
diftingue en deux claffes, dont les uns font
très-dangereux, & peuvent être mis au
nombre des poifons; & les autres ne font
point de mal. On ne peut pourtant pas
dire que [ces derniers, dont nous nous fervons communément, ne foient pas quelquefois pernicieux, puifque nous voyons tous
les jours des familles entieres tomber dans
des accidens mortels pour en avoir mangé.
C'eft ce qui donne occafion à Pline de fe récrier fur la gourmandife des hommes, qui,
pour la fatisfaire, rifquent bien fouvent
leur vie par des alimens de cette nature.
Néron appelloit les champignons, Βρῶμα
θεῶν, c'eft-à-dire, viande des Dieux; parce
que l'Empereur Claudius à qui il fuccéda,
mourut pour en avoir mangé, & fut mis
enfuite au nombre des Dieux.

Il y a deux parties dominantes dans les
champignons, fçavoir, d'huileufes, & de
falines. Ces dernieres font peut-être d'une
nature âcre, & corrofive; cependant, quand
elles font étroitement unies aux premieres,

elles ne font pas fi dangereufes, parce qu'elles font retenues, & embarraffées. Mais, quand la liaifon de ces deux parties n'eft pas exacte, ces fels dont nous venons de parler, prenant le deffus, produifent plufieurs mauvais effets. En voici un exemple. Les champignons que nous employons ordinairement naiffent en peu de temps fur la terre. On les cueille auffi-tôt : car, fi on les y laiffoit trop de temps, ils deviendroient un poifon mortel, parce que leurs fels, qui au commencement étoient fuffifamment liés par des perties rameufes, fe dégagent infenfiblement des gaînes qui les retenoient, & reprennent toute leur force, à caufe d'une fermentation qui s'eft excitée dans ces champignons.

De ce raifonnement nous pourrons conclure que, plus les champignons contiennent de parties huileufes, & moins ils font dangereux ; & que ceux qui viennent fur des couches de fumier ne doivent pas tant produire de mauvais effets que les autres, parce que le fumier leur communique une grande quantité de principes fulphureux.

Les champignons peuvent encore être pernicieux par leur fubftance fpongieufe, qui, s'étendant, & fe raréfiant par la chaleur du corps, comprime le diaphragme, & empêche la refpiration. C'eft en ce fens que les meilleurs champignons pris avec excès fuffoquent quelquefois tout d'un coup.

En mangeant des champignons on doit boire beaucoup de vin, parce que cette liqueur par les parties fulphureufes qu'elle

contient en abondance embarrasse les sels
des champignons, & modere leur action.
Le miel passe aussi pour remédier aux mauvais accidens que causent les champignons.
Il agit en cette occasion comme le vin.

On prétend que quand les champignons
ne conservent pas leur couleur naturelle
après avoir été lavés, & qu'ils deviennent
ou bleus, ou rouges, ou noirs, ils sont très-
dangereux.

On trouve sur les rochers des champi- Champignons
gnons pétrifiés, qu'on nomme champignons de mer.
de mer.

CHAPITRE LXXVII.

Des Morilles.

ON doit choisir les morilles ten- Choix.
dres, grosses comme une noix, ovales, ou oblongues, d'une couleur
jaunâtre, ou blanchâtre, & percées
de grands trous qui représentent des
rayons de miel.

Les morilles excitent l'appétit, Bons effets.
fortifient, restaurent, & sont d'un
grand usage dans les sauces.

L'usage fréquent des morilles Mauvais ef-
échauffe beaucoup, & rend les hu- fets.
meurs âcres.

Elles contiennent beaucoup d'huile, de phlegme, & de sel essentiel. Elles donnent aussi par la distillation un peu de sel volatil alkali.

Elles conviennent dans les temps froids aux phlegmatiques, & à ceux en général dont les humeurs sont grossieres, & peu en mouvement; mais les personnes d'un tempérament chaud, & bilieux, doivent s'en abstenir.

REMARQUES.

La morille est une espece de champignon printanier. Elle ne différe du champignon ordinaire qu'en ce qu'elle est percée de plusieurs trous; au lieu que le champignon est feuilleté, ou fistuleux. Elle croît ordinairement aux pieds des arbres dans les bois, & dans les lieux herbeux, & humides. On ne voit point arriver de si fâcheux accidens de l'usage des morilles que de celui des champignons; apparemment parce que leurs sels sont moins âcres que ceux des champignons, ou parce qu'ils sont plus retenus, & embarrassés, par des principes sulphureux.

La morille se nomme en Latin *Boletus*, & en Grec βωλίτες, qui denote une espece de champignon rond.

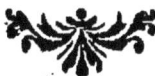

CHAPITRE

CHAPITRE LXXVIII.

*Du Raifort , appellé communément
Rave.*

On doit choisir la rave tendre , Choix.
succulente , d'un goût âcre , & piquant , mais agréable , aisée à rompre , & qui ne soit point trop grosse.

Elle pousse par les urines , elle Bont effets.
chasse la pierre des reins , & de la
vessie , elle est propre pour la colique néphrétique, elle excite les mois
aux femmes , & elle donne de l'appétit. On s'en sert pour desobstruer
la rate , & le mesentere , pour la
jaunisse , & pour l'hydropisie. Elle
est détersive, incisive. On l'écrase,
& on l'applique sous la plante des
pieds pour les fiévres malignes.

Elle maigrit, elle envoie des rap- Mauvais ef-
ports, & elle cause des maux de tê- fets.
te quand on en use immodérément.

Elle contient peu d'huile , mais Principes.
beaucoup de sel essentiel , & de
phlegme.

Tome I. V.

Le temps, l'â
ge, & le tem-
pérament,

Elle convient en temps froid aux
phlegmatiques, & aux mélancholiques, pourvu néanmoins qu'ils ayent
un bon eſtomac.

REMARQUES.

Toutes les parties de la plante qui porte le raifort pourroient être ſalutaires ; cependant l'on ne ſe ſert gueres parmi les alimens que de la racine. On la retire de terre
principalement au printemps. Elle a un goût
âcre, & picquant, qui provient de ce que
ſes ſels eſſentiels ſont fort inciſifs, péné-
trants, & peu retenus, & embarraſſés, par
des parties huileuſes.

Le raifort pouſſe par les urines, chaſſe
la pierre du rein, & de la veſſie, & eſt
propre pour la colique néphretique, à cauſe
de ſes ſels eſſentiels, qui ouvrent par leurs
parties ſolides, & douées de mouvemens,
les conduits de l'urine, & qui pouſſent au
dehors les matieres groſſieres qui s'étoient
arrêtées dans ces conduits. Ces ſels portés
à d'autres parties peuvent encore détruire
les obſtructions qu'ils y rencontrent. C'eſt
en ce ſens que les raves excitent les mois
aux femmes, & conviennent dans les autres maladies cauſées par des obſtructions.

Semence de
raifort.

Vertus.

Doſe.

La ſemence du raifort eſt apéritive ; mais,
ſi on la prend ſeule par la bouche, elle excite des envies de vomir ; c'eſt pourquoi
quelques Auteurs l'ont placée parmi les vo-
mitifs foibles. On en peut prendre depuis

demi - dragme jufques à deux dragmes.

Il y a une autre efpece de raifort, ap- pellé communément grand raifort, & en Latin *raphanus rufticanus*, párce que les payfans mangent fa racine, comme nous mangeons celle du raifort ordinaire. Ce raifort eft d'un goût âcre, & brûlant ; ce qui fait qu'il eft peu en ufage parmi les ali- mens. On s'en fert pourtant chez quelques- uns dans les fauces. Il eft auffi employé en Médecine. Il a les mêmes vertus que le raifort ordinaire, & il agit même avec plus de force, à caufe de fes fels qui font plus âcres.

Le raifort en Latin *raphanus*, a ῥάδιος *facilis, facile*, & φαίνω, *apparco, je parois*, comme qui diroit, plante qui paroît facile- ment, parce que le raifort leve peu de temps après qu'il a été femé.

CHAPITRE LXXIX.

Des Raves de Limoufin.

Il y a deux fortes de raves de Li- moufin, l'une mâle, & l'autre fe- melle. La rave femelle eft beaucoup plus délicate que l'autre, & eft plus eftimée.

On doit choifir l'une, & l'autre, tendre, & bien nourrie.

Les raves de Limoufin nourriffent

beaucoup, & excitent l'urine. On
se sert de leur décoction passée, &
édulcorée avec du sucre, pour adoucir les âcretés de la poitrine, & la
voix rauque. On en prend le soir
avant de se coucher.

Mauvais ef-
fets. Les raves sont venteuses, causent
des obstructions, & se digerent difficilement.

Principes. Elles contiennent médiocrement
d'huile, & beaucoup de sel essentiel.

Le temps, l'â-
ge, & le tem-
pérament. Elles conviennent en tout temps
aux jeunes gens bilieux, & à ceux
dont les humeurs sont âcres, & tenues, pourvu néanmoins qu'ils ayent
un bon estomac.

REMARQUES.

On cultive les raves dans les terres humides avec les choux, en Angleterre, en Limousin; d'où vient qu'on les appelle raves
de Limousin. Elles sont d'un grand usage
parmi les alimens. Les deux especes de raves que nous avons marquées ci-devant, ne
different l'une de l'autre qu'en ce que la
rave mâle est ordinairement ronde, grosse
comme la tête d'un enfant, & s'étendant
beaucoup en large; & que la femelle est
oblongue. L'une & l'autre croissent quel-

quefois à une groffeur prodigieufe. Pline,
& Tragus, difent avoir vu des raves mâles
qui pefoient jufques à quarante livres chacune, & Amatus rapporte qu'il en a vu qui
pefoient plus de cinquante, & foixante livres. On a vu auffi des raves femelles pefer
jufques à trente livres chacune.

Les raves font fort nourriffantes, & adouciffantes, parce qu'elles contiennent un fuc
huileux, & balfamique, propre à abforber
les fels âcres des humeurs, & à s'attacher
aux parties folides qui ont befoin de réparation. Elles fe digerent difficilement, elles
font venteufes, & caufent quelquefois des
obftructions, parce qu'étant d'une fubftance
affez compacte, & refferrée en fes parties,
elles demeurent longtemps dans l'eftomac
avant d'y être parfaitement atténuées; qu'elles y fermentent, & s'arrêtent facilement
dans les petits tuyaux par où elles paffent.

La femence de rave eft eftimée propre *Semence de*
pour réfifter au venin, & pour tuer les vers. *rave.*

La rave s'appelle en Latin *rapa*, qui vient *Etymologie.*
du Grec ῥάφυς, ou ῥάπυς, qui fignifie auffi
une rave.

CHAPITRE LXXX.

De la Corne de Cerf.

LA corne de Cerf eft une plante *Efpeces.*
dont il y a deux efpeces, une domeftique, & l'autre fauvage. On

Choix. doit choisir celle qui a été cultivée dans les jardins.

Bons effets. Elle resserre par le ventre, & elle pousse par les urines ; elle est bonne pour la colique néphrétique, pour la rétention d'urine ; elle arrête les cours de ventre, & les hémorrhoïdes ; elle est vulnéraire, & déterge, & consolide les plaies.

Mauvais ef-
fets. Elle ne produit de mauvais effets qu'autant qu'on en use avec excès.

Principes. Elle donne beaucoup d'acide, médiocrement d'huile, & un peu de sel volatil alkali.

Le temps, l'âge, & le tempérament. Elle convient en tout temps, à toute sorte d'âge, & de tempérament.

REMARQUES.

On emploie assez ordinairement la corne de cerf dans les salades. La plûpart des effets qu'elle produit viennent du sel acide ou essentiel qu'elle contient en assez grande quantité.

Etymologie. Elle est appellée en Latin *Coronopus*, à κορόνη, *Cornix*, & *pes*, pié, comme qui diroit, *pié de Corneille*, parce qu'on a cru trouver quelque ressemblance entre les feuilles de cette plante & le pié d'une Corneille.

On la nomme aussi *corne de cerf*, parce que ses feuilles ont la figure d'une petite corne de Cerf.

Enfin on l'appelle en Latin *Herba ſtellaria*,
parce que ſes feuilles couchées par terre, repréſentent en quelque ſorte une étoile.

CHAPITRE LXXXI.

De la Raiponſe.

ON la doit choiſir jeune, tendre, Choix.
& qui ait été cultivée avec ſoin.

La raiponſe fortifie l'eſtomac, ai- Bons effets.
de à la digeſtion, eſt apéritive, &
propre pour la gravelle, & la pierre;
elle déterge, & réſiſte au venin.

La raiponſe ne produit point de Mauvais ef-
mauvais effets, à moins qu'on n'en fets.
uſe immodérément.

Elle contient beaucoup d'acide, Principes.
& de phlegme, médiocrement d'huile; on en retire auſſi un peu de ſel
volatil alkali.

Elle convient en tout temps, à Le temps, l'â-
toute ſorte d'âge, & de tempéra- ge, & le tem-
ment. pérament.

REMARQUES.

LA raiponſe eſt une petite racine longue,
groſſe comme le petit doigt, blanche, &
d'un bon goût. On la cultive dans les jardins,

V iv

& on la cueille étant encore tendre , pour la
mêler dans les falades.Elle contient quelques
principes exaltés qui fortifient l'eftomac ,
& qui aident à la digeftion. Elle eft encore
apéritive par le fecours de fes fels acides.

Grande ré-
ponfe.
Il y a une autre efpece de raiponfe,appellée
en Latin *Rapuntium majus.* Les racines de
cette plante font affez bonnes à manger ; cependant elles font peu en ufage.

Etymologie.
La réponfe,en Latin,*Raponculum* , *quafi ra-
pum parvum* , parce qu'elle reffemble à une
petite rave.

CHAPITRE LXXXII.

Des Navets.

Efpeces.
Il y a deux efpeces de navets : la
premiere, eft cultivée , & l'autre eft
fauvage. Le navet fauvage différe
du premier en ce qu'il eft beaucoup
plus petit. On préfere, parmi les alimens,le navet cultivé au fauvage.

Choix.
On le doit choifir d'une groffeur
moyenne, tendre , délicat , charnu,
de couleur blanche , d'un goût picquant , & agréable.

Bons effets.
Les navets font pectoraux. On les
emploie en décoction pour adoucir,
& pour diffoudre,les vifcofités âcres

qui tombent fur la poitrine, auffi
bien que pour l'afthme, la phthifie,
& la toux obftinée. Ils nourriffent
affez; ils excitent l'urine. On les applique extérieurement, étant rapés,
& en maniere de cataplafme, pour
digérer, pour réfoudre, & pour appaifer les douleurs.

Les navets excitent quelquefois Mauvais ef-
fets.
des vents, & des coliques.

Ils donnent par la diftillation beau- Principes.
coup d'acide, & de phlegme, médiocrement d'huile, & un peu de fel
volatil alkali.

Les navets conviennent en tout Le temps, l'â-
ge, & le tem-
péra ment.
temps, à toute forte d'âge, & de
tempérament; moins cependant à
ceux qui font fujets aux vents, & à
la colique.

REMARQUES.

L x navet eft la racine d'une plante qui reffemble tellement à celle qui porte la rave,
que les jardiniers, & les laboureurs ne diftin-
guent ces deux plantes que par un certain
port,& par la figure de leur racine. On cultive
le navet dans les terres humides. Il eft d'un
grand ufage parmi les alimens.

Il eft fort nourriffant, pectoral, & adouciffant, parce qu'il contient beaucoup de par-

ties huileufes, & balfamiques. Cependant il fe digere un peu difficilement, & excite des vents, à caufe d'un fuc vifqueux, & groffier, dont il eft chargé.

Semence du navet fauvage. On préfere en Médecine la femence du navet fauvage à celle du navet cultivé. Elle pouffe par les urines, elle réfifte au venin, elle chaffe par tranfpiration les mauvaifes humeurs, elle produit de bons effets dans les petites véroles, & dans les fiévres malignes, & peftilentielles ; elle entre dans la compofition de la Thériaque.

Navette. Il y a une graine qu'on appelle *Navette*, que plufieurs ont crû être la femence du navet ; cependant c'eft la femence d'une efpece de choux, appellé en Flandre *Coïfa*. On la cultive en plufieurs lieux, comme en Brie, en Normandie, en Flandre, en Hollande. On en tire par expreffion une huile dont fe fervent les Bonnetiers, & qui fert auffi à brûler. Cette huile, extérieurement appliquée, eft adouciffante, & réfolutive ; mais elle eft peu emploiée en Médecine.

CHAPITRE LXXXIII.

Des Panais.

Efpeces. IL y a deux efpeces de panais, une cultivée, & l'autre fauvage. On doit

Choix. choifir celle qui eft cultivée, parce qu'elle eft plus groffe, plus tendre, d'un goût, & d'une odeur beaucoup plus agréables.

Les panais excitent l'urine, & les mois aux femmes, abattent les vapeurs, passent pour être vulnéraires, & nourrissent assez. Bons effets.

Les panais, & principalement les sauvages, pesent sur l'estomac, & se digerent un peu difficilement. Mauvais effets.

Les panais donnent par la distillation médiocrement d'huile, beaucoup d'acide, & de phlegme, & très-peu de sel volatil alkali. Principes.

Ils conviennent en tout temps, à toute sorte d'âge, & de tempérament. Le temps, l'âge, & le tempérament.

REMARQUES.

LE panais est une racine assez connue, & fort en usage parmi les alimens. Elle vient dans les terres grasses, & humides. Elle est d'un goût fort agréable, à cause de quelques principes exaltés qu'elle contient, & qui contribuent encore à produire une partie des bons effets que nous lui avons attribués. Cependant elle se digere un peu difficilement, à moins qu'elle n'ait été bien cuite, parce qu'elle est d'une substance assez compacte, & reserrée en ses parties.

Les semences, & les feuilles, de la plante qui porte le panais, sont quelquefois em- Semences & feuilles de panais.

ployées en Médecine. Elles ont à peu près les mêmes vertus que le panais.

Etymologie. Le panais, en Latin *Paſtinaca*, *a paſtu*, parce qu'il eſt fort en uſage parmi les alimens ; ou bien *a paſtino*, qui ſignifie une houe de vigneron, à cauſe que la terre où viennent les panais a beſoin d'être cultivée.

CHAPITRE LXXXIV.

Des Carottes, ou mieux Salſifix.

Choix. ON les doit choiſir longues, groſſes, charnues, jaunes, ou d'un blanc pâle, tendre, ſe rompant aiſément, & d'un goût tirant ſur le doux.

Bons effes. Elles ſont apéritives, elles chaſſent la pierre, elles purifient la maſſe du ſang, & font venir les mois aux femmes.

Mauvais effets. On remarque que les carottes ſont aſſez ſaines, & qu'elles ne produiſent d'incommodité que par leur uſage immodéré.

Principes. Elles donnent par la diſtillation peu d'huile, beaucoup d'acide, & de phlegme, & très-peu de ſel volatil alkali.

Le temps, l'â. Elles conviennent en tout temps ;

à tout âge , & à toute forte de tempérament.

REMARQUES.

LE S carottes font des racines fort en ufage
dans les cuifines, à caufe de leur goût, qui eft
affez agréable. La plûpart de leurs bons effets proviennent de leur fel acide, ou effentiel.
Leurs femences , & leurs feuilles , ne font
point emploiées parmi les alimens.

Elles font fudorifiques, vulnéraires, apéritives, propres pour la pierre , & pour exciter les mois aux femmes.

La carotte, en Latin, *Carotta*, vient de *caro*, Etymologie
chair, parce qu'elle eft charnue.

CHAPITRE LXXXV.

Des Cercifis , ou mieux *Salfifix.*

ON fe fert de deux fortes de cer- Efpeces.
cifis parmi les alimens. La premiere
eft la racine d'une efpece de barbe
de bouc ; la feconde eft la racine de
fcorzonaire, appellée vulgairement,
Cercifis d'Efpagne. On doit choifir Choix.
l'une , & l'autre tendres , faciles à
rompre , charnues , fucculentes , &
d'un goût doux , & agréable.

Bons effets. Les cercifis excitent les urines, fortifient l'estomac, provoquent les sueurs, & les mois aux femmes. Les cercifis d'Espagne sont estimés propres pour la petite vérole, pour la peste, pour résister au venin, & pour la morsure de la vipere, & des autres bêtes venimeuses.

Mauvais effets. Ces racines bien cuites sont des alimens assez salutaires, & qui ne produisent de mauvais effets qu'autant que l'on en use immodérément.

Principes. Elles contiennent beaucoup de sel essentiel, & de phlegme, médiocrement d'huile. On en retire par la distillation un peu de sel volatil alkali.

Le temps, l'âge, & le tempérament. Elles conviennent en tout temps, à toute sorte d'âge, & de tempérament.

REMARQUES.

On cultive l'une & l'autre espece de cercifis dans les jardins potagers, parce qu'elles sont très-usitées pendant le carême. Les cercifis d'Espagne sont ainsi appellés, parce qu'ils viennent en Espagne sans culture aux lieux humides, & dans les bois montagneux. Ils ont un goût plus agréable, & plus relevé, que les autres, apparemment parce qu'ils

sont doués de principes plus volatils , & plus
exaltés.

Les bons effets que produisent les cercifis
viennent du sel essentiel qu'ils contiennent
en assez grande quantité.

Cercifis , est une corruption de *Saffifrica* ,
& *Saffifrica* est une autre corruption de *Saxi-*
fragia.

Barbe de bouc, en Latin *Tragopogon a* τράγος, Etymologie.
hircus, bouc, & πῶγος, *barba , barbe , parce*
qu'on prétend que les aigrettes des semences
de cette plante sortant de leurs calices , forment une brosse semblable à la barbe d'un
bouc.

La Scorzonnaire en Latin, *Scorzonera, ab Es-*
corso , mot Catalan qui signifie vipere , parce
que cette plante passe pour guérir la morsure
de la vipere.

CHAPITRE LXXXVI.

Du Cheruis.

On doit choisir les cheruis ten- Choix.
dres, faciles à rompre , & d'un goût
doux , & agréable.

Ils sont apéritifs , & vulnéraires , Bons effets.
& ils donnent de l'appétit.

Les cheruis ne produisent de mau- Mauvais ef-
vais effets qu'autant qu'on en use fets.
avec excès.

Principes. Ils contiennent beaucoup de sel essentiel, & de phlegme, médiocrement d'huile. On en retire par la distillation très-peu de sel volatil alkali.

Le temps, l'âge, & le tempérament. Ils conviennent en tout temps, à toute sorte d'âge, & de tempérament.

REMARQUES.

LES cheruis sont des racines fort en usage pour leur bon goût. On les sert sur les meilleures tables, & on les cultive dans les jardins potagers. Elles sont beaucoup plus saines que plusieurs autres racines dont nous avons parlé dans les chapitres précédens. Elles peuvent même passer pour un aliment très-salutaire. La plûpart des bons effets qu'elles produisent, proviennent du sel essentiel qu'elles contiennent.

CHAPITRE LXXXVII.

De l'Oignon.

Choix. ON le doit choisir assez gros, plein de suc, rond, le moins âcre qu'il se pourra, & qui ait été cultivé en terre grasse, & humide.

Bons effets. L'oignon est apéritif, brise la pierre

des reins , & de la veffie , excite les ardeurs de Vénus , provoque l'appétit , tue les vers , convient dans l'hydropifie , dans l'afthme , & dans le fcorbut. Il eft auffi employé pour la furdité , pour réfifter au venin, & pour faire meurir les abcès. On s'en fert en Médecine intérieurement , & extérieurement.

L'ufage trop fréquent de l'oignon enflamme la maffe du fang , & excite des vents , & des maux de tête. *Mauvais effets.*

L'oignon donne par la diftillation peu d'huile , beaucoup d'acide , & de phlegme , & un peu de fel volatil alkali. *Principes.*

Il convient principalement en temps froid , aux vieillards , aux phlegmatiques , & à ceux qui digerent difficilement , & qui abondent en humeurs groffieres, & vifqueufes; mais les jeunes gens, d'un tempérament chaud, & bilieux, doivent s'en abftenir, ou en ufer fort modérément, en quelque temps que ce foit. *Le temps, l'âge, & le tempérament.*

REMARQUES.

Différence. L'OIGNON eſt une racine bulbeuſe, aſſez connue par l'uſage commun que l'on en fait. Il varie en groſſeur, en figure, en couleur, & en goût. Il eſt quelquefois gros comme une noix, quelquefois comme une prune. Il eſt ordinairement rond & orbiculaire ; d'autres oblong. Il eſt compoſé de tuniques blanches, jaunes ou rouges, contigues les une aux autres. Enfin, ſuivant les endroits où il vient, il eſt plus ou moins âcre. Par exemple, les oignons des pays chauds ſont doux en comparaiſon des nôtres. On les mange même dans ces pays comme nous faiſons ici les poires, & les pommes. On a encore remarqué que les oignons oblongs ſont ordinairement plus âcres que les ronds ; que les rouges, & les jaunes, le ſont plus que les blancs ; que les ſecs le ſont auſſi plus que les verts, & les cruds plus que les cuits.

Le goût, & l'odeur âcres de l'oignon proviennent des ſels volatils acides qu'ils contiennent, leſquels, étant fort inciſifs, & pénétrans, frappent rudement les fibres de la langue, & de la membrane intérieure du nez. Ces ſels s'élevent avec impétuoſité quand on coupe l'oignon, picotent les glandes des yeux, & font pleurer. Ce ſont encore ces ſels qui produiſent les bons effets que nous avons attribués aux oignons. Ils ouvrent les glandes renales, & briſent, & atténuent les matieres groſſieres qui s'étoient arrêtées dans les conduits urinaires. C'eſt pour cela que l'oignon eſt regardé chez quelques-uns comme un ſpécifique pour la pierre.

L'oignon excite encore l'appétit en pico- tant un peu les fibres de l'eſtomac. Il tue les vers en corrodant les parties de ces petits ani- maux. Il convient dans l'hydropiſie , dans l'aſthme, & dans le ſcorbut, en ce qu'il divi- ſe, & attenue, les humeurs groſſieres qui abondent dans ces maladies , & qui levent les obſtructions qui ſe ſont formées dans les tuyaux. Enfin il réſiſte au venin, en conſer- vant les liqueurs dans une juſte fluidité. Son ſuc inſtillé dans l'oreille eſt propre pour la ſurdité, parce qu'il raréfie les ſucs viſ- queux qui cauſoient cette incommodité.

L'uſage immodéré de l'oignon produit quelques mauvais effets que nous avons mar- qués ci-devant , parce qu'il excite des fer- mentations exceſſives dans les humeurs.

L'oignon, en Latin, *Cepa* , *vel Cæpe* , ἀ κε- φὰλη, *caput* , *tête* , parce que la ſommité de cette plante, auſſi bien que ſa racine, repré- ſente la figure d'une tête, ou parce que l'oi- gnon paſſe pour cauſer des maux de tête. 〔marginal: Etymologie.〕

ADDITION.

L'OIGNON eſt d'un uſage infini dans tous les pays, mais il n'eſt pas également bon par- tout. On ſe trompe quand on s'imagine qu'il doit être âcre. Il eſt vrai qu'il doit avoir un peu d'âcreté ; mais celui qui croît dans les pays froids eſt toujours trop piquant, & trop âcre, au lieu que celui qui vient dans les pays chauds eſt bien plus doux, & plus agréa- ble.

Les oignons qui croiſſent en Eſpagne, en Italie, en Sicile, près la côte de Barbarie, & ſurtout en Egypte, ſont excellens. Les peuples les mangent comme nous mangeons les pommes. Ils ſont doux, & très-bons pour la poitrine. Les Iſraélites, qui n'en trouvoient point dans le déſert, étoient excuſables quand ils regrettoient ceux qu'ils avoient laiſſés en Egypte, ſi tant eſt qu'on puiſſe excuſer des gens groſſiers qui ne ſe ſoumettoient pas auſſi intérieurement qu'ils le devoient à la volonté de Dieu. Ce qu'on peut dire des oignons d'Egypte c'eſt qu'ils ſont ſans contredit les meilleurs qu'il y ait au monde. Ceux de la côte de Barbarie en approchent beaucoup; ceux d'Eſpagne, c'eſt-à-dire des environs de Cadix, & ceux de Sicile les ſuivent; ceux du royaume de Naples, & du reſte de l'Italie, n'en approchent pas; & ceux de France, d'Allemagne, d'Angleterre, & des autres pais plus froids, ne valent rien en comparaiſon des premiers.

La graine des oignons d'Egypte, apportée en Provence, & cultivée avec tout le ſoin imaginable, a d'abord dégénéré ſi prodigieuſement, que les oignons n'étoient que très-mauvais en comparaiſon de ceux de qui elle venoit.

Les oignons blancs ſont toujours plus doux, & meilleurs, que les rouges.

On a été bien des années aux iſles de l'Amérique ſans y voir d'autres oignons, d'autres aulx, d'autres échalottes, que ce que les vaiſſeaux y apportoient d'Europe. Les graines de toutes ces plantes levoient bien,

mais elles fe changoient toutes en ciboulles,
qui confervoient feulement le goût, & l'o-
deur, de leurs efpeces. On s'eft avifé de planter des oignons entiers, ils reprirent fort
bien, mais ils ne produifirent que des ciboulles. Ce que ces ciboulles ont de commode, c'eft qu'elles produifent de très-grof-
fes touffes, qui contiennent jufqu'à vingt ou
vingt-cinq ciboulles ; &, quand on arrache
une touffe, on n'a qu'à en remettre une dans
le trou, elle ne manque jamais de reprodui-
re une femblable touffe en moins de deux
mois.

A la fin on a femé des graines d'oignons,
& on les a tranfplanté quand on a vu qu'elles
étoient en état de l'être : & dès qu'ils
avoient repris on a eu foin d'ôter la terre tout
au tour, enforte que les racines font prefque
tout à découvert. Alors l'oignon fe forme,
& jette des cayeux, & à mefure qu'ils groffiffent on a foin de les découvrir jufqu'aux
racines, & par cette menœuvre on a de très-
beaux oignons.

On en ufe de même pour les aulx, & les
échalottes, & on eft fûr que toutes ces plantes produifent à merveille.

L'oignon, l'ail, & l'échalotte, font d'u-
fage dans prefque tous les pays du monde,
dans les uns plus, dans les autres moins, felon que les plantes font plus du goût des
hommes qui les habitent ; mais, comme les
goûts font différens, ces mêmes plantes ne
plaifent pas également, & n'ont pas par-tout
les mêmes qualités. Par exemple, nos oignons ne plairoient pas aux Egyptiens, ni à

leurs voifins, parce qu'ils font trop âcres, au
lieu que les leurs nous plairoient infiniment,
parce qu'ils font doux , & agréables , & que
le climat où ils font crus leur a ôté leur acri-
monie fans leur enlever leurs bonnes qualitées. Il en eft de même des aulx , & des échalottes.

On fe fert dans les pays chauds de l'ail, &
des échalottes, pour guérir les dyfenteriés. En
France , & dans les pais Septentrionaux, on
donne à ceux qui font attaqués de cette maladie des remedes rafraîchiffans. Eft-il permis de penfer que les Médecins fe trompent?
La politeffe s'y oppofe , & l'expérience en
convainc. Il eft vrai que, felon l'axiome
communément reçu, les contraires fe gué-
riffent par leurs contraires; ainfi, quand on
fuppofe que la dyfenterie eft caufée par une
chaleur exceffive, il femble que les médicamens , & les alimens rafraîchiffans, peuvent
lui fervir de remédes. Il s'agit de fçavoir au
jufte la caufe du mal, & c'eft en cela que
les plus habiles fe trompent fouvent. On a
vu à l'Amérique des gens guérir de ce mal
par les bains dans la mer, ou dans les rivieres, & à qui on a donné à boire de la limonade , & de l'orgeat. Mais , fi on fuppofe que
la chaleur exceffive qui a caufée la dyfenterie a diminué la chaleur naturelle , & que
l'eftomac ne fait plus fes fonctions , & ne digere point, ou prefque point, peut-on efpérer qu'il fe rétablira par des alimens, & des
remedes froids ; & n'eft-il pas plus raifonnable de penfer que des alimens chauds, pris
modérément, rétabliront fa chaleur , & l'ai-

deroit à faire plus aifément fes fonctions ,
& par une fuite néceffaire feront ceffer la dyfenterie?

CHAPITRE LXXXVIII.
De l'Ail.

L'AIL doit être choifi tendre, bien Choix.
nourri, fentant fort , & d'une faveur âcre, & piquante.

Il pouffe par les urines, il brife Bons effets.
la pierre des reins, & de la veffie,
il excite les ardeurs de Vénus , il
réfifte au venin, & au mauvais air.
Il tue les vers, il rend la voix nette,
& agréable ; il eft incifif, & pénétrant ; il donne de l'appétit, & il
confume les vifcofités de l'eftomac.
On le pile, & on l'applique au poing
dans le temps du friffon, ou au commencement de l'accès d'une fievre
intermittente.

Il excite des maux de tête , il Mauvais ef-
échauffe beaucoup, il rend les hu-fets.
meurs plus âcres, & plus agitées,
& il eft pernicieux aux perfonnes
attaquées d'hémorrhoïdes, & aux
nourrices.

Il contient peu d'huile, mais beaucoup de fel volatil acide, & fort piquant.

Il convient principalement dans les temps froids aux vieillards, & à ceux qui abondent en humeurs grosfiares, ou dont l'eftomac ne digere qu'avec peine ; mais les jeunes gens d'un tempérament chaud, & bilieux, doivent s'en abftenir.

REMARQUES.

L'AIL dont nous nous fervons communément parmi les alimens eft une racine bulbeufe, prefque ronde, compofée de quelques tuniques blanches, ou tirant fur le purpurin.

Ces tuniques enveloppent plufieurs tubercules charnus, oblongs, pointus, fort âcres au goût, & à l'odorat. Ces tubercules font appellés vulgairement côtes, ou gouffes, d'ail. On cultive cette plante en Efpagne, en Gafcogne, & aux autres pais chauds. Les peuples de ces lieux mangent l'ail avec leur pain, & s'en font un véritable ragoût. Les Egyptiens en faifoient antrefois un grand cas, & prétendoient fe préferver par ce moyen de plufieurs maladies. Ils regardoient même l'ail comme une antidote puiffant, dont ils fë fervoient, comme nous faifons de la thériaque, & de plufieurs autres remedes femblables.

L'ail

L'ail eſt d'un grand ſecours aux gens qui vont ſur mer ; car il emporte la corruption que cauſent les eaux ſales, & puantes, & les mauvais alimens que l'on eſt obligé de prendre dans ces temps, au deffaut des bons. Il appaiſe auſſi les nauſées, & les vomiſſemens, qui ſurviennent aſſez ſouvent par l'air ſalé de la mer que l'on reſpire. C'eſt pourquoi les marins mangent ordinairement tous les matins de l'ail avec leur pain.

Galien prétend que l'ail eſt fort ſalutaire dans les pays froids. Cependant, comme les perſonnes qui habitent les pays chauds ſont plus ſouvent expoſées à des foibleſſes d'eſto-mac que les autres, & que l'ail eſt très-pro-pre à fortifier cette partie, je crois que ſon uſage peut être quelquefois convenable dans ces pays, pourvu qu'il ſoit modéré.

L'ail contient les mêmes principes, & pro-duit les mêmes effets, que l'oignon. On peut auſſi expliquer ſes vertus de la même manie-re que nous avons expliqué celles de l'oi-gnon.

Les Rocamboles, que l'on appelle écha-lottes d'Eſpagne, ſont les fruits des aulx qu'on cultive en Eſpagne. Ils ont les mêmes vertus que l'ail.

L'ail convient à ceux qui vont ſur mer.

Rocamboles.

ADDITION.

L'AIL, nommé par les Latins *allium*, eſt une plante âcre qui contient beaucoup de ſel volatil, ſurtout ſa racine qu'on nomme tête, côte, ou gouſſe, *capitæ, digiti, bulbuli*. Il eſt irritant, échauffant, réſolutif, diſcuſfif. Il convient aux estomacs froids, remplis d'une mucosité épaisse, & de crudités acides, & visqueuses. Il est bon, étant cuit dans le lait, contre les vers dès intestins; il passe pour un antidote efficace, ce qui le fait appeller la thériaque des paysans. Il aide la digestion, & augmente la transpiration insensible. Il rend le visage vermeil. Portius en recommande l'usage contre les maladies des soldats qui viennent du deffaut de la transpiration.

Il est bon dans la lienterie, dans la dysenterie causée par l'usage des alimens corrompus, pour résoudre le lait caillé dans l'estomac, contre les coliques venteuses de cause froide, les acidités, & viscosités, contre la fiévre quarte pris avec du vin, les suppressions des femmes, la rétention d'urine, l'hydropisie, la gravelle. Il excite aux plaisirs de l'amour, étant mêlé avec la coriandre verte. Il donne des forces aux voyageurs, & même aux chevaux fatigués. Zacut rapporte qu'un vieillard qui avoit voiagé pendant un mauvais temps ne put rétablir son estomac que par ce remede. C'est ce qui fait que les Septentrionaux en font grand usage.

En demi-bain, & même en vapeurs, il provoque les regles, les vuidanges, & la sortie de l'arriere faix. Réduit en onguent avec l'huile, il résout les tumeurs froides, & les cors aux pieds. Cet onguent est nommé la moutarde du diable. Son suc chaud guérit la surdité ancienne, & le tintement d'oreilles. Il guérit les fiévres intermittentes emploié en épicarpe, & les maux de dents appliqué sur le coude après l'avoir écrasé. Etant appliqué aux pieds il cause une révulsion de la tête. Il murit les bubons, & charbons, seul ou mêlé avec la fiente d'homme.

Il ne convient pas à tout le monde, & notamment à ceux qui sont d'un tempérament chaud, qui ont les humeurs aisées à mettre en mouvement, & les fibres délicates. C'est dans ce sens que les Anciens ont dit qu'il étoit nuisible à la tête, aux yeux, & aux reins. Il rend d'ailleurs un suc visqueux, qui colle la porcelaine comme un mastic ; ce qui prouve sa viscosité, & qu'il demande un bon estomac. On en faisoit manger par punition aux criminels pendant quelques jours. Son odeur chasse les serpens. Il s'en fait grand usage vers Narbonne, Toulouse, Bordeaux, en Provence ; mais on n'en fait pas mieux. Quand on le prend mal à propos il cause des vents, des chaleurs, des pesanteurs de tête, des inquiétudes, & réveille les douleurs anciennes. Il est bon dans l'ivresse, en augmentant la transpiration, & quand on veut boire beaucoup, parce qu'il fortifie l'estomac.

Il fortifie la vue affoiblie par l'humidité ; il diminue la semence dans les tempéramens chauds. Appliqué sur les dents douloureuses après avoir été grillé, il soulage le mal. Il est bon intérieurement dans la sciatique, & extérieurement dans la goute. Il ne convient ni aux femmes grosses, ni aux nourrices, parce qu'il provoque les regles.

L'échalotte d'Espagne, ou rocambole,

X ij

est nommée par les Botanistes *allioprasum ;
scorodoprasum*, & *ophioscordon.* M. Lemeri
dit avec raison que c'est une plante dont les
vertus approchent beaucoup de celles de l'ail
ordinaire. B.

CHAPITRE LXXXIX.

De l'Echalotte.

Choix. ON doit choisir l'échalotte petite,
rouge, un peu dure, & la moins
âcre qu'il se pourra.

Bons effets. Elle excite l'appétit, elle fortifie
l'estomac, elle aide à la digestion ;
elle est apéritive ; elle chasse la pierre des reins, & de la vessie, & elle
résiste au mauvais air.

Mauvais effets. Elle cause des maux de tête, elle
excite la soif, & elle échauffe beau-
coup.

Principes. Elle contient médiocrement d'huile, & beaucoup de sel essentiel.

Le temps, l'âge, & le tempérament. Elle convient dans les temps froids
aux vieillards, aux phlegmatiques,
& à ceux dont l'estomac digere difficilement.

REMARQUES.

L'ECHALOTTE eſt la racine d'une eſpece d'oignon. Elle eſt bulbeuſe, oblongue, ayant l'odeur, & le goût de l'ail, mais moins fort, parce que ſes ſels ſont moins âcres, & un peu plus embarraſſés par des parties rameuſes. On la cultive dans les jardins potagers; car elle eſt d'un grand uſage dans les ſauces.

Nous n'expliquerons point ici les vertus de l'échalotte, d'autant qu'elle agit à peu près de la même maniere que l'oignon, & l'ail, dont nous avons déja parlé.

L'échalotte en Latin, *Cepa aſcalonia*, *ab* Etymologi *aſcalone*, bourgade de Judée, où elle vient en abondance, & d'où on l'a apportée en premier lieu.

CHAPITRE LXXXX.

De la Moutarde.

IL y a deux eſpeces de moutarde, une cultivée, & l'autre ſauvage. La cultivée ſe ſubdiviſe encore en deux autres eſpeces, que nous ne décrirons point ici. On ne ſe ſert parmi les alimens que de la ſemence de chaque eſpece.

Eſpece.

Choix. On la doit choisir nouvelle, bien nourrie, & d'un goût âcre, & piquant.

Bons effets. Les femences de moutarde excitent l'appétit, aident à la digeftion, pouffent par les urines, brifent la pierre des reins, & de la veffie, font propres pour la fievre quarte, pour le fcorbut, pour atténuer les humeurs groffieres, & tartareufes, pour provoquer l'éternuement. On s'en fert extérieurement pour réfoudre les tumeurs, & pour faire meurir les abfcès. On les applique encore fur les épaules, où l'on a fait des ventoufes avec des fcarifications, pour l'apoplexie, & la paralyfie. C'eft ce qu'on appelle *Sinapifmus.*

Mauvais effets. Elles échauffent très-fort, & rendent les humeurs âcres, & picottantes.

Principes. Elles contiennent beaucoup de fel âcre, & d'huile.

Le temps, l'âge, & le temperament. Elles conviennent dans les temps froids aux vieillards, & aux perfonnes phlegmatiques, & mélancholiques.

REMARQUES.

On cultive les deux efpeces de moutarde dans les champs, & dans les jardins, à caufe de leurs femences. Elles font fort en ufage, parce qu'elles excitent l'appétit par leur acrimonie, & qu'elles donnent aux viandes un goût plus piquant, & plus relevé.

Semences de moutarde.

On fe fert communément dans les fauces d'une pâte liquide faite avec ces femences pilées & mêlées, ou avec du mouft à demi épaiffi, comme eft la moutarde de Dijon, ou avec un peu de farine & de vinaigre. Cette derniere eft plus piquante, & excite davantage l'appétit que l'autre. La raifon en eft que dans la premiere le mouft que l'on y emploie emb:affe par fes parties fulphureufes les fels âcres de la femence de moutarde ; au lieu que dans la feconde le vinaigre dont on fe fert pour la faire augmente encore fa force, & fon picottement.

Moutarde de Dijon.

Moutarde ordinaire.

La femence de moutarde contient un fel effentiel fort âcre, & fort pénétrant, propre à aider à la digeftion, en divifant, & atténuant les alimens contenus dans l'eftomac, à ouvrir les glandes renales, à raréfier les fucs vifqueux, & groffiers ; & enfin à produire plufieurs autres bons, & mauvais effets, que nous avons cités ci devant.

On tire, par exemple, de la femence de moutarde bien pilée, une huile propre pour réfoudre les tumeurs froides, pour la paralyfie, & pour toutes les maladies qui viennent d'humeurs groffieres.

Huile de femence de moutarde.

X iv

La moutarde en Latin *Sinapi*, & en Grec, σίνηπι, de σίνην ῶπας, parce que la semence de moutarde picote les yeux par ses sels âcres ; ou bien *Sinapi*, *quasi* σίναν νᾶπυ, parce que les feuilles de la moutarde ressemblent à celles du navet.

Le mot François de moutarde vient de *mustum*, *moust*, & *ardere*, brûler, *quasi mustum ardens*, *moust qui brûle*, parce que, comme nous avons remarqué, on mêle la semence de moutarde avec le moust pour faire une pâte liquide, à qui l'on a donné le nom de moutarde.

―――――――――

CHAPITRE XCI.

Du Safran.

Choix. LE safran doit être choisi nouveau, bien séché, mais mollasse, & doux au toucher, en longs filets, de très-belle couleur rouge, & peu chargé de parties jaunes, fort odorant, & d'un goût, & d'une odeur, fort agréables.

Bons effets. Le safran est apéritif, fortifie le cœur, & l'estomac, adoucit les âcretés de la poitrine, excite le sommeil, provoque les mois aux femmes, résiste à la malignité du venin.

On s'en fert auffi extérieurement dans plufieurs emplâtres, & dans les collyres, pour conferver les yeux dans la petite vérole.

L'ufage fréquent du fafran offuf- *Mauvais effets.* que les fens, rend la tête pefante, caufe des affoupiffemens involontaires, & excite des naufées.

Il contient beaucoup d'huile exal- *Principes.* tée, & de fel volatil, acide, & urineux.

Il convient en tout temps, à toute *Le temps, l'âge & le tempérament.* forte d'âge, & de tempérament, pourvu que l'on en ufe modérément.

REMARQUES.

L A plante qui porte le fafran eft compofée de plufieurs feuilles longues, étroites, & cannellées, d'entre lefquelles il s'éleve environ au commencement de feptembre une tige baffe, foutenant une feule fleur; au milieu de laquelle il vient une efpece de houpe partagée en trois cordons découpés en crête de coq, d'une belle couleur rouge, & d'une odeur agréable. Quand elle eft en fa vigueur, on la cueille avant le lever du foleil, & on la fait fécher. Cette houpe eft le fafran dont nous nous fervons parmi les alimens, & en Médecine. Quelques jours après il en vient une autre femblable fur la même plante. On la ramaffe de même que

X v

la premiere, pour la faire fécher. Ces houpes fe réduifent en filamens, comme nous voyons le fafran. Celui du Levant eft fort eftimé. Il en vient auffi de bon en plufieurs lieux de France, comme en Gâtinois, en Languedoc, vers Touloufe, vers Orange, à Angoulême, en Normandie : mais le meilleur eft celui de Boifne, & de Bois-Commun en Gâtinois, & le moins bon eft celui de Normandie.

Le fafran eft apéritif. Il fortifie le cœur, & l'eftomac, il provoque les mois aux femmes, & réfifte à la malignité du venin, par fes parties volatiles, & exaltées. Il adoucit les âcretés de la poitrine par fes principes huileux, & balfamiques. Il excite auffi le fommeil par ces mêmes principes huileux qui lient, & qui embaraffent, les efprits animaux, & qui produifent cet effet avec d'autant plus de facilité qu'ils font joints à des fels volatils qui leur fervent de véhicule pour les élever, & pour les introduire dans les petits canaux du cerveau. On mêle le fafran dans les collyres pour conferver les yeux dans la petite vérole. Il agit en cette occafion en abforbant par fes parties fulphureufes les fels âcres, & corrodans, qui abondent dans cette maladie.

Etymologie.   Le fafran fe nomme en Latin *Crocus*, qui vient du Grec κροκις, ou κροκη, qui fignifie un poil, ou un fil, parce que le fafran fec eft par filets.

Le mot François de fafran vient de l'Arabe *Zapheran*, qui fignifie la même chofe.

ADDITION I.

L A France eſt de tous les pays connus celui où on fait le moins d'uſage du ſafran. Il
y croît pourtant en bien des endroits. Il eſt
ſurprenant que les François, d'ailleurs ſi ardens imitateurs des autres, n'ayent pas imité
en ce point leurs voiſins, & les peuples éloignés chez qui ils voyagent. Tous ces peuples,
ſoit Européens, ſoit Aſiatiques, en font
une grande conſommation, & ſemblent s'ac-
corder unanimement ſur ſon uſage. On pourroit regarder ce conſentement comme une
preuve de la bonté de ce ſimple. Ils conviennent tous qu'il fortifie le cœur, & l'eſtomac,
qu'il eſt bon pour la poitrine, qu'il excite
le ſommeil, & qu'il réſiſte au venin. Tout
ce qu'on peut lui reprocher eſt qu'il rend la
tête peſante, mais il ne produit ce mauvais
effet que ſur ceux qui ne font que commencer à s'en ſervir, & qui n'y ſont pas accoutumés. Dès qu'on en a contracté l'habitude on
n'a plus rien à craindre. Combien y a-t'il de
choſes qui produiſent des mauvais effets dans
le commencement, & qui diſparoiſſent dès
qu'on en a contracté l'habitude ! On le voit
dans le tabac, qui entête de quelque maniere qu'on en uſe au commencement, & dont
à la fin on ſe fait une néceſſité ſi grande
qu'on ne peut plus s'en paſſer. Il en eſt de
même du ſafran. Ses effets ſont infiniment
bons, & ſurtout pour les perſonnes âgées,
phlegmatiques, pituiteuſes, & bilieuſes.

ADDITION II.

Aマ A T U s Lufitanus dit que le fafran donne
fa couleur à l'enfant encore dans la matrice,
& Hertodius, dans les Mélanges de l'Académie des Curieux de la Nature, confirme ce
fait d'après fes obfervations. Ces Médecins
concluent de là que le fafran eft un médicament fpécifique pour faire fortir le fœtus,
& procurer l'évacuation des regles fupprimées. L'expérience prouve bien qu'il peut
produire de bons effets dans ces deux cas;
mais les obfervations d'Amatus, & d'Hertodius prouvent auffi que fa qualité emménagogue n'eft point infaillible, puifqu'elles
concernent deux groffeffes continuées jufqu'au terme ordinaire, malgré le grand ufage que les femmes avoient fait du fafran.

L'efcubac, liqueur devenue à la mode depuis quelques années, eft une forte teinture
du fafran, tirée avec l'efprit de vin. B.

CHAPITRE XCII.

De la Mufcade.

Efpeces. IL y a deux efpeces de mufcade:
l'une fe nomme mufcade mâle, ou
fauvage, parce qu'elle naît au mufcadier fauvage; & l'autre, qui vient
au mufcadier cultivé, fe nomme muf-

cade femelle. Les muscades mâles que les Anciens appelloient *Azerbes*, n'ont presque point de goût, ni d'odeur ; c'est pourquoi l'on ne se sert que des muscades femelles. On les doit choisir bien nourries, récentes, non cariées ; compactes, onctueuses, d'une grosseur raisonnable, de couleur grise en dessus, rougeâtre , & marbrée en dedans, d'un goût, & d'une odeur piquante, & aromatique. *Choix.*

Elles aïdent à la digestion , elles fortifient le cerveau, le cœur, & l'estomac ; elles chassent les vents ; elles provoquent les mois aux femmes ; elles résistent au venin, & corrigent la mauvaise haleine. *Bons effets.*

Elles échauffent beaucoup ; c'est pourquoi l'on en doit user très-modérément. De plus, elles ne conviennent point à ceux qui ont le ventre resserré, parce qu'elles le resserrent encore davantage. *Mauvais effets.*

Elles contiennent beaucoup d'huile aromatique, & de sel essentiel. *Principes.*

Elles conviennent dans les temps froids aux vieillards, aux phlegma- *Le temps, l'âge, & le tempérament.*

tiques, & à ceux qui digerent difficilement.

REMARQUES.

La muscade est une espece de noix, ou le
fruit d'un arbre étranger grand comme un
poirier, dont les feuilles ressemblent à celles
du pêcher, & qui croit abondamment dans
l'isle de Banda en Asie. La muscade femelle
est fort employée dans les sauces, non-seulement pour son bon goût, mais encore pour
son odeur agréable.

Elle est d'abord couverte de deux écorces,
dont la premiere, qui est grosse, se fend à
mesure que le fruit meurit, & laisse voir la
seconde qui entoure, & qui embrasse étroitement la noix, & qui ne s'en sépare qu'en
se séchant. Cette derniere écorce est fort
odorante. On l'appelle *Macis*, & improprement fleur de muscade, dont on se sert beaucoup en Médecine, & qui agit encore avec
plus de force que la noix muscade, parce
que ses principes sont plus exaltés. Pour la
noix, quand elle a été séparée de son écorce,
on la fait sécher pour la garder. Elle contient
des principes exaltés, comme il a été dit,
qui la rendent propre à atténuer les sucs visqueux, & grossiers, à donner aux liqueurs
plus de fluidité qu'elles n'avoient, à augmenter la quantité des esprits, & enfin à
produire tous les effets que nous avons attribués à ce fruit.

Marcis, fleur de muscade.

On confit les muscades dans les lieux où
elles viennent, comme nous confisons ici

Noix musca-de confite.

les noix. Elles sont d'un grand usage pour
ceux qui vont sur mer. On en envoye par Vertus.
tout le monde. Elles sont fort stomacales.
On doit choisir les plus grosses, & les plus Choix.
nouvelles. On les employe aussi pour exciter
la semence.

    La muscade se nomme en Latin *Nux Mos-* Etymologie.
chata, *à Moscho Musc*, parce que c'est une
espece de noix qui a une odeur forte, & aromatique, quoique cependant elle ne sente
point le musc.

ADDITION I.

L'USAGE immodéré, & trop fréquent, de
la muscade échauffe beaucoup. A cela près
la muscade est très-bonne partout pour les
gens âgés, & dont l'estomac a peine à faire
ses fonctions. Elles croissent dans l'isle de
Banda aux Indes Orientales. On les y confit, & on les trasporte en Europe. Si on les
pouvoit confire en Europe comme on y confit les noix vertes, elles seroient bien meilleures, mais cela est impossible, parce qu'on
ne peut les avoir que quand elles sont séches,
& pour lors elles ne sont plus propres à être
confites.

    Les gens ordinaires s'en servent aux isles
de l'Amérique pour assaisonner leur chocolat. C'est la seule épicerie qu'ils y mettent.
Elle leur tient lieu de canelle, de vanille,
& des autres ingrédiens qu'on mêle dans sa
composition pour le rendre plus agréable au
goût, & pour corriger sa qualité froide.

ADDITION II.

SPERLINGIUS dit que la muscade échauffe, qu'elle desseche, & corrige la mauvaise haleine. Il ajoute qu'elle est d'un grand secours dans les affections froides de la matrice, c'est-à-dire dans le relâchement de ce viscere, qu'elle calme les douleurs de l'estomac causées par les vents, qu'elle éclaircit, & fortifie la vue, qu'elle pousse par les urines, & remédie aux cours de ventre. J'ai vu plusieurs expériences qui prouvent que les coliques d'estomac cédent aisément à l'efficacité de la muscade. On fait rotir une croute de pain, on la trempe dans du vin où l'on a mis de la muscade rapée , & de la canelle battue, & l'on applique cette rotie le plus chaud qu'on puisse la souffrir sur le siége de la douleur. La colique la plus violente ne tarde pas à se calmer. J'observerai en passant que ces prétendues coliques d'estomac sont des affections spasmodiques du milieu de l'arc du colon. Mais ce n'est point ici le lieu de donner les preuves de cette doctrine. Il y a pourtant lieu de croire que c'est parce que c'est cette partie qui est attaquée dans la colique nommée communément d'estomac, que la rotie dont je parle a tant d'efficacité, & opere si promptement. B.

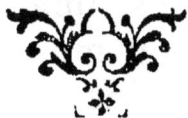

CHAPITRE XCIII.

Du Gingembre.

ON le doit choifir nouveau, bien Choix.
nourri, bien féché, qui n'ait point
été carié, qui foit d'une bonne odeur,
de couleur grife, rougeâtre en dehors, & blanche en dedans, & d'u-
ne faveur âcre, piquante, & aromatique.

Il chaffe les vents, il pouffe par Bons effets.
les urines, il atténue, & il divife
les humeurs groffieres; il excite la
femence, il aide à la digeftion, il
provoque l'appétit, & il réfifte au
venin.

Son ufage trop fréquent enflamme Mauvais ef-fets.
les humeurs, & les rend fort âcres.

Il contient beaucoup de fel âcre, Principes.
& d'huile.

Il convient dans les temps froids, Le temps, l'â-ge, & le tem-pérament.
aux vieillards, aux phlegmatiques,
& à ceux dont les humeurs font groffieres, & peu en mouvement, qui
digerent avec peine, & qui font fujets aux vents; mais il eft pernicieux

aux jeunes gens d'un tempéramen̗t chaud , & bilieux.

REMARQUES.

L E gingembre eſt une racine un peu plate, nouée, à-demi-ronde, longue, & large à peu près comme le pouce. On nous l'apporte des iſles Antilles où on la cultive préſentement; mais ſon origine vient des grandes Indes. Elle s'étend, rampe, & multiplie beaucoup dans la terre. On a ſoin en la cueillant d'en laiſſer toujours quelque morceau dans la terre, pour qu'elle ſe multiplie de nouveau. On la fait ſécher avec grand ſoin ſur les lieux, au ſoleil, & au four; car elle eſt chargée de beaucoup d'humidité qui la pourriroit en peu de temps. Quelques marchands l'entourent d'un bol rouge pour l'empêcher de ſe carier, & pour la conſerver plus long-temps. Avant de l'employer on a ſoin de la bien monder de ſon écorce. On la mêle dans les épices, principalement quand le poivre eſt cher, à cauſe de ſon goût âcre, & aromatique, qui excite l'appétit. Elle contient un ſel âcre, fort inciſif, & pénétrant, & propre à aider à la digeſtion, à atténuer les humeurs groſſieres, à ouvrir les glandes rénales, à lever les obſtructions, & à produire pluſieurs autres effets ſemblables. Cette racine, quand on en uſe avec excès, échauffe beaucoup par la trop grande raréfaction que ſon ſel excite dans les humeurs.

Gingembre en ſalade.

Quand le gingembre eſt encore tendre, on le coupe ſur les lieux par tranches, & on le mange dans les falades avec du vinaigre, de l'huile, & du fel. On dit qu'étant ainfi accommodé, il eft fort agréable. Il n'eft pas auffi âcre que quand il a été féché, parce qu'il contient pour lors beaucoup d'humidité qui étend fes fels âcres. Pour nous, nous ne pouvons le manger de cette maniere, parce qu'on ne nous l'envoie que quand il eft bien fec.

On confit le gingembre récemment tiré **Gingembre confit.** de la terre avec le fucre, dans les lieux où on le cultive. On le fait auparavant tremper dans de l'eau pour diminuer fon âcreté. Cette confiture eft d'un grand ufage pour ceux qui vont fur mer. Elle eft propre pour **Vertus.** réfifter au venin, pour le fcorbut, pour fortifier les parties, pour aider à la digeftion. On doit choifir le gingembre confit, gros, **Choix.** molaffe, de couleur dorée, d'un goût agréable. Son firop doit être blanc, & affez cuit. On en mange à chaque fois un petit morceau gros comme le bout du doigt.

Le gingembre en Latin, *Zingiber*, vient du **Etymologie.** Grec ζιγγίβερι, qui fignifie la même chofe; & ce mot Grec, à ce qu'on prétend, a été tiré du nom Indien, Zengebil, qui fignifie auffi gingembre.

On confit auffi au fucre la côte, & la **Angélique.** femence d'Angelique, & l'on s'en fert pour fe préferver du mauvais air.

ADDITION I.

Le gingembre n'eft pas d'un auffi grand ufage en France qu'il l'eft en Angleterre,

en Allemagne, & dans les pays Septentrionaux. Les épiciers le pilent, & le mêlent
dans ce qu'ils appellent épiceries douces. Il
fait à peu près le même effet que le poivre.

On se trompe quand on dit que les marchands l'environnent de bol rouge pour le
conserver. Ceux qui ont été aux isles de l'A-
mérique sçavent le contraire. Toute la précaution que l'on prend pour le conserver est
de l'exposer au soleil pendant quelques jours
sur des claies. L'air, & la chaleur du climat,
consument aisément toute l'humidité qu'il
avoit quand on l'a tiré de terre, &, pourvu
qu'on le garde dans un lieu sec, il se conserve très-lougtemps.

Ceux qui voudront être instruits parfaitement de la maniere de le confire peuvent consulter le voyage du Pere Labat aux
isles de l'Amérique, tome 2, page 562 de la
premiere édition. On peut assurer que le
gingembre est une confiture excellente quand
elle est bien faite, & que l'on en use modérément.

ADDITION II.

M. Lemeri ne dit qu'un mot de l'angélique, qui méritoit pourtant qu'on s'y arrêtât
davantage. Nous allons suppléer à ce qu'il
auroit pu dire.

Cette plante, nommée par les Latins,
Angelica, est connue de tout le monde.

Ses vertus sont d'être très-pénétrante, aromatique, ce qui convient surtout à sa semence, & à sa racine, irritante, résolutive, &
c'est pour cela qu'on la met au nombre des

fudorifiques, & alexipharmaques, & qu'on la croit fort utile pour faire fortir par les fueurs le venin peftilentiel.

La marque de la bonté de fa racine eft d'avoir, en la mâchant, l'odeur, & le goût de l'ambre gris mêlé de mufc, & de parfumer la bouche fans caufer d'ardeur. On recommande fon infufion, ou fa décoction légere, pour corriger la mauvaife haleine. Cette eau facilite l'expectoration dans les toux caufées par le froid, & une pituite vifqueufe.

Cette plante eft carminative, & un gros de poudre de fa racine pris dans du vin, ou du rob de fureau, guérit les fiévres intermittontes.

On fe fert plus communément en Médecine de fa racine que de fa graine, & on néglige fes feuilles. On confit au fucre la racine, & les tiges, dont on fe fert pour fe parfumer la bouche, & fe garantir du mauvais air. Les mêmes racines macerées dans le vinaigre, & tenues dans la bouche, font regardées par quelques uns comme un préfervatif excellent contre la pefte, & les maladies contagieufes.

Elle eft nommée angélique de l'excellence de fes vertus. On appelle fa racine *radix fpiritus fancti*, parce qu'on prétend que Dieu l'enfeigna en fonge à un Roi Chrétien qui alloit en croifade contre les Turcs, pour guérir la pefte qui defoloit fon armée. B.

CHAPITRE XCIV.

Du Cachou.

Choix. LE cachou doit être choifi pefant, compacte, rougeâtre, d'un goût ftiptique, & amer.

Bons effets. Il eft cordial, & ftomacal, il fortifie le cerveau, & les gencives; il eft propre pour les catarrhes, pour l'enrouément, & pour corriger les mauvaifes haleines.

Mauvais effets. Il échauffe beaucoup quand on s'en fert trop fréquemment. Quand il a été préparé, il ne convient point aux perfonnes fujettes aux vapeurs, pour les raifons que l'on dira dans la fuite.

Principes. Il contient beaucoup d'huile, & de fel volatil.

Le temps, l'âge, & le tempérament. Il convient en tout temps aux vieillards, aux phlegmatiques, à ceux qui ont l'eftomac foible, & qui ont befoin de chofes fortifiantes.

REMARQUES.

LE cachou eft une pâte féche, rougeâtre, un peu gommeufe, prefque auffi dure qu'une

pierre, amere, & auftere au commencement; mais laiffant enfuite dans la bouche
une impreffion douce, & agréable. On en
diftingue de deux fortes. La premiere efpece,
qui eft la plus commune, eft compacte, de
couleur rougeâtre, brune, traverfée de petites rayes blanchâtres. La feconde eft plus
poreufe, moins pefante, & plus pâle que
la premiere.

La nature du cachou n'eft pas encore bien
connue. Les uns veulent que ce foit une pâte
faite par les Japonnois avec les extraits de
graine de bangue, de calamus aromaticus,
de regliffe, & d'areca mêlés enfemble, &
endurcis fur le feu. Les autres prétendent
que le cachou fe fait avec les fucs d'aréca,
& l'écorce verte d'un arbre épineux du Japon, appellé Catéchu, épaiffis enfemble par
la chaleur. D'autres enfin veulent que le
cachou ne foit autre chofe qu'une terre du
Levant, nommée par les Indiens *Mafquiqui*,
que l'on trouve ordinairement fur les hautes montagnes fous les racines des cedres.
Cette derniere opinion n'a pas tant de vrai-
femblance que les précédentes; car la confiftance, & le goût, du cachou ont bien plus
de rapport à un fuc épaiffi qu'à une terre.

Comme le goût du cachou eft d'abord un
peu rebutant, on tâche de le rendre moins
amer, plus agréable au goût, & odorant par
la préparation fuivante.

On pulvérife, & l'on mêle deux onces
de cachou avec une once de fucre candi,
un grain de mufc, & autant d'ambre gris.
On incorpore la poudre en pâte dure, avec

une quantité suffisante de mucilage de gomme adragant tiré dans de l'eau de fleurs d'oranges, & l'on fait une masse, qu'on forme ensuite en petits grains, que l'on fait sécher.

Le musc, & l'ambre, qui entrent dans cette composition la rendent peu propre aux personnes sujettes aux vapeurs. On doit donc faire retrancher ces aromats de la composition, quand on la veut faire servir dans les affections hystériques, où elle convient par elle-même.

Le cachou fortifie les gencives par quelques particules stiptiques qu'il contient, & qui se font assez connoître par le goût seul. Les autres effets qu'il produit, viennent des particules volatiles, & sulphureuses, en quoi il abonde.

ADDITION I.

On est convaincu à présent que le cachou est une composition. Il n'y a que les Hollandois seuls qui l'ayent de la première main, parce qu'il n'y a qu'eux seuls qui trafiquent dans le Japon. Il est inutile d'en rapporter ici les raisons. Jusqu'à présent ils n'ont pas jugé à propos de nous instruire de la composition de cette drogue, supposé qu'ils s'en soient informés sur les lieux. Ce qui a fait penser que ce n'étoit qu'une terre de ce pays-là, c'est qu'elle est en France à fort bon marché. On peut répondre à cela que les drogues que l'on suppose entrer dans la composition se donnent presque pour rien dans le pays, parce qu'elles y sont des plus communes.

Si

Si le cachou n'étoit que la terre que l'on trouve fous les racines des cédres, il nous il nous viendroit plutôt du mont Liban, & des autres lieux de la Paleftine où il y a des cédres, que du Japon, où aucun voyageur n'en a trouvé.

Quant à ce que l'on dit que le cachou n'eft pas propre aux perfonnes qui ont des vapeurs à caufe de l'ambre, & du mufc, que l'on fait entrer dans la compofition de celui que l'on prépare, rien n'eft plus aifé que de corriger ce deffaut. Il n'y a qu'à n'y en point mettre, & fe contenter du fucre candi, qui feul peut fuffire pour corriger fon amertume.

Dn refte le cachou a d'affez bonnes qualités pour être plus en ufage qu'il n'eft à préfent ; mais toutes chofes ont leur temps ; les modes changent fouvent en France ; on y reviendra peut-être un jour, comme on eft revenu aux vertugadins fous le nom des paniers que l'on porte à préfent. La différence des uns aux autres n'eft pas grande. On peut tout efpérer de la légéreté de notre nation.

ADDITION II.

LE cachou eft un compofé de caché, dont il tire fon nom, de mufc, d'ambre gris, de femences de perles, & de fucre candi. On en fait une pâte qu'on met enfuite en petites boules.

Il fortifie les eftomacs foibles, & adoucit la mauvaife haleine, quand on en mange quelques grains.

Pour tirer le caché, on prend de l'arec vert que l'on coupe par tranches. On le met infuser pendant longtemps, toujours à une chaleur égale; &, quand la teinture est bien forte, on la passe, & on en fait évaporer toute l'humidité jusqu'à ce qu'il reste au fond un extrait solide.

Le morceau d'arec, dont on a tiré la teinture, est encore de vente. On l'appelle *arec pachelly*. Il a, en le mangeant avec le bétel, un goût tout différent de celui qui est sec, que l'on mange ordinairement, & dont on ne tire point de teinture.

Ces détails viennent de Pondichéri. Il peut se faire que dans le pays on prépare le cachou suivant la composition qui est au commencement de cet article; mais il est sûr qu'en France on n'y fait pas tant de façons. B.

CHAPITRE XCV.

Des Gerofles, ou des Cloux de Gerofle.

Choix. On doit choisir les gerofles gros, récents, faciles à rompre, d'un goût & d'une odeur agréables, & aromatiques.

Bons effets. Ils fortifient les parties, ils resserrent, ils arrêtent le vomissement, ils résistent à la malignité des humeurs, ils appaisent le mal des dents, ils atténuent les humeurs grossieres, & visqueuses, ils aident à la digestion, & rendent l'haleine agréable.

Ils échauffent beaucoup quand on s'en sert avec excès. Mauvais effets.

Ils contiennent beaucoup de sel essentiel, & d'huile aromatique. Principes.

Ils conviennent en hiver aux vieillards, aux phlegmatiques, & à ceux qui abondent en humeurs grossieres; mais les jeunes gens d'un tempérament chaud, & bilieux, doivent s'en abstenir, ou en user modérément. Le temps, l'âge, & le tempérament.

REMARQUES.

LES gérofles sont les fruits, ou les fleurs endurcies, d'un arbre qui croît dans les Indes. Quand les gérofles commencent à paroître, ils sont d'une couleur verte blanchâtre, ensuite ils deviennent roux, & enfin bruns, comme nous les voyons. Les Arabes les appellent *calafur.* Il y en a de deux sortes. Les premiers sont ceux qui tombent en secouant l'arbre qui les porte; les seconds, étant plus fortement attachés à l'arbre, ne tombent point, & ils y augmentent dans la suite si bien en grandeur qu'ils deviennent gros comme le pouce. Ainsi les premiers gérofles ne different des seconds qu'en ce qu'ils sont moins gros, & moins meurs. Ces derniers sont très-rares, & appellés en Latin *Antophylli,* & en François, meres de gérofles. Antophilli, meres de gérofles.

X ij

Il naît deſſus une gomme noire, fort odorante, & d'un goût aromatique.

Les gérofles ſont employés dans les ſauces pour leur goût, & leur odeur aromatiques. Ils fortifient les parties; ils aident à
la digeſtion, & ils réſiſtent à la malignité
des humeurs par leurs principes volatils, &
exaltés, qui diviſent, & atténuent, les alimens contenus dans l'eſtomac, qui conſervent les liqueurs dans une juſte fluidité, &
qui augmentent la quantité des eſprits. Ils
arrêtent auſſi le vomiſſement, & ils reſſerrent, par ces mêmes principes volatils, qui
fortifient les fibres des parties.

Gérofle
royal.

Il y a une autre eſpece de gérofle très-
rare, & précieux, appellé gérofle royal. Il
eſt gros, & long, à peu près comme un
grain d'orge, & il porte en ſon ſommet une
petite couronne, ce qui peut-être lui a fait
donner le nom de gérofle royal. Il a plus
de goût, & d'odeur, que le gérofle ordinaire,
& il croît à un arbre que l'on dit être unique en ſon eſpece, & qui vient au milieu
de l'iſle Maccia, dans les Indes Orientales.
Nous ne voyons gueres de ce gérofle, parce
que le Roi de l'Iſle fait garder à vue l'arbre
qui le porte, & ne veut point que d'autres
qui lui s'en ſervent.

Etymologie.

Le gérofle a la figure d'un clou, d'où vient
qu'on l'appelle clou de gérofle. On le nomme en Latin *Caryophyllus*, *ex* καρυον, *juglans*,
& φυλλον, *folium*, comme qui diroit feuille
de noyer, parce que l'arbre ſur lequel le
gérofle croît, a des feuilles à peu près faites comme celles du noyer.

ADDITION I.

L A figure du gérofle lui a fait donner le
nom de clou. Il y en a de trois espéces. Elles
sont toutes également bonnes, pourvû qu'on
en use modérément.

L'Amérique produit un grand arbre qu'on
appelle communément bois d'Inde. Sa feuille ressemble assez à celle du laurier, excepté qu'elle est plus petite , plus cassante,
& plus odorante. Ses fruits sont noirâtres ,
un peu plus gros que les grains de poivre
ordinaires, leur odeur, & leur goût, aussi bien
que celui des feuilles , rassemble un composé de gérofle , de canelle , & de poivre. On
s'en sert dans les sauces ; & , quand on sale
des cochons on met un lit de feuilles entre
chaque lit de viande , après les avoir saupou-
drés de sel battu , & de ces graines réduites
en poudre , ou seulement concassées. On ne
peut s'imaginer le bon goût , & la saveur excellente , que la viande contracte. Si on in-
troduisoit ces graines , on pourroit se passer
aisément des épiceries que les Hollandois
nous vendent si cher.

ADDITION II.

L E s Anglois ont découvert à la Jamaïque
un petit fruit rond , & gros comme un grain
de poivre, dont le goût & l'odeur tiennent
de celui du gérofle , & de la canelle : ils l'appellent *poivre de la Jamaïque*, & nous *tête de
clou*. Nous commençons à nous en servir

dans cette efpece d'épices qu'on nomme poivre afforti, & nous avons quitté l'ufage d'une écorce brune qui nous étoit apporté de Madagafcar fous le nom de *canelle géroflée*, dont Flacourt nous avoit donné la connoiſſance. Ce poivre eft le fruit du laurier des ifles, dont l'écorce s'appelle *canelle blanche*.

Les Portugais ont trouvé au Maragnan une écorce pareille à la canelle géroflée ; ils l'appellent *cloud du Maragnan*.

Ces peuples, voyant qu'on ne tiroit plus de canelle géroflée, lui ont fubftitué une autre écorce qui fe trouve également au Bréfil, & qu'on nomme *nompareille*.

On a découvert à Cayenne un cloud de gérofle ayant précifément la figure, la couleur, l'odeur, & le goût, du gérofle. Il faut remarquer que le gérofle n'eft piquant, & n'a de l'odeur, que parce qu'il a été recueilli verd, & naiſſant, avant même que la fleur qu'il foutient ait été épanouie, & qu'il devient prefque infipide fi l'on attend qu'il foit meur, comme il paroît en comparant le gérofle ordinaire avec celui qu'on nomme gérofle mere, qui eft le même fruit, mais dans fa maturité, & propre à multiplier l'efpece.

Il eft vraiffemblable que le vrai gérofle pourroit auffi fructifier à Cayenne, & que l'efpece qui eft dans cette colonie pourroit fournir une écorce qui auroit de l'odeur, & du goût, & qui tiendroit lieu de la canelle géroflée, & de la nompareille.

On tire du gérofle, & de la canelle, une affez grande quantité d'une huile effentielle

très-exaltée, & qui prend feu par l'affusion
des esprits acides minéraux. Cette huile
rend ces deux aromats fort chauds. Il sembleroit, au goût âpre, & piquant, du poivre,
qu'il devroit contenir une grande quantité
d'une huile semblable, cependant il n'en
donne point par la distillation. Sa saveur piquante est apparamment l'effet d'une com-
binaison de principes que le feu détruit. Aussi
le poivre échauffe-t'il beaucoup moins que
le gérofle, & la canelle, & se prend-il jusqu'à dix, & douze grains, sans causer dans
l'estomac une chaleur sensible. J'entens
douze grains en nature, & non au poids. Les
personnes qui ont l'estomac froid, & pro-
duisant des vents en conséquence, se trouvent bien de son usage quand on l'employe
de la sorte.

Cette doctrine est conforme aux observations de Ramazzini, rapportées dans ses no-
tes sur le traité de Cornelius *de vitæ sobr.
commod.* où il remarque que le poivre con-
cassé est d'un usage beaucoup plus sûr que
celui qui est en poudre; sans doute par la
raison qu'il donne, que le poivre ne se dissout pas dans l'estomac, & passe tel qu'on
l'a pris quand on le prend entier, ou presque entier. Il ne s'en extrait que quelques
parties subtiles auxquelles on doit attribuer
ses bons effets. B.

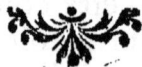

CHAPITRE XCVI.

De la Canelle.

Choix. ON la doit choifir mince, récente, d'une odeur agréable, d'une faveur un peu âcre, & aromatique, & d'une couleur tirant fur le rouge.

Bons effets. Elle excite les fueurs; elle réfifte au venin; elle fortifie l'eftomac, le cœur, & le cerveau; elle aide à la digeftion; elle excite les mois, & l'accouchement aux femmes; & elle chaffe les vents.

Mauvais ef-fets. Son ufage immodéré enflamme les humeurs, & les jette dans une grande agitation.

Principes. Elle contient beaucoup d'huile exaltée, & de fel effentiel.

Le temps, l'âge, & le tempérament. Elle convient en temps froid, aux vieillards, aux phlegmatiques, aux mélancholiques, & à ceux qui ont un eftomac foible, & qui ne digerent pas bien; mais elle ne convient point aux jeunes gens d'un tempérament chaud, & bilieux.

REMARQUES.

L A canelle est la seconde écorce des branches d'un arbre qui croît en l'isle de Ceilan. Cet arbre vient aussi en Java, & en Malabar, mais non pas si bon, ni en si grande abondance. Le bois de l'arbre qui porte la canelle, n'a ni goût, ni odeur, mais sa vertu principale est dans son écorce. Cette écorce étant séparée, se divise facilement en deux. On choisit celle de dessous préférablement à l'autre. On la met sécher au soleil, où elle se roule, comme nous la voyons & où elle acquert une odeur, & un goût fort agréables, & aromatiques, par une fermentation qui exalte ses principes.

Il est à remarquer que cette écorce, nouvellement tirée de l'arbre, & avant que d'avoir été séchée, n'a presque point de goût, ni d'odeur, & qu'il lui faut une chaleur douce, & tempérée, pour qu'elle devienne agréable; & odorante. En effet, quand on l'expose à un soleil trop chaud, elle perd considérablement de ses parties volatiles, & elle se noircit, parce que ses parties huileuses se rôtissent en quelque sorte, & acquerent une couleur noirâtre. Quand au contraire elle demeure longtemps à sécher en temps humide, elle devient grise, & n'a presque point de force, parce que ses principes n'ont pas été suffisamment exaltés.

Du temps de Galien la canelle étoit si rare que les seuls Empereurs en avoient chez eux; encore la conservoient-ils avec grand soin dans leur cabinet; mais l'excel-

Y v

lence de cette drogue l'a rendue plus commune, en nous obligeant de l'aller chercher
dans les lieux mêmes où elle vient. Nous
ne nous arrêterons point à expliquer ses vertus, puisqu'elle contient à peu près les mêmes principes que plusieurs drogues aromatiques, dont nous avons parlé dans les chapitres précédens, & qu'elle agit aussi de la
même maniere.

Huille tirée du fruit de la canelle. On tire par expression du fruit de l'arbre qui porte la canelle un suc huileux,
d'une odeur, & d'un goût aromatique, dont
les habitans de l'isle de Ceilan se servent
pour fortifier l'estomac. La racine du même arbre fournit aussi par incision une liqueur qui sent le camphre.

Cassia lignea. Il y a une autre espece de canelle, appellée en Latin *Cassia lignea.* Elle a beaucoup
de ressemblance avec la canelle ordinaire
par son goût, par son odeur, & par sa forme. Cependant elle est plus épaisse, & moins
aromatique. On la tire d'un arbre tout-à-fait
semblable à celui qui porte la canelle, &
qui est confondu avec lui dans l'isle de Ceilan : car on ne peut distinguer ces deux arbres que par leurs écorces. On peut même
dire que la canelle, & le *Cassia lignea*, ne différent que par leur degré de bonté, & non
pas parce que ce sont deux especes différentes.

Etymologie. La canelle, en Latin, *Cinnamomum*, qui
signifie, *Amomum* de la Chine. Elle est encore appellée *Canella*, qui est un diminutif
de *Canna.* On a donné ce nom à cette écorce, parce que ses bâtons ressemblent à de
petites cannes.

ADDITION.

BIEN des gens prétendent que la canelle est la meilleure de toutes les épiceries. On a cru pendant bien longtemps qu'elle ne croissoit que dans l'isle de Ceilan. On doit en être désabusé. Les Portugais, qui étoient les maîtres de cette isle avant les Hollandois, en avoient apporté quelques jeunes arbres au Brésil. Les Jésuites en avoient cultivé quelques pieds qui se sont multipliés avec le temps, & l'arbre est à présent aussi commun dans le Brésil que dans l'isle de Ceilan. On le cultive aussi avec succès dans les isles Françoises de l'Amérique, & on a fait voir à Paris de cette canelle Amériquaine qui ne le céde en rien à l'Asiatique. Il sera facile d'avoir à présent la canelle à fort bon marché, si on peut obtenir qu'elle entre en France comme les autres marchandises provenantes du cru des isles.

CHAPITRE XCVII.

De la semence de Coriandre.

ON la doit choisir grosse, bien Choix. nourrie, nouvelle, nette, bien sé-che, blanchâtre, d'un goût, & d'une odeur forte, & agréable.

Elle corrige la mauvaise haleine; Bons effets.

Y vj

elle fortifie l'eftomac ; elle aide à la digeftion, étant prife après le repas ; elle chaffe les vents ; elle réfifte au mauvais air.

Mauvais ef-
fets.

L'ufage trop fréquent de la coriandre enflamme les humeurs, & ne convient point aux perfonnes qui font d'un tempérament chaud, & bilieux.

Principes.

Elle contient beaucoup d'huile exaltée, & médiocrement de fel effentiel.

Le temps, l'âge & le tempérament.

Elle convient dans les temps froids aux vieillards, aux perfonnes dont les humeurs font groffieres, & peu en mouvement, & dont l'eftomac ne digere pas facilement.

REMARQUES.

LA plante qui porte la coriandre eft cultivée dans les jardins à caufes de fes graines dont on fe fert affez communément en Médecine, & parmi les alimens. On les emploie dans les confitures, dans les liqueurs fpiritueufes, & dans la bierre. Il nous en vient une grande quantité d'Aubervilliers, & de plufieurs lieux d'autour de Paris. Elles font vertes fur la plante, mais elles viennent blanchâtre à mefure qu'elles féchent. Elles font d'un goût, & d'une odeur, aromatiques, & fort agréables, quoique cependant le refte de la plante ait une odeur de punaife

très-défagréable, ce qui fait qu'il n'eft en
ufage ni en Médecine, ni parmi les alimens.
Il y a même quelques Auteurs qui prétendent que les feuilles de la coriandre empoifonnent, quand on s'en fert intérieurement.

Les vertus de la femence de coriandre proviennent de fes principes volatils, & exaltés.

Coriandre en Latin *Coriandrum*, *a* κόρεις, Etymologie.
cimex, *punaife*, parce que, comme nous
avons déja remarqué, la plante qui porte la
femence de coriandre a une odeur de punaife.

CHAPITRE XCVIII.

Du Poivre.

I L y a deux fortes de poivre, dont Différences.
on fe fert parmi les alimens ; fçavoir
le blanc, & le noir. Le blanc doit
être choifi nouveau, uni, poli, moins
âcre, & moins piquant que le noir,
bien nourri, pefant, net, ayant la
figure extérieure d'un grain de coriandre, mais étant plus gros, plus
dur, & environné de petits rayons
en forme de côtes. Pour le noir, il
doit être fort âcre au goût, compacte, pefant, net, & d'une fuperficie
inégale, & ridée.

Le poivre noir, & le poivre blanc
font apéritifs, atténuent les humeurs
groſſieres, & viſqueuſes, aident à la
digeſtion, donnent de l'appétit, chaſ-
fent les vents, réſiſtent à la malignité des humeurs, excitent la ſemence. Le poivre eſt le reméde le plus
commun, & le plus ordinaire, pour
ceux à qui la luette s'eſt relâchée ;
on l'applique deſſus, & il la rétablit
dans ſon état naturel.

L'uſage fréquent du poivre eſt pernicieux aux perſonnes d'un tempérament chaud, & bilieux ; car il enflamme le ſang, & les autres humeurs.

Le poivre noir contient beaucoup
d'huile, de ſel volatil, & de fixe.

Le poivre blanc contient beaucoup
de ſel fixe, médiocrement d'huile,
& moins de ſel volatil que le noir.

Le poivre eſt convenable dans les
temps froids, aux vieillards, aux
phlegmatiques, à ceux qui digerent
difficilement, & qui ont des humeurs
groſſieres, & peu en mouvement.

REMARQUES.

L E poivre noir eſt le fruit d'une plante ram-
pante, & ſarmenteuſe, comme le lierre. Les
grains de ce poivre croiſſent ſans queue, attachés le long d'un nerf, & entaſſés pluſieurs
enſemble en grappe. On confit ſur le lieu
cette grappe avec du ſel, & du vinaigre, dans
le temps qu'elle eſt encore tendre, & verte.
Les grains du poivre ſont verts au commencement, puis ils deviennent noirs en meuriſſant. On les cueille quand ils ſont meurs,
& on les fait ſécher. Ils diminuent alors en
groſſeur, & ils ſe rident à cauſe de leur humidité qui s'exhale. La plante qui porte le
poivre noir croît aux Indes, en Malaca, en
Sumatra, & en Java. Les habitans de ces
pays là diviſent en mâle, & en femelle:
cependant les grains de l'une, & de l'autre
eſpece, ſont tout-à-fait ſemblables.

Poivre con-
fit.

Poivre mâ-
le, & femel-
le.

L'origine du poivre blanc n'eſt pas encore
tout-à-fait connue. Les Anciens s'imaginoient que le poivre blanc ne différoit du
poivre noir que comme le raiſin blanc differe du noir; ils diſoient même que le poivre blanc n'avoit cette couleur que parce
qu'il n'étoit pas encore meur, & que le noir
étoit celui qui avoit acquis toute ſa maturité. Pour les modernes, ils ſont fort diviſés
à ce ſujet. Les uns prétendent que le poivre
blanc n'eſt autre choſe que le poivre noir,
dont on a ſéparé la premiere écorce par le
moyen de l'eau marine dans laquelle on l'a
trempé; que d'ailleurs le poivre blanc n'eſt

Poivre blanc.

Opinions des
Anciens, &
Modernes ſur
ſon origine.

point ridé, parce qu'on lui a ôté sa premiere écorce, qui, en se séchant, se ridoit ;
qu'il est d'une couleur blanchâtre, parce
que le poivre noir est de la même couleur
quand sa premiere écorce a été séparée ;
qu'il est plus gros que le poivre noir, parce
que l'eau marine entrant dans ses pores, l'a
gonflé ; qu'il est moins âcre que le poivre
noir, parce que l'eau marine a dissout quelques sels volatils qui faisoient son âcreté ,
& qu'enfin il ne contient point à cause de
cela autant de sel volatil que le noir. D'autres assurent que le poivre blanc est naturel,
& qu'il fait une espece toute différente de
celle du poivre noir ; & ils disent que cette
fausse opinion de quelques modernes n'est
survenue qu'à l'occasion de la rareté du poivre blanc : cependant il se peut faire que le
poivre blanc soit naturel , & que l'on ait
aussi trouvé la maniere de le contrefaire.

Erreurs de Dioscoride & de quelques autres. Dioscoride , & avec lui Pline , & Galien,
se sont fort trompés dans la description du
poivre. Ils se sont imaginés que le poivre
long étoit comme la gousse de la plante qui
porte le poivre ; que le poivre blanc en étoit
la graine qui n'étoit pas encore meure ; &
que le noir étoit celle que l'on avoit cueillie dans sa parfaite maturité. Par cette opinion ces Auteurs confondent le poivre long
avec le rond, quoique cependant ces deux
sortes de poivre viennent en différens lieux ,
& sur des plantes différentes. Nous ne parlerons point ici du poivre long , parce qu'il
n'est point en usage parmi les alimens.

On employe fort communément le poitre rond dans les fauces à caufe de fon goût âcre, & piquant. Il aide à la digeftion par fes fels volatils, qui divifent, & qui atténuent, les parties groffieres des alimens ; il chaffe les vents, en diffolvant les humeurs vifqueufes qui les empêchoient de fortir librement au dehors ; il réfifte à la malignité des humeurs, en les confervant dans la fluidité qui leur eft néceffaire pour qu'elles fe puiffent facilement diftribuer partout. Enfin il rétablit la luette en fortifiant, & en defféchant cette partie relâchée, & abreuvée d'une humidité trop abondante.

Les fines épices dont on fe fert affez communément dans les ragoûts, ne font autre chofe qu'une proportion convenables de poivre, de mufcade, de gérofle, de gingembre, d'anis vert, & de coriandre. Elles chaffent les vents ; elles atténuent les humeurs vifqueufes, & fortifient le cerveau. *Fines épices.*

ADDITION.

On connoît le poivre, fes efpéces, fes propriétés, & fes ufages, depuis fi longtemps, qu'il feroit inutile de rien ajouter aux remarques de M. Lemery, pourvu qu'on ne confonde pas le poivre ordinaire avec le poivre long que l'on appelle communément le poivre de Guinée, ou en Amérique le piment, qui peut fervir aux mêmes ufages que le poivre.

On trouve à la côte de Guinée une efpece de petit poivre que l'on appelle maniguette. Ce poivre eft bon, & peut remplacer celui qui vient des Indes : mais les François aiment ce qui vient de loin, & plus il eft cher, plus ils l'eftiment.

CHAPITRE XCIX.

Du Sucre.

Choix. LE ſucre doit être choiſi beau, blanc, bien rafiné, ſolide, difficile à caſſer, cryſtallin en dedans étant rompu, d'un goût très-agréable, & tirant un peu ſur celui de la violette.

Bons effets. Le ſucre eſt propre pour le rhume. Il adoucit les âcretés de la poitrine, il atténue, & inciſe les phlegmes viſqueux, & il excite le crachat.

Mauvais effets. Il provoque un peu les vapeurs; il ſe tourne facilement en bile; il cauſe des maux de dents; il les noircit; & il échauffe beaucoup quand on s'en ſert avec excès.

Principes. Il contient beaucoup de ſel eſſentiel, & une médiocre quantité d'huile qui le rend inflammable.

Le temps, l'âge, & le tempérament. Il convient principalement en hiver, aux vieillards, & à ceux qui ſont ſujets à une pituite ſalée qui leur tombe ſur la poitrine.

REMARQUES.

LE sucre est le sel essentiel d'une espece de roseau qui croît en abondance en plusieurs endroits des Indes, comme au Brésil, & dans les isles Antilles. Ce roseau vient aussi en plusieurs lieux de la France; mais à peine y peut-il supporter les rigueurs de l'hiver. Le sucre étoit inconnu aux Anciens, ou du moins ils ne s'en servoient point; aujourd'hui nous le mettons à toute sauce, pour donner aux alimens un goût plus délicieux, & pour les conserver plus long-temps. Plusieurs Auteurs regardent le sucre comme un aliment fort pernicieux, parce qu'on en tire un esprit acide, fort âcre, & fort pénétrant. Willis, entr'autres, prétend que le scorbut, qui est très-fréquent en Angleterrre, ne vient que de l'usage du sucre. Je conviendrai volontiers qu'étant pris avec excès il peut produire plusieurs mauvais effets; mais il ne s'ensuit pas de ce qu'on en retire par la distillation un esprit acide que le sucre soit toujours si pernicieux; car ce même esprit est étendu, & embarrassé dans le sucre par des parties rameuses, qui lui ôtent presque toute son action; au lieu que, quand il en a été séparé, toutes ses parties sont rassemblées, &, n'étant plus retenues comme auparavant, elles agissent avec beaucoup de force. De plus, auroit-on raison de dire que l'on ne doit point se servir de sel, parce qu'on en retire un esprit acide fort corrosif; que l'on ne doit point se servir en Médecine de falpêtre, parce que l'efprit de nitre eft d'une violence extrême ; & qu'enfin le vinaigre ne doit être jamais employé, parce qu'il diffout plufieurs métaux. Je crois donc que le fucre, modérément pris, eft fouvent falutaire. Sa faveur douce, & agréable, provient de la liaifon étroite de fes fels, & de fes foufres. Il eft propre pour le rhume, & pour adoucir les âcretés de la poitrine, par fes parties huileufes ; il excite auffi le crachat, en atténuant, par fon fel effentiel, les phlegmes vifqueux qui s'étoient attachés au poumon.

Le fucre, avant que d'acquérir fa blancheur, & fa netteté, paffe par plufieurs états différens. Premierement, on met les cannes à fucre, ou cannameles, dans de certains preffoirs, ou moulins, pour en tirer le fuc, que l'on purifie plufieurs fois avec des blancs d'œufs, & de l'eau de chaux, & que l'on fait paffer par des chauffes d'ypocras. On le cuit enfuite jufqu'à une confiftence raifonnable.

Mofcouade grife. Ce fucre eft appellé mofcouade grife.

Caftonnade, ou caffonnade. En fecond lieu, on prend cette mofcouade, que l'on purifie de rechef avec de l'eau de chaux, & des blancs d'œufs. Ce fucre eft appellé caftonnade, ou Caffonnade, qui vient de Kaft, mot Allemand qui veut dire caiffe, parce qu'on la tranfporte ordinairement dans des caiffes.

Sucre en pain. Enfin le fucre en pain eft une mofcouade très-clarifiée par le moyen de l'eau de chaux, & des blancs d'œufs, cuite fur le feu, & verfée enfuite dans des moules d'une figure pyramidale, comme nous voyons les pains de fucre. Si le fucre n'eft pas affez blanc, on recommence à le clarifier de la même maniere jufqu'à ce qu'il ait acquis une très-grande blancheur.

On fe fert de l'eau de chaux, & des blancs d'œufs, pour purifier de plus en plus le fucre, parce que l'eau de chaux, par les parties de feu qu'elle contient, divife, & atténue, les vifcofités qui fe rencontrent dans le fucre, & dégage par ce moyen fon fel effentiel de ces mêmes vifcofités aufquelles il étoit fortement attaché. Pour les blancs d'œufs, ils agiffent en cette occafion, en abforbant par leurs parties rameufes, & gluantes, les impuretés qui fe trouvent dans le fucre. On réitere fouvent ces clarifications, afin que ce qui n'a point été emporté dans une fois le foit dans l'autre.

Ces clarifications réitérées enlevent avec elles beaucoup de parties fulphureufes. Ainfi la caftonnade differe de la mofcouade en ce qu'elle contient moins de ces parties que la mofcouade; & le fucre en pain differe de la caftonnade en ce qu'il en contient encore moins. C'eft auffi pourquoi la caftonnade fucre davantage que le fucre en pain; car, étant plus chargée de parties vifqueufes, & gluantes, elle demeure longtemps attachée aux fibres de la langue, & y fait une impreffion plus longue. On remarque encore que les firops, & les confitures faites avec la caftonnade, fe candiffent moins que celles qui font faites avec le fucre. Cela vient de ce que les parties graiffeufes de la caftonnade empêchent la cryftallifation.

Sucre candi. Le fucre candi n'eft autre chofe que le fucre cryftallifé, & rendu plus compacte qu'il n'étoit auparavant ; c'eft pourquoi le fucre candi entier, ou en morceaux, demeure plus longtemps dans la bouche à fe fondre, & y fait par conféquent plus d'impreffion que l'autre fucre ; c'eft auffi pourquoi il eft plus employé que l'autre pour adoucir les humeurs âcres qui tombent fur la poitrine. Il faut cependant remarquer que le fucre candi bien pulvérifé, fe diffout au moins auffi facilement que l'autre fucre, parce que chacunes de fes parties, ayant alors plus de furfaces qu'elles n'en avoient, & n'étant plus étroitement unies les unes aux autres, fe diffolvent très-facilement dans la liqueur où elles fe rencontrent. Le fucre candi eft blanc ou rouge, fuivant qu'il eft fait avec le fucre bien rafiné, ou avec la mofcouade rouge.

On prépare encore le fucre de plufieurs autres manieres pour faire le fucre d'orge, & les pénides. Tous ces fucres ont les mêmes vertus que le fucre candi. Nous ne décrirons point comment on les fait, parce qu'on le fçait affez.

ADDITION.

Le fucre de Cayenne fent naturellement la violette. Je ne fache point d'autre fucre qui ait cette odeur. Mais on peut lui donner toutes fortes d'odeurs.

C'eft une erreur, ou un bruit des plus populaires, de dire que le fucre gardé trente

ans devient un poison. Perſonne, juſqu'à
préſent n'a fait cette expérience. Il pourroit bien dans un ſi long intervalle perdre quelque choſe de ſa bonté ; mais, comme
il n'a en lui-même aucun principe vitieux,
il eſt inconcevable qu'il puiſſe acquérir une
ſi mauvaiſe qualité en vieilliſſant.

Tous les animaux, excepté les chats,
mangent du ſucre. On remarque ſeulement
qu'ils boivent le lait ſucré avec plus d'avidité que celui qui ne l'eſt pas. Ne pourroit-
on pas croire que cette expérience marque
que le ſucre eſt excellent ? Il eſt vrai que
ſon uſage immodéré échauffe beaucoup, mais
il eſt aiſé de corriger ce deff. u. On remarque
pourtant que des perſonnes ſont arrivées à
une extrême vieilleſſe, quoiqu'elles ne man-
geaſſent que des mêts extrêmement ſucrés,
& des dragées.

Ceux qui voudront être inſtruits des différentes eſpeces de ſucres, de leur fabrique,
& de tout ce qui regarde cette manufacture,
n'ont qu'à lire le troiſiéme tome de la relation des iſles du Pere Labat, & ils n'auront
plus rien à déſirer ſur cela.

CHAPITRE C.

Du Sel.

IL y a deux ſortes de ſel dont on ſe Différence
ſert parmi les alimens ; ſçavoir le ſel
tiré des fontaines, & des puits, & le

Choix. ſel marin. L'un & l'autre doivent être choiſis compactes, ſolides, ſe fondant aiſément dans l'eau, d'un goût piquant, & pénétrant.

Bons effets. Le ſel commun eſt purgatif, apéritif, déterſif, & deſſiccatif. Il excite l'appétit ; il aide à la digeſtion ; il produit de bons effets dans les douleurs de la colique, & dans la ſuppreſſion d'urine. On s'en ſert dans l'apoplexie, & dans les convulſions. On en mêle dans les ſuppoſitoires, & dans les lavemens. On en applique auſſi chaudement derriere le cou pour raréfier, & pour diſſiper les catarrhes.

Mauvais effets. L'uſage immodéré du ſel échauffe beaucoup, & produit ſouvent la cachexie, & le ſcorbut.

Principes. Le ſel commun contient beaucoup de liqueur acide mêlée intimement avec quelque portion de terre, & une très-petite quantité de ſoufre.

Le temps, l'âge, & le tempérament. Le ſel convient en tout temps, à toute ſorte d'âge, & de tempérament, pourvu que l'on en uſe très-modérément.

REMARQUES.

REMARQUES.

Le sel commun est le seul minéral que je
sçache dont on se serve parmi les alimens.
Ses usages merveilleux l'ont fait nommer
par Lucrece *Panacée.* Homere , Platon , &
plusieurs autres , l'appellent θεῖον , ὃ βῶμα
θεοφιλέςαῖον , *corpus divinum , & Deo amicissi-
mum ,* parce qu'autrefois les payens dans
leurs sacrifices avoient toujours de la farine mêlée avec du sel pour jetter sur les
victimes. Il étoit aussi recommandé au peuple de Dieu de ne jamais faire de sacrifice
sans sel. Pline prétend qu'il n'y a rien dans
la nature de plus utile , & de plus nécessaire,
que le soleil , & le sel. Pythagore marque
le besoin indispensable que nous en avons ,
parce que , dit-il , il n'y a point de table où
l'on s'en puisse passer ; & l'Ecole de Salerne
veut prouver la même chose par les vers suivant,

Omnis mensa male ponitur absque sale.

Il y a même quelques gens qui regardent
comme un mauvais présage quand le sel
manque sur une table , ou quand il s'y répand. Plutarque remarque que les meilleures viandes sont insipides sans sel , & que
sans lui on ne les peut manger ; ce que l'on
voit aussi par ce vers,

Non sapit esca bene quæ datur absque sale.

C'est le sel qui se trouve naturellement
dans les mixtes, ou que l'on mêle avec eux,

Tome I. Z

qui les rend fermes, & qui fait qu'ils ſe conſervent plus longtemps. C'eſt lui ſeul encore qui donne aux viandes un certain piquant, en quoi conſiſte leur ſaveur, & leur goût; & c'eſt d'où l'on a pris occaſion d'appeller les bons mots, & les pointes d'eſprit, des ſels. Les gens butords, & groſſiers, par la même raiſon, ſe nomment en Latin, *Inſulſi, nec micam ſalis habere dicuntur*; comme ce vers de Catulle le fait aſſez connoître,

Nulla in tam magno eſt corpore mica ſalis.

Quelques gens prétendent que le ſel ne contribue pas peu a rendre l'eſprit plus vif, & plus brillant; fondés ſur le rapport de certaines hiſtoires, qui aſſurent qu'il ſe trouve des nations qui ne mangent point de ſel, leſquelles ſont tout-à-fait groſſieres, & ſtupides; & Homere voulant décrire l'ignorance d'un certain peuple, dit:

⸻ οἳ οὐκ ἴσασι θάλασσαν
Ἀνέρες οὐδ' ἅλεσσι μεμιγμένον εἶδαρ ἔδουσι.

⸻ *Illi non æquora norunt,*
Nec ſale conditis noverunt carnibus uti.

Formation des ſels. La formation des ſels vient de ce qu'une liqueur acide ſe *corporifie*, & ſe mêle intimement, avec quelques matrices terreſtres, comme toute perſonne, pour peu verſée qu'elle ſoit dans la Chimie, le pourra aiſément reconnoître. Cette opération naturelle de Chimie ſe paſſe continuellement dans les entrailles de la terre, où il ſe rencontre toujours des liqueurs acides, & des matrices terreſ.

tres, pour les recevoir dans leurs pores. C'est Sel gemme;
de cette maniere que se forme le sel gemme,
ainsi appellé parce qu'il est luisant, & presque diaphane. Ce sel est le plus abondant Etymologie,
qu'il y ait au monde, & ne se trouve pas seulement en plusieurs montagnes de l'Europe
d'une vaste étendue, mais encore en une
infinité de mines en Egypte, & aux Indes.
Il est à présent comme démontré que ce sel
fournit aux eaux de plusieurs puits, & de
plusieurs fontaines, & à la mer, leur salure.
Toute la différence qui se trouve entre le
sel gemme & celui que l'on retire des fontaines, des puits, & de la mer, est que le sel
gemme n'ayant pas été adouci, & délayé
par des eaux comme l'autre, est un peu
plus piquant. Cependant il a les mêmes qualités, & il contient les mêmes principes que
le sel commun.

Le sel des puits, & des fontaines, sert en
plusieurs lieux ; cependant le sel marin est Maniere de
le plus commun. On retire ce dernier, ou retirer le sel
par évaporation dans de grandes chaudieres mer.
de plomb, comme en Normandie, ou par
crystallisation en petits grains de figure cu-
bique, comme à Brouage, à la Rochelle,
& en quantité d'autres endroits, où il y a
des marais salans. Il faut remarquer que le
sel que l'on retire par évaporation est plus
net, & plus blanc que l'autre, mais qu'il est
moins salé, & moins piquant. La raison en
est que le feu dans l'évaporation lui a fait
perdre quelque portion de la liqueur acide
qu'il contenoit auparavant ; au lieu que celui qui vient par crystallisation, n'ayant rien

perdu par la force du feu, comme le premier, conserve toute sa salure. Il est un peu gris à cause de quelque portion terrestre qu'il a emportée avec lui lorsqu'on la retiré des marais salans. Pour le rendre blanc on n'a qu'à le dissoudre dans de l'eau, filtrer la liqueur, & la faire évaporer jusqu'à siccité ; mais pour lors ce sel perd un peu de sa force, de la même maniere que le sel tiré par évaporation en Normandie.

Le sel commun donne de l'appétit, par le picotement qu'il excite aux fibres du ventricule. Il aide à la digestion par le secours de ses parties tranchantes, qui divisent, & qui atténuent, les alimens contenus dans l'estomac. Il produit aussi de bons effets dans les douleurs de la colique, en précipitant, & chassant au dehors, les particules âcres qui les causoient, & de plus en picotant les glandes intestinales, & excitant une évacuation des humeurs qui pouvoient causer, & entretenir la colique. On se sert aussi dans l'apoplexie du sel que l'on met dans la bouche du malade, afin que, picotant, & frotant rudement les fibres de la langue, il puisse exciter une espece d'ébranlement dans le genre nerveux, qui donne occasion aux esprits de se dégager des matieres grossieres qui les accabloient.

Le sel étant pris en grande quantité, échauffe beaucoup, parce qu'atténuant, & divisant trop fortement, les humeurs, il les jette dans une agitation excessive. Il peut aussi causer le scorbut. La raison en est que cette maladie provenant d'une abondance de sucs acides, & grossiers, le sel commun, qui est acide, contribue à leur production, & à leur augmentation.

Quelques-uns prétendent que le sel, en Latin *sal*, est dérivé du verbe *salire*, sauter, parce qu'étant mis dans le feu, il saute, & fait assez de bruit. D'autres veulent que ce soit *à salo, hoc est a mari, & sole*, parce que quand on laisse l'eau de la mer en quelque endroits, & exposée au soleil, le sel paroît à mesure que l'eau s'évapore. Mais la meilleure étimologie du mot Latin *sal*, vient du mot Grec ἅλς, qui signifie aussi sel, & dont on n'a fait que transporter les lettres.

Etymologie.

ADDITION.

ON n'a rien à ajouter aux remarques de Monsieur Lemeri, sinon que le sel que l'on trouve tout fait dans les rochers en plusieurs endroits de l'Amérique, qui est d'une extrême blancheur, & fort dur, est si caustique qu'il consomme les chairs que l'on fait saler, de maniere que les habitans de ce pays aiment mieux acheter du sel de France que de se servir de celui du pays.

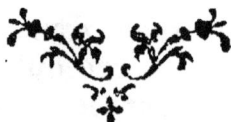

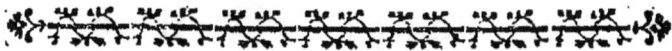

A P P E N D I X.

C H A P I T R E CI.

Du Lattanier.

LE Lattanier eſt un arbre du royaume de Juda. Il a le bois tendre, vient
grand comme un ſapin, & fort branchu. Ses feuilles ſont larges comme
le plus grand paraſol. On s'en ſert
pour couvrir les maiſons. Il rapporte un fruit gros comme un très-gros
melon, qui renferme trois noyaux
griſâtres. Ce fruit eſt bon à manger.
Sa couleur eſt jaune; il porte ſon
ſucre avec lui. Cet arbre vient dans
les pays ſecs. B.

C H A P I T R E CII.

Du Tamarin.

ON ſera ſans doute ſurpris que
nous parlions de ce fruit dans un traité des alimens; mais on en verra de

bonnes raifons. Le tamarin fe tiroit autrefois des Indes , mais il fe trouve auffi dans nos Ifles Françoifes de l'Amérique. Celui qu'on envoie en Europe eft feché. Il faut le choifir tirant fur le noir , luifant, aigre-doux , gros , & récent , ayant des fibres dans fa chair. On le frelate avec de la pulpe de prunes , & pour lors il eft noir , fort humide , & a le goût , & l'odeur des prunes.

Ce fruit eft rafraîchiffant , & laxatif. Il tempere l'acrimonie des humeurs , & fait couler doucement la bile. On le fond affez ordinairement avec la caffe dans le petit lait , & fon acidité rend la caffe moins fade. C'eft dommage qu'en féchant il acquere un goût médicinal , qui n'eft point agréable. On peut lui fubftituer les prunes.

Dans l'Amérique on en fait des confitures fort agréables , & rafraîchiffantes , dont on fe fert pour calmer la chaleur des liqueurs , & fe tenir le ventre libre. B.

Z iv

CHAPITRE CIII.

De l'Arbousier.

L'ARBOUSIER est nommé par les Latins *Arbutus*. Cet arbre produit un fruit assez semblable à la fraise ; mais beaucoup plus gros, & plus rond, qui devient rouge étant meur, & d'un goût qui n'est point absolument desagréable, mais doux, & cependant un peu austere. On le nomme *Memœcylus*, *comanus*, & *unedo*, parce qu'on s'est imaginé contre l'expérience, qu'il n'en falloit manger qu'un, parce qu'il faisoit mal à la tête, & à l'estomac. Ce fruit est astringent, ainsi que ses feuilles, & son écorce. B.

CHAPITRE CIV.

De l'Ananas.

L'ANANAS, *Pinea Brasiliana, Nana, Yayama, Ananas,* est un fruit commun dans l'Amérique, qui est d'un goût admirable quand il eſt bien meur, & que tout le monde aime. On lui donne univerſellement la préférence ſur tous les autres ; on ne s'en dégoûte jamais ; mais ceux qui viennent en France n'ont plus le goût, & l'odeur naturels, parce qu'ils n'y viennent que confits. Ils ſont entiers avec les feuilles, qui font une couronne autour de l'oeillet.

Il fait du bien aux fébricitans dans le pays, ſi on n'en mange que peu. Les Américains préparent de ſon ſuc exprimé par la fermentation une liqueur vineuſe fort enivrante, qu'ils nomme *Navaja*. On dit que ce vin ſe change tellement en trois ſemaines qu'il eſt corrompu ; mais il ſe rétablit tellement en trois autres ſemaines qu'il eſt beaucoup plus fort qu'auparavant. B.

CHAPITRE CV.

De la Capucine.

LA Capucine, *Acriviola, Cardaminadum, naſturtium Indicum*, eſt une plan-

te qui nous vient d'Amérique, femblable au creſſon pour le goût, &
les vertus. Elle eſt donc bonne pour
les pituiteux, & les ſcorbutiques.
On en met les fleurs dans les ſalades. Ettmuller recommande ſon ſuc
ou ſes feuilles, dans la phthiſie. Il eſt
vraiſſemblable que c'eſt de la ſcorbu-
tique qu'il parle. B.

CHAPITRE CVI.

De l'Alliaire.

L'ALLIAIRE, ou *herbe des aulx*,
alliaria, *alliaſtrum*, eſt une plante,
qui eſt une eſpece de julienne ſimple. Elle tire ſon nom de l'odeur
d'ail qu'ont ſes feuilles. On les met
avec avantage dans les ſalades qu'on
fait au printemps. Elle eſt atténuante, inciſive, propre à réſiſter à la
pourriture, diaphorétique, réſolutive. On en tire dans les mois d'avril
& mai commençans, lorſqu'elle eſt
preſque ſéchée à l'ombre, un ſuc qui
ſe conſerve trois ans dans des bouteilles, en mettant deſſus un peu

d'huile. Il a les mêmes propriétés.

Sa semence pilée cause l'éternuement aux épileptiques, & dans les
affections soporeuses. Elle contient
un phlegme acide, un sel volatil concret, & fixe lixiviel, & beaucoup
d'huile, & de terre. B.

CHAPITRE CVII.

De l'Aneth.

L'ANETH, *Anethum hortense*, est
chaud; il resserre, & calme l'éternuement en le portant au nez. Il remédie aux gonflemens, & à l'épaisseur, des liqueurs. Il est bon pour l'estomac, selon quelques-uns, & contraire selon d'autres. Il échauffe, digere les humidités, dissipe les vents
mais il se digere difficilement. On
le dit somnifere, en recevant la vapeur. Il est aromatique, & aide la
digestion, & vaut mieux pour cet
effet que les autres graines de mêmes vertus, parce que son acrimonie
est temperée par une plus grande
quantité d'huile. Il est carminatif, &

c'eſt avec raiſon qu'on en met des ombelles, ou ſommités, avec les cornichons qu'on confit. Il eſt fortifiant, diſcuſſif, & par conſéquent propre pour pouſſer par l'urine, dans la ſtrangurie, & la dyſenterie cauſée par le relâchement. Il augmente le lait aux nourrices, ſi ſon deffaut vient de la froideur de l'eſtomac; il en fait de même aux vaches.

On préfere ſa ſemence, comme plus aromatique que le reſte. On l'emploie dans l'eau, ou ratafiat des ſix graines. B.

CHAPITRE CVIII.

De l'Ache.

L'ACHE, *Apium paluſtre*, eſt une plante qui ſe plait le long des eaux, ſurtout de mer, & qui cultivée devient plus douce, & moins deſagréable, & s'appelle alors *Céleri*. Crue & cuite elle eſt diurétique, celle qui eſt ſauvage l'eſt plus que l'autre.

Son goût eſt pénétrant, aromatique; ſes vertus ſont itritantes, incifives. A ces titres on la regarde comme antifcorbutique, apéritive, déterfive, diurétique, excitante aux plaifirs de l'amour.

Elle donne par l'analyfe beaucoup de fel volatil huileux, diffous dans une affez grande quantité de phlegme, & beaucoup de terre, & un peu de fel volatil concret. Sa racine eft une de cinq apéritives majeures. Son ufage intérieur, & extérieur, diminue la quantité du lait. Sa graine, qui eft une des quatre femences chaudes mineures, a les mêmes vertus que la racine, dans un plus haut degré.

On fait une conferve d'ache.

Que ceux qui aiment cette plante en alimens, fongent à n'en pas faire excès, car on a remarqué qu'elle nuit aux perfonnes délicates, & aux épileptiques. B.

CHAPITRE CIX.
De l'Ambre gris.

L'AMBRE gris, *an.bra*, *ambarum*, eft un bitume qui vient des Indes Orientales, en morceaux de différentes grandeurs. On en vit en 1700 à Amſterdam un qui peſoit 182 liv. On connoît par diverſes épreuves celui qui n'eſt point frelaté. En en mettant quelques grains ſur une pelle rouge, s'il y a de la fraude on s'en apperçoit aiſément à l'odeur. Sa couleur eſt cendrée, ou gris cendré, avec une croute noirâtre. Celui qui eſt entierement noir, ou blanchâtre, n'eſt pas bon.

On en fait plus d'uſage pour la Médecine que pour les alimens, mais il entre dans les aſſaiſonnemens de pluſieurs alimens, comme dans le chocolat odorant. C'eſt ce qui nous engage à en conner les vertus. Il eſt irritant, échauffant, cordial, céphalique, alexipharmaque, inciſif, & propre à exciter aux plaiſirs de l'amour. Il entre auſſi dans la compoſition des paſtilles odorantes, ſachets, &c.

Il faut remarquer que ſon odeur eſt nuiſible aux hypocondriaques, & aux hyſtériques, à qui il porte à la tête, comme le muſc, & la civette.

Il eſt propre lorſque la nature eſt languiſſante, que le mouvement des humeurs n'eſt point à craindre, que les corps ne ſont pas deſſechés, mais ſont ramollis par une mucoſité peſante, comme il arrive ſouvent chez les vieillards, & les femmes qui ont les fibres lâches, & qui ſont d'un tempéramment pituiteux. C'eſt dans ces cas qu'on peut dire qu'il ſert à prolonger la vie, à rendre la fécondité au ſexe, & à procurer le ſommeil.

Il n'a que peu d'odeur, à moins qu'il ne ſoit mêlé avec quelqu'autre parfum, ou broyé, & expoſé à l'air libre. B.

CHAPITRE CX.

De la maniere de procurer à beaucoup de perſonnes à peu de frais une nourriture ſaine.

Il vient de paroître dans le Journal de Verdun, (Avril 1755) un morceau qui me paroît mériter une place parmi mes Additions. J'en extrait ce qui eſt néceſſaire à mon objet.

On vient de faire à l'Hôtel Royal

des Invalides plusieurs essais d'une
poudre farineuse, au moyen de laquelle on peut nourrir les hommes
pendant quelque temps, avec six onces par jour, données a chacun après
les avoir délayées dans une certaine
quantité d'eau. Cette poudre coute
un sol l'once. Sur ce pied la ration
journaliere d'un homme revient à six
sols. Ceux qui en sont nourris peuvent vaquer aux travaux les plus pé-
nibles sans que leurs forces soient
exposées à aucune diminution, ni
que leur santé en soit altérée. On est
redevable de cette découverte à
M. Bouébe, Chirurgien Major du ré-
giment Grison de Salis.

Je ne suis point en état de l'appre-
cier au juste, parce que je ne connois pas cette préparation. Elle peut
être fort utile dans les circonstances
où toutes les autres ressources viendroient à manquer ; mais il paroît
que dans des positions moins désa-
vantageuses les suivantes méritent la
preférence.

En l'année 1747 on éprouva une
grande disette de grains dans la
Guienne, & dans les provinces

voisines. L'Intendant de la Guienne
eut recours à des moyens adoptés
par d'autres nations que la nôtre
pour préserver de famine les peuples
confiés à ses soins, & fit distribuer un
grand nombre de feuilles imprimées
qui contenoient la maniere de faire
une espece de bouillie avec la farine
de froment, & celle de préparer le
ris, pour nourrir beaucoup de personnes à très-bon marché. Voici la
copie de ces feuilles.

Methode pour faire la soupe Dauphi-
noise, * avec laquelle on nourrit à
peu de frais beaucoup de personnes.

» Prenez une livre de farine. Pai-
» trissez-là avec de l'eau un peu sa-
» lée. Quand la pâte est faite, & pai-
» trie un peu molle, partagez-là en
» morceaux de la grosseur d'un œuf,
» ou environ. Etendez ces morceaux
» avec un rouleau, de maniere que
» la pâte soit fort mince, & arrangez-
» les sur une table.

* On nomme ainsi cette préparation, parce
qu'un Dauphinois en donna autrefois le procédé en Turquie. Elle s'appelle aussi *Touble.*

» Aiez fur le feu une marmite, ou
» chaudron, ou un pot de terre, où
» il y ait deux pots d'eau. Quand cet-
» te eau fera chaude, falez-la, &
» mettez-y un quarteron de graiffe,
» ou de beurre. Lorfqu'elle bout à
» gros bouillons, jettez-y la pâte qui
» a été étendue, après l'avoir coupée
» en très petits morceaux. Plus ils
» font minces, & plus ils foifonnent.
» Obfervez de les jetter dans l'endroit
» où l'eau bout le plus fort. On laiffe
» bouillir enfuite à petit feu, & tout
» doucement, cette foupe pendant
» cinq quarts d'heure, ou une heure
» & demie ; remuant de temps en
» temps avec une cuiller, afin d'em-
» pêcher qu'elle ne s'attache. Si l'on
» s'apperçoit qu'elle s'épaiffit trop,
» on y met de nouvelle eau ; on y
» ajoute au contraire de la farine, fi
» elle eft trop liquide.

» Cette foupe eft agréable au goût,
» raffafiante, & nourriffante. La quan-
» tité ci-deffus fuffit à fix perfonnes,
» qui en prendront la moitié pour di-
» ner, & le refte pour fouper.

» Comme ce refte s'épaiffit beau-
» coup en fe refroidiffant, on le dé-

» layera avec de l'eau chaude, & on
» le fera rechauffer à petit feu.

» On ne doit pas laiſſer longtemps
» cette ſoupe dans une marmite, ou
» chaudron, de peur qu'elle ne pren-
» ne un goût de fer, ou de cuivre.
» Dix livres de farine miſes en pâte
» rendent treize livres un quart, leſ-
» quelles, apprêtées comme on vient
» de le dire, nourriſſent ſoixante per-
» ſonnes toute une journée. Pour dix
» livres de farine, faiſant treize livres
» & plus de pâte, il faut vingt pots
» d'eau, deux livres & demie de beur-
» re, ou de graiſſe, & trois quarte-
» rons de ſel.

» Plus la farine de froment eſt bon-
» ne, & plus elle foiſonne. La fleur
» de farine rendroit moins en pâte,
» & ſe diſſoudroit plus aiſément en
» bouillant. Une farine trop groſſiere
» ne ſe lieroit pas aſſez, & ne s'éten-
» droit pas bien. Il faut donc choiſir la
» farine dont on ſe ſert pour le pain
» dans un ménage bourgeois. »

Maintenant il eſt fort aiſé de voir
ce que peut couter par jour la ſoupe
de chaque homme. Eſtimant la farine
cinq ſols la livre, la graiſſe, ou le

faindoux , à quatorze fols , le beurre
à feize , & le fel à onze , on trouvera
que la nourriture de chaque homme
ne revient qu'à un fol fept ou huit deniers; de forte que pour faire la foupe
dauphinoife pour foixante perfonnes,

Il faut
$$
\left\{
\begin{array}{l}
\text{Dix liv. de far. de from.} \\
\quad \text{à cinq fols , qui font 2 l. 10 f. o} \\
\text{Deux liv. de beurre , à} \\
\quad \text{feize fols . . . . . . 2 \quad o \quad o} \\
\text{Trois quarterons de fel} \\
\quad \text{à onze fols . . . . . o \quad 8 \quad 3}
\end{array}
\right.
$$

T O T A L 4   18   3

On voit en conféquence de ce cal-
cul que cette nourriture ne coutera
qu'un fol fept ou huit deniers pour
chaque perfonne.

Voici la préparation du ris , qui fera auffi peu couteufe , & auffi commode , que la précédente.

Maniere de préparer le ris pour en nour-
rir beaucoup de monde à bon marché.

» Pour le faire à l'eau , & nourrir
» pendant un jour trente perfonnes ,
» après l'avoir nettoyé , & lavé dans
» trois eaux tiédes différentes , il faut
» en mettre cinq livres poids de marc
» dans une marmite , ou chaudiere ,

» avec dix pots d'eau, & du fel à pro-
» portion; & le faire bouillir à petit feu
» pendant trois heures, remuant de
» temps en temps, afin d'empêcher
» qu'il ne s'attache. On y verfe, à
» mefure qu'il s'épaiffit, jufqu'à con-
» currence de dix autres pots d'eau
» chaude. Ces cinq livres de ris ren-
» dront foixante portions, ni trop
» épaiffes, ni trop claires, dont deux
» fuffifent pour la nourriture d'une
» perfonne, & par conféquent les
» cinq livres font fuffifantes pour en
» nourrir trente.

  » Pour le faire au gras, & nourrir
» un égal nombre de perfonnes, il
» faut huit onces de viande par livre
» de ris, & par conféquent quarante
» onces en tout. On mettra la vian-
» de dans les dix premiers pots d'eau;
» on la fera bouillir, & écumer; puis
» on mettra le fel, & le ris dans
» l'eau, fe conduifant au furplus com-
» me on l'a dit plus haut. A la place
» des quarante onces de viande on
» peut fe fervir de vingt onces de
» graiffe, ce qui fait un quarteron par
» livre, & le ris eft auffi bon.

  » Si on veut le faire au lait, & nour-

» rirla même quantité de perſonnes,
» il faut obſerver les mêmes propor-
» tions que pour le ris à l'eau, excep-
» té qu'il en faut diminuer la quantité
» de deux pots & demi, qui feront
» remplacés par la même quantité de
» lait, bouilli féparement, & écrêmé,
» lequel ne fera jetté dans la marmite
» qu'au dernier quart d'heure de cuiſ-
» fon.

» Il eſt évident qu'il faut augmenter,
» ou diminuer à proportion les doſes
» de ris, d'eau, de viande, de graiſſe,
» ou de lait, ſuivant le nombre qu'on
» a deſſein de nourrir.

» Le ris au gras, ou à l'eau, peut
» être préparé pour pluſieurs jours,
» mais il y auroit du danger que celui
» au lait s'aigrît d'un jour à l'autre. »

On voit par ce détail que pour faire la foupe au ris, à l'eau, pour trente perſonnes pendant une journée.

Il faut { Cinq liv. de ris à 8 fols 2 l. o ſ. o d.
       Six onces de fel à 11 ſ. 0   4 1½

TOTAL. 2 4 1½

Ainſi la nourriture de chaque perſonne ne coutera pas dix-huit den.
en comptant la viande ſur le pied de

huit fols la livre, la même foupe au
gras ne couteroit pas pour chaque
perfonne deux fols deux deniers par
jour, & elle ne couteroit qu'un fol
dix à onze deniers en employant de
la graiffe eftimée, au prix de la meilleure, dix fols la livre.

Par ces deux méthodes, moins dif-
pendieufes que la poudre de M. Bouébe, l'Intendant de Guienne préferva
les habitans de fa province de la famine dont il étoient ménacés, & fournit des moyens de fubfifter à trois ou
quatre cens mille habitans de tout
âge, & de tout fexe, qui s'en nour-
rirent pendant fix femaines. La preuve que cette nourriture n'eft pas mal
faifante, & au contraire, c'eft que
pendant cette année de calamité il
mourut moins de monde dans cette
province que les années précédentes,
à remonter de dix ans. Le peuple s'y
eft fi bien accoutumé qu'il en fait
encore communément ufage, même
dans le temps de l'abondance.

Je joins quelques réflexions fur ces
différens procédés.

Pour donner la préférence aux deux dernieres fur la poudre de M. Bouébe, il faudroit être fur qu'elles nourriffent auffi parfaitement, c'eft-à-dire, qu'elles mettent en état de fuffire aux mêmes travaux. Au refte je crois qu'on pourroit faire le même effet en augmentant la portion des foupes Dauphinoifes, & au ris, s'il eft néceffaire.

Dans le cas ou le froment feroit extrêmement rare, on pourroit fubftituer à fa farine celle de quelques autres grains dont on a parlé au Chapitre du pain, en augmentant la quantité à proportion qu'on les reconnoîtra moins nourriffants.

La foupe au ris où l'on emploie la graiffe au lieu de viande n'eft furement pas auffi nourriffante que celle où l'on emploie la viande. Il faut préférer la graiffe de rôti à toute autre, comme étant plus légere, plus nourriffante, & de meilleur goût, à caufe du jus qu'elle contient.

Je ne vois pas pourquoi on recommande de faire bouillir a part le lait qu'on emploie dans la foupe de ris au lait. Il fuffit de le verfer peu à peu dans le chaudron. Je vois encore moins pourquoi on recommande de l'écumer. La crême eft la partie butyreufe du lait, & par conféquent celle qui le rend plus agréable au goût, & plus nourriffant. B.

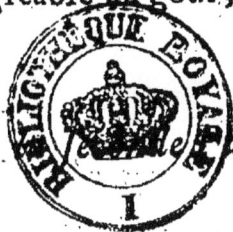

Fin de ～～～*artie.*

www.ingramcontent.com/pod-product-compliance
Lightning Source LLC
Chambersburg PA
CBHW060834220326
41599CB00017B/2316